安徽省规划教材

安徽省"三全育人"综合改革和思想政治能力提升计划精品教材

医学信息学

（供计算机科学与技术、信息管理与信息系统、医学信息工程、
生物医学工程、临床医学、中医学、中药学等专业用）

主　编　阚红星　欧阳婷

副主编　许成刚　杨银凤　邹元君　燕　燕

编　者　（以姓氏笔画为序）

王　丹（安徽中医药大学）　　　　王元茂（安徽中医药大学）

叶　晨（科大讯飞股份有限公司）　许成刚（河南中医药大学）

阮晓龙（河南中医药大学）　　　　杨银凤（安徽中医药大学）

李欢欢（安徽中医药大学）　　　　李昀泽（辽宁中医药大学）

邹元君（长春中医药大学）　　　　张　蕾（安徽中医药大学）

张昌国（科大讯飞股份有限公司）　欧阳婷（安徽中医药大学）

徐王权（安徽医科大学）　　　　　徐志鹏（安徽中医药大学）

徐茂生（科大讯飞股份有限公司）　高红磊（安徽中医药大学）

黄丽丽（长春中医药大学）　　　　彭　飞（科大讯飞股份有限公司）

阚红星（安徽中医药大学）　　　　燕　燕（辽宁中医药大学）

中国健康传媒集团

中国医药科技出版社

内 容 提 要

本教材涵盖医学信息学各个应用领域的理论、方法及应用，主要包括医学信息学基本理论、研究历程及发展趋势、医学信息处理技术、医疗卫生信息系统，中医药信息处理等方面的知识及其应用。另外还包括新一代信息技术与医疗卫生的深度融合和应用，如互联网医疗、健康大数据、智能诊疗等，内容既具有理论性，又具有实践性。

本教材主要供高等医药院校计算机科学与技术、信息管理与信息系统、医学信息工程、生物医学工程、临床医学、中医学、中药学等专业教学使用，也可作为人工智能、大数据技术、护理学等相关专业的教材，还可以作为医疗机构医护人员、卫生管理人员、医疗卫生信息技术人员开展继续教育、业务培训及自学的参考用书。

图书在版编目（CIP）数据

医学信息学/阚红星，欧阳婷主编.—北京：中国医药科技出版社，2023.12

ISBN 978-7-5214-4331-8

Ⅰ.①医…　Ⅱ.①阚…　②欧…　Ⅲ.①医学信息学　Ⅳ.①R-058

中国国家版本馆CIP数据核字（2023）第236117号

美术编辑　陈君杞

版式设计　友全图文

出版　**中国健康传媒集团** | 中国医药科技出版社

地址　北京市海淀区文慧园北路甲22号

邮编　100082

电话　发行：010-62227427　邮购：010-62236938

网址　www.cmstp.com

规格　787×1092mm $\frac{1}{16}$

印张　19 $\frac{1}{4}$

字数　410千字

版次　2023年12月第1版

印次　2023年12月第1次印刷

印刷　三河市万龙印装有限公司

经销　全国各地新华书店

书号　ISBN 978-7-5214-4331-8

定价　**65.00**元

获取新书信息、投稿、为图书纠错，请扫码联系我们。

随着我国医药卫生事业的飞速发展和卫生信息化工作的不断深入，健康医疗大数据迅猛发展，迫切需要复合型医学信息学人才。2012年以来国家发布多项政策推动医学信息学人才建设。2012年6月原卫生部印发《关于加强卫生信息化建设的指导意见》，强调要"重点培养具有医学和信息学双重背景的复合型人才和服务于技术、应用的实用型专门人才"，2016年6月国务院办公厅印发《关于促进和规范健康医疗大数据应用发展的指导意见》，提出要"加强健康医疗信息化复合型人才队伍建设"，2016年10月国务院办公厅印发《"健康中国2030"规划纲要》，提出"要加强卫生信息化复合人才队伍建设"。发展医学信息学顺应时代需求，符合社会发展趋势，是实现医学和卫生健康领域的信息化、数字化、智能化的重要基础，有着广阔发展前景。卫生健康信息化、智能医疗健康、智慧健康养老、数据驱动的医学科技创新在健康中国、数字中国建设的地位和作用更加凸显。培养满足我国医疗卫生服务信息化发展需求的医学信息学复合型人才，已经成为当务之急。

医学信息学是随着计算机技术在医学领域日益广泛应用而形成的一门新兴交叉学科。它主要是通过计算机及相关信息技术来处理生物医学数据、信息和知识存储、组织、检索和优化利用等一系列医学信息管理任务，以此来辅助医学领域科研实践，提高解决问题和制定决策准确性、及时性和可靠性。目前，医学大数据的迅猛发展推动医学研究范式从循证医学向精准医学方向转变，更加注重利用计算机技术从大数据中发现和理解医学规律和知识。算法、算力和数据的突破性发展也引领着科技革命和产业变革。健康中国战略推动全民健康管理水平提升，变被动的疾病治疗为主动的自我健康监控。在此背景下，医学信息学迎来了新的发展机遇。

《医学信息学》是安徽省规划教材、安徽省高校"三全育人"综合改革和思想政治能力提升计划精品教材，本教材由校企联合编写，涵盖医学信息学各个应用领域的理论、方法及应用，覆盖面广，主要包括医学信息学基本理论、研究历程及发展趋势、医学信息处理技术、医疗卫生领域各类信息系统等方面的知识及其应用。另外还对新一代信息技术与医疗卫生的深度融合，如互联网医疗、健康大数据、智能诊疗等进行了介绍与展望。内容既具有理论性、创新性，又具有实践性。本教材主要供高等医药院校计算机科学与技术、信息管理与信息系统、医学信息工程、生物医学工程、人工智能、大数据技术等专业教学使用，也可作为临床医学、护理学、药学等医药类相关专业的教材，还可以作为医疗机构医护人员、卫生管理人员、医疗卫生信息技术人员开展继续教育、业务培训及自学的参考用书。

本教材的编写及出版得到了业内许多知名专家的大力支持，在编写过程中参考了国内外许多学者的最新研究成果和论著，在此向各位专家和学者致以最诚挚的感谢。本教材编写团队来自知名高校、企业，有着丰富的教学、科研和实践经验，在此对各位编者表示衷心的感谢。

此外，由于编者水平和经验所限，书中难免存在疏漏和不足之处，敬请同行专家和广大读者不吝赐教和指正。

编　者

2023 年 11 月

目 录

第四章　医学信息标准 / 78

第五章　医院信息系统 / 102

第十一章　生物信息学 / 241

第十二章　医学信息学新技术应用 / 272

第一章 绪 论

学习目标

1. 掌握医学信息学的定义；医学信息学的处理对象、处理过程、处理方法。

2. 熟悉医学信息学的发展历程、研究内容；医学信息系统的定义与构成；中医药信息学的定义及学科范畴；生物信息学的学科内涵及应用领域。

3. 了解医学信息学的未来发展方向。

情感目标

1. 通过学习医学信息学的定义及处理对象，深化对医学信息学的系统认知。

2. 通过学习医学信息学的研究内容，加深对医学信息学作用的了解，树立以实践应用为落脚点的研究目标。

进入21世纪，信息技术正在深刻地改变日常的学习、工作和生活。半个世纪前，新兴的计算机信息科学与传统医学开始相互融合，诞生了一门新的学科——医学信息学，这门传承与革新碰撞的融合型学科迅速地影响和改变着传统医学，使身处21世纪的医学工作者和医科学生都面临着全新的机遇和挑战。因此，学习和应用医学信息学的新理论、新技术、新方法尤为重要。

第一节 医学信息学概论

一、国外学者对医学信息学的定义

自医学信息学诞生以来，不同的机构和学者分别就各自的研究产生了不同的理解，如美国医学信息学会（American Medical Informatics Association，AMIA）的教育委员会认为医学信息学是研究信息管理和信息科学在生物医学和医疗保健中应用的学科；英国医学信息学会（British Medical Informatics Society）指出医学信息学研究通过对概念的理解、运用一定的技能和方法促进信息的使用和共享，提供卫生保健服务，改进人们的健康水平；德国医学信息学、生物计量和流行病学协会（German Association for Medical Informatics，Biometry and Epidemiology）认为医学信息学是利用现代信息技术服务于卫生保健的各个方面。一些专家学者也从不同方面给出了医学信息学的定义，如美国伊利诺伊大学香槟校区病理与医学信息学系教授Allan H.Levy认为"医学信息学是处理医疗保健过程中与信息相关的问题，包括获取、分析、处理和传播"；美国加利福尼亚大学医学信息学系教授M.S.Blois和德克萨斯大学健康科学中心生物医学信息学院教授E.H.Shortliffe认为"医学信息学是对支持问题解决和决策制定的医学信息、数据和知识进行存储、检索和最优使用的学科"；上述理解和定义侧重于具体的应用过程和方法。但也有学者则认为医学信息学应有更广泛的内涵，如美国凯撒医疗机构研究部原主任、AMIA的发起人 Morris F.Collen在国际信息处理协会（International Federation for Information Processing，IFIP）举办的第3次国际医学信息学大会（World Conference on Medical Informatics，MEDINFO）上将医学信息学定义为"医学信息学就是计算机技术在所有医学领域中的应用，包括医疗保健、医学教学以及医学研究"。

二、医学信息学的定义

综合来看，医学信息学是一门通过网络计算机及信息技术来处理诸如生物医学数据、信息和知识的存储、组织、检索和优化利用等一系列医学信息管理任务的科学，是信息科学与生物医学的交叉学科，用以辅助医学领域的科研与实践，提高解决问题和制定决策的准确性、及时性和可靠性。

医学信息学处理的对象是生物学的、医学的甚至是更为广义的健康数据、信息和知识；处理过程包括采集、存储、组织、交互和展现等；方法为引入数学、计算机科学、数据库和知识库、人工智能、统计学、语言学理论以及各种通信技术来优化处理过程；最终目的则是改进患者健康水平，辅助决策，解决医疗及卫生信息化过程中的实际问题。

第二节　医学信息学的发展

一、医学信息学的国内发展

我国医学信息学是伴随着我国医药卫生事业信息化的发展而发展的，始于20世纪70年代末80年代初，至今已有四十多年的历史。例如，中国电子学会医药信息学分会成立于1981年，为从事计算机技术和信息科学在医药卫生领域中应用研究的专家学者、技术人员和管理人员组成的民间学术团体，是国际医药信息学会（International Medical Informatics Association，IMIA）的成员，是中国在该国际组织中唯一代表。由于医学图书馆对专业人才的实际需求已经很大，在对前期医学图书馆类教育实践进行充分论证后，经原国家卫生部批准，在原白求恩医科大学、同济医科大学、中国医科大学和湖南医科大学设置"医学图书馆情报专业"，四年制本科，毕业授予医学学位。

医学情报学发展到20世纪90年代，随着信息手段不断在各个行业中应用发展，一些医学高校便逐渐将图书馆学系更名为信息管理系，并开设了"医学信息学"方向的专业。1995年，随着卫生部下发了《关于建设"金卫工程"的几点意见》〔卫统发95（4）号文〕，我国医药卫生信息化建设取得了明显进展。各大、中型医院的医院信息系统基本实现了对医院各部门信息的收集、传输、加工、保护和维护，可对医院业务层大量的工作信息进行有效的处理，完成日常基本的医疗信息、费用信息和物资信息的统计和分析，并能提供迅速变化的信息，为医院管理提供了广阔的应用空间和平台，为全面实现医药卫生信息化建设奠定了基础。

2002年1月召开的中华医学会第八次全国医学信息学术会议上，明确提出应加强在医学信息学应用领域的研究，如医院信息管理系统建设、临床信息系统建设、生物电信号处理技术、远程医疗会诊与咨询、电子病历、医学影像处理技术、医学信息标准化等方面的研究建设工作。

2010年以来，随着数据科学及人工智能技术的快速发展和广泛应用，医学信息学的研究热点出现跃迁式变化，派生出生物信息学、临床信息学、公众健康信息学、药学信息学等诸多分支学科。医学信息学更多地开始发挥桥梁作用和赋能作用，为培养精通大数据、人工智能等新一代信息技术的未来医生而不断探索。其中2015—2016年医学信息学研究者主要致力于对电子健康档案数据的2次使用，即对现有电子健康档案数据进行多渠道挖掘，进而为临床决策提供支持。

"十三五"（2016—2020）期间，我国高度重视人民生命健康，《"健康中国2030"规划纲要》中提出要推进健康医疗大数据应用；《国务院办公厅关于促进"互联网+医疗健康"发展的意见》中提到要推进"互联网+"人工智能应用服务，并完善"互联网+医疗健康"支撑体系。

2021年以来，我国以5G、物联网、云计算、工业互联网等为代表的数字基础设施能力达到国际先进水平。在这些技术蓬勃发展的趋势之下，医学信息学更多地开始发挥桥梁作用，不断赋能智慧医疗、健康医疗大数据、精准医学等前沿研究领域的应用发展。

二、医学信息学的国际发展

医学信息学最早可以追溯到1959年Ledley和Lusted在Science杂志上发表的"通过符号逻辑、概率和价值理论的推理辅助临床医生进行诊断"一文。20世纪60年代，美国国立医学图书馆（National Library of Medicine，NLM）开始利用计算机处理文献数据；20世纪70年代初期，国际信息处理联合会（International Federation for Information Processing，IFTP）成立的与卫生有关的技术委员会（Technical Committee 4，TC4），之后在IFIP上第1次出现"医学信息学"一词，这代表了科学、工程和技术革新的有机结合。经过不断发展，1978年，国际医学信息学会（International Medical Informatics

Association，IMIA）成立，它是世界卫生组织（WHO）正式认可的非政府组织，作为一个社会团体的协会，IMIA拥有45个以上的国家级和相当于国家级的社团成员，且认可三个地区性联合会：欧洲医学信息学联盟（EFMI）、拉丁美洲和加勒比海的拉丁美洲医学信息学会（IMIA-LAC）和亚太医学信息协会（APAMI），其宗旨是致力于推动世界医学信息学的发展。

20世纪70年代末期，在第3次MED-INFO上首次规范了医学信息学学科名称，取代了早期的计算机医学、医学信息处理、医学信息系统以及医学信息科学等名词。研究人员开发了不同类型的临床决策支持系统。到了20世纪80年代，随着计算机、互联网的介入，研究领域逐渐扩展到医院信息系统，如医院管理信息系统，以电子病历为核心的临床信息系统和以知识为中心的医学文献服务信息系统。

20世纪90年代医学信息服务内容更加丰富，NLM于1996年推出了面向全球用户并提供免费检索的PubMed系统；同期，人类基因组计划的实施也取得了一定成效，医学信息处理的数据类型呈现多样化、爆炸性的增长趋势。21世纪以来医学信息学研究范围不断扩大，应用领域不断拓展，形成了日趋成熟的学科体系，并建立了较为完善的教育和培训机制。

第三节　医学信息学研究内容

近年来，医学信息学的研究内容应用领域不断扩大，由疾病分类编码、医院信息管理、生物信号分析等，迅速扩大到医疗卫生各个领域，包括健康信息管理、数据挖掘、机器学习、决策支持、远程医疗服务、公共卫生信息、生物医学信息、医学成像信息、教育与培训、消费者健康信息学等。医学信息学不仅将用于大量医学和生物医学的数据及知识的处理、分析与存储，而且将直接融于医疗技术中，实现以"预防为主"的全民健康。医学信息学的研究内容体现在以下几个方面。

一、医学信息与数据

（一）医学数据

在人类社会中，信息是以语言、声音、图像、文字、数据等形式出现的，信息学则是研究信息的产生、表示、获取、传输、处理、分类、识别、存储及利用的学科，而对于医学信息学来说，医学大数据是其研究的核心，计算机信息技术则是其研究手段，医学领域数据库众多，发展迅速，有力地支撑了相关研究的深入开展。依据数据的来源、内容和性质等，可将数据库分为若干类别。以各类组学内容为主体的数据库，比如核酸数据库，不仅包括粗数据（如档案类等），还包括整理后的数据（如人类基因组注释参照数据库和变异数据库等）；蛋白质数据库包括蛋白质结构、相互作用网络等数据；代谢产物层面也有代谢产物、代谢酶与通路等数据库。药物研发方面有药靶和化合物数据库。另外，文献数据、临床诊断数据、健康大数据等也有各自的来源和特征。

（二）医学信息管理

医学信息和数据中存在大量标注与未标注的文本、图像等数据，利用数学与计算机科学算法和模型可以有效挖掘潜藏在大规模数据中的领域知识。为了进一步规范并使用这些医学数据，医学信息管理应运而生，它是指对医学情报信息资源进行搜集、信息标准化、信息标注、组织、存储、检索、传递、转化、分析、利用、研究、报道、交流并提供服务的过程。即对医学情报信息资源的开发管理和利用，主要任务着重于医院图书情报信息资源系统的建设（图1-1）。

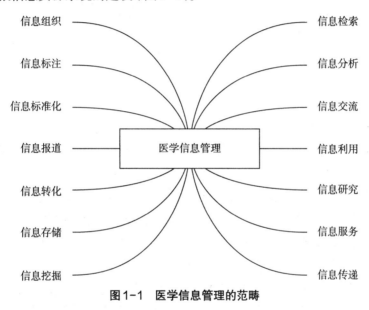

图1-1 医学信息管理的范畴

二、医学信息系统

（一）医学信息系统的内涵

医学信息系统是指为医学信息存储、处理和应用目的而设立的计算机系统。医学信息系统把各种来源得到的大量数据，按照不同的使用要求和目的，在收集汇总之后进行选择加工，例如分类排序、统计分析等，最后得到有用的信息。这些加工后的有用信息可以存储起来，以供检索查询，并可显示或打印出报表结果。医学信息系统主要包括医院信息系统、临床信息系统、临床决策支持系统、卫生信息系统等。医院信息系统基本构成如图1-2所示。

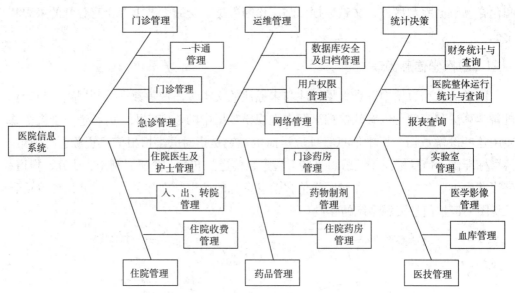

图1-2　医院信息系统基本构成图

（二）医学信息系统开发

随着互联网技术的快速发展，医学系统软件开发与设计更加复杂，相应地也对软件工程技术提出了更高的要求。软件工程涉及内容广泛，包含语言设计、平台系统及软件维护等，具有较高复杂性、涵盖广泛等特点。医学信息系统的研发过程涉及需求分析、系统设计、编码实现、系统测试、系统实施、系统验收及系统运维等环节，需要大量精通信息技术和信息系统运行原理的人才来驱动。医学领域未来需要继续加大信息技术人才的培养力度，同时做好信息系统的安全维护工作，从而确保信息系统朝着更加稳定、更加安全的方向发展。通过加强对整个体系的顶层设计，谋定而后动，充分发挥管理作用，在达到医学信息化发展新目标的同时，推动整个行业的高质量发展。

三、中医药信息处理

中医药信息学是一门新兴的应用型交叉学科，是由中医学发展需求所驱动，现代信息化技术发展所引领，以中医临床信息处理和应用为主要特征的新兴学科。中医文献信息处理技术、中医电子病历信息技术、中医证候智能化信息处理技术、中医临床质控标准信息技术等，均在其学科范畴内。中医药信息学涉及中医药临床数据信息挖掘、中医药信息标准化、中医结构化电子病历、中医药文献信息化、中医药信息智能化分析及运用等方面的技术及应用研究。其任务是将信息科学与中医药学结合起来，运用现代的信息技术抽取临床数据、产生信息、建立关联、形成知识，通过对中医药学信息的有效管理实现其充分利用和共享，加快中医药信息转换为知识、知识转换为智能的速度，充分开发和利用中医药学知识宝库，传承和创新中医药学，加快中医药学科走向世界的步伐。

四、生物信息学

（一）生物信息学的学科内涵与应用领域

生物信息学是20世纪80年代末开始随着基因组测序数据迅猛增加而逐渐兴起的一门新兴学科，是利用计算机对生命科学研究中生物信息进行存储、检索和分析的科学。生物信息学虽涉及许多学科，但其内涵十分具体，范围非常明确。其是伴随基因组研究而产生的，因此其研究内容就紧随着基因组研究而发展，其核心是基因组信息学。生物信息学是把基因组DNA序列信息分析作为源头，找到基因组序列中代表蛋白质和RNA基因的编码区；同时，阐明基因组中大量存在的非编码区的信息实质，破译隐藏在DNA序列中的遗传语言规律；在此基础上，归纳、整理与基因组遗传信息释放及其调控相关的转录谱和蛋白质谱的数据，从而认识代谢、发育、分化、进化的规律。生物信息学的主要实践及应用领域如图1-3所示。

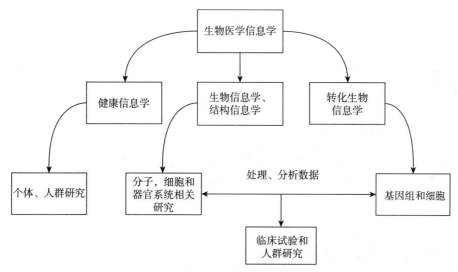

图1-3 生物信息学的主要实践及应用领域

随着生物信息学等学科新成果的融合应用，医学在自动化和信息化管理、分子诊断和即时检验技术上取得了飞速的发展，能更好地服务于患者疾病的早期筛查和诊断、治疗过程中的病情监测和疗效判断以及预后评价，转化医学相关产业也成为新的研究领域。

（二）生物信息学的科学基础

从事生物信息学研究应具备多方面的科学基础。首先，它需要一定的计算能力，包括相应的软、硬设备。要有各种数据库或者能与国际、国内的数据库系统进行有效的交流；要有发达、稳定的互联网络系统；同时，生物信息学需要强有力的创新算法和软件，没有算法创新，生物信息学就无法获得持续的发展；最后，它要与实验科学，特别是与自动化的大规模高通量的生物学研究方法与平台技术建立广泛、紧密的联系。这些技术，既是产生生物信息数据的主要方法，又是验证生物信息学研究结果的关键手段。

第四节 医学信息学的发展展望

一、医学信息学的发展

由于现代医学信息学在研究主题和应用领域上发生了巨大的变化，该学科的发展与其他学科（如生物信息学、数据科学、人工智能、健康管理、互联网支撑的参与性医学、物联网医疗、云健康、虚拟现实技术等）形成一个交叉学科群。未来学科设置必须考虑医学数据的特征与学科群的协同发展。真正的学科交叉并非简单的机械加总，而是整合前提下的融合发展，传统的学科内容应随之发生变化，反映学科发展的未来趋势。随着诸多前沿技术及理论的应用推广，必将产生更多新的机遇与挑战，因此，在医学信息学科研工作中，研究者要有意识地培养自己跨学科思维能力，利用信息技术手段挖掘并分析来源广泛、容量庞杂的医药及临床诊疗数据，以期为临床医疗服务提供精确的诊断和治疗，推动医学信息学教育的融合创新。

二、医学信息学面临的挑战

信息技术在医学领域的快速拓展应用，给医学信息学带来了前所未有的发展机遇。但如何抓住技术变革的契机，真正实现桥梁和赋能作用，医学信息学依然面临众多挑战。

我国医学信息学创建以来，医学信息研究所与医学图书馆是主要科研力量，研究选题大多是围绕文献信息需求和服务展开，尽管取得了一些研究成果，却缺乏对新技术、新变革的包容性和前瞻性。近些年，随着信息技术与卫生信息化的发展，医学信息学的研究范围与方向得到了不同程度的拓展，在医信融合的多个领域进行了探索，但研究体系却未得到相应完善、系统理论未得到及时更新，学科整体研究范式仍未脱离文献服务的大框架，这些不足限制了医学信息学理论方法的落地应用。因此，积极转变研究方向，形成新的研究范式，对新技术在医学领域的应用推广作出积极贡献，是医学信息学面临的重大课题。

我国众多医学信息学相关专业均转型自医学图书馆、医学情报领域，教育教学的各环节仍然保留原医学图书情报人才培养的大框架，这与医信融合的人才需求方向相差较大。因此，重构现有的医学信息学教育教学体系，体现临床导向，培养学生识别、分析、解决临床问题的思维和能力，也是其面临的一个重大挑战。同时，医学信息学如何深度介入医学教育，突破原有以文献检索为代表的信息素养简单培育，增强医学生利用信息理论、方法和技术解决临床问题的整合应用能力，更将是一个重大挑战。

　　另外，学科在领域中的话语自由和话语思想的有效传播和产生影响，首先需要有清晰的学科定位和明确的学科地位。即便医学信息学明显具有交叉学科属性，学界对其功能定位认识的不清晰仍然导致医学信息学在学科体系中的地位不明确，进而使其在项目申报、成果认同、学生就业等诸多领域上受到了明显制约。有效明确学科定位、提高学科地位，成为医学信息学发挥桥梁作用和赋能作用需要解决的关键问题。

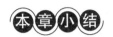

　　医学信息学是计算机科学、生命科学及医学的综合性交叉学科，是研究和探讨生物信息学、中医药临床科学和健康数据采集、处理、储存、分发、分析、解释和可视化等在内的内容可拓展性、数据密集型学科，综合运用了生物学、中西医学、计算机科学、信息学、数据科学等多种理论与技术，经过半个多世纪的融合发展，已然成为当下最具应用前景的专业信息学学科之一。未来，医学信息学要继续顺应新医科的信息需求变化，更多地发挥桥梁和赋能作用，通过信息路径介入医学核心活动，借助新一代技术方法和医信跨学科人才培养加深信息加工层次，提供更多具备决策支持功能的医疗信息产品和服务。

思考题

1. 医学信息学与哪些技术领域产生了融合？
2. 医学信息学在中医药领域实现了哪些应用？
3. 生物信息学的基础科研能力有哪些？

第二章 信息技术基础

学习目标

1. 掌握数制的表示方法；计算机网络的分类；Word2016的基本编辑及排版；Excel 2016的公式及常见函数的使用方法功能；数据的排序、筛选及分类；Excel2016的数据图表化方法；PowerPoint2016的设计及基本使用方法。

2. 熟悉计算机发展史；计算机的硬件系统的组成；计算机网络的组成；数据库系统组成。

3. 了解计算机的软件系统的组成；数据库的发展历史；Office办公软件的基本功能；Excel2016的相关术语。

情感目标

1. 通过计算机发展历史的学习，联系我国超级计算机的发展，激发民族自豪感和自信心。

2. 通过学习养成良好的上网习惯，增强网络安全意识。

3. 通过办公软件的学习，提升操作技能的同时，培养创新思维、医学计算思维和自主探索的综合能力。

计算机是20世纪最先进的科学技术发明之一，对人类的生产和社会活动产生了极其重要的影响。经过70多年的飞速发展，它的应用领域从最初的军事科学研究扩展到社会的各个领域，已形成了规模巨大的计算机产业，推动了全球范围的技术进步，由此引发了深刻的社会变革，计算机已深入人类生活的方方面面，成为信息社会中必不可少的工具，成为衡量人类发展水平的重要标志。

第一节 计算机基础

一、计算机发展历史

1946年2月，世界公认的第一台电子计算机ENIAC（electronic numerical integrator and computer）在美国宾夕法尼亚大学诞生，由物理学家莫克利（J.Mauchly）和工程师埃克特（J.P.Eckert）等人共同研制，如图2-1所示。ENIAC是一个庞然大物，其占地面积约为170平方米，总重量达30吨。机器中约有18800只电子管、1500个继电器、70000只电阻以及其他各种电气元件，每小时耗电量约为150kW。这样一台"巨大"的计算机每秒钟可以进行5000次加减运算，相当于手工计算的20万倍。

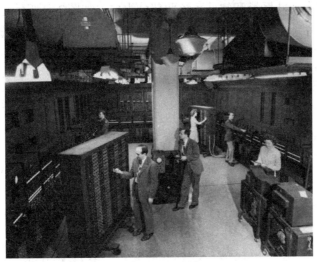

图2-1 ENIAC

ENIAC的研制成功标志着人类已经开始进入计算机时代，为计算机科学技术的发展奠定了基础，具有划时代的意义。依据计算机使用的不同电子元件，可以把计算机的发展划分为4个阶段。

1. 电子管计算机（1946—1955年）　第一代计算机的主要电子元件为电子管，也称为电子管计算机，主要用来科学计算和军事领域。这一代计算机体积庞大、耗电量高、可靠性差、运算速度慢、无操作系统，以纸带、卡片作为其外存储器。

2. 晶体管计算机（1956—1963年）　第二代计算机的主要电子元件为晶体管，也称为晶体管计算机，除了科学计算外，开始逐步应用于数据处理、过程控制和事务管理。这一代的计算机体积开始减小，耗电量低、可靠性强、运算速度提升到几万~几十万次/秒，外存储器使用磁带、磁盘，系统软件上开始具有了操作系统的雏形。

3. 集成电路计算机（1964—1971年）　第三代计算机的主要电子元件为集成电路，也称为集成电路计算机，应用领域逐步拓宽，开始应用于企业管理和辅助设计等领域。集成电路是可以在几平方毫米的硅片上集成几十甚至几百个电子器件，使得这一代的计算机体积变小、功耗变低、稳定性变好，运算速度提升至几十万~几百万次/秒。计算机高级语言得到发展，开始出现操作系统。

4. 大规模集成电路计算机（1972年至今）　第四代计算机的主要电子元件为大规模集成电路，也称为大规模集成电路计算机，应用领域已经深入社会的各个方面。随着集成电路工艺的发展和大规模、超大规模和特大规模集成电路的使用，大规模集成电路芯片，这一代的计算机为满足不同的使用需求，体积开始分化成巨型机和微型机。

计算机的可靠性、存储容量、运算速度等性能有了极大的提升。系统结构及软件系统也得到进一步发展。

二、计算机系统组成

计算机系统由硬件系统和软件系统两部分组成，如图2-2所示，硬件系统是计算机的核心装置，是计算机运行的必要条件，其性能直接影响计算机的执行速度及实现功能的能力和效率。

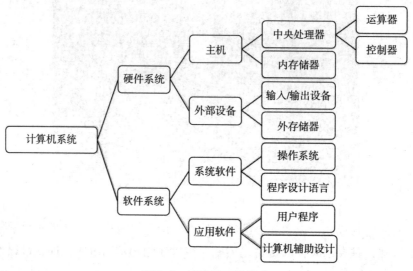

图2-2 计算机系统组成

软件系统是指与计算机系统运行及操作有关的计算机程序、文件、文档和数据的集合，是计算机硬件与用户之间的应用接口，只有配备了软件系统的计算机才能够正常发挥硬件系统功能，因此软件系统是计算机系统不可缺少的灵魂。

1. 计算机硬件系统 计算机硬件由5个基本部分组成：运算器、控制器、存储器、输入设备和输出设备，硬件系统之间的关系如图2-3所示。

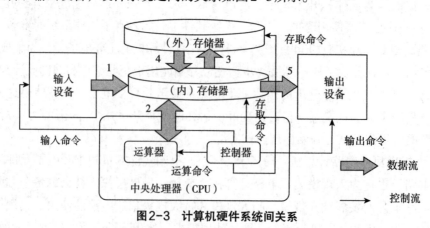

图2-3 计算机硬件系统间关系

（1）运算器　　是计算机中进行算术运算和逻辑运算的单元，又称为算术逻辑单元，是对输入的数据完成算术运算和逻辑运算等操作。算术运算包括加、减、乘、除四则运算，逻辑运算包括与、或、非、异或运算。

（2）控制器　　是对输入的指令进行解析、识别和控制，对被控制部件发出指令，同时接收各被控制部件返回的状态指令，指挥计算机的各个部件按照指令的功能要求协调工作的部件。控制器的工作过程是从内存中依次取出指令、生成控制信号、向被控部件发出指令，接收反馈信号后协调其他部件，是计算机的神经中枢和调度中心。

控制器一般由指令寄存器、状态寄存器、指令译码器、时序电路和控制电路组成。控制器的主要功能是按照人们预先确定的操作步骤，控制计算机各部件步调一致地自动工作。

中央处理器（central processing unit，CPU）主要由运算器和控制器组成，现代计算机的CPU采用超大规模集成电路工艺集成在一片芯片上，是计算机的核心部件，其功能是解释计算机指令以及处理计算机软件中的数据。

（3）存储器　　是用来暂存或者记忆存储各种程序、数据信息的部件，是计算机运行不可或缺的部件。存储器可划分为内存储器、外存储器和高速缓冲存储器。

内存储器可与CPU直接进行数据交换，存取速度快，用于存放那些立即要用的程序和数据；但是容量相比于外存较小，单位容量的成本较高，价格贵。

高速缓冲存储器（Cache）属于内存储器，是介于一般内存储器与CPU之间的一级存储器，容量比较小但速度更快，接近于CPU的运行速度。计算机工作时，系统先将数据读入内存，再由内存读入Cache，所以设置Cache可以部分解决CPU与内存的速度不匹配问题，从而达到提高计算机系统性能的目的。

（4）输入设备　　是人机交互的接口，用以向计算机输入原始数据和程序的设备。常用的输入设备有鼠标、键盘、写字板、扫描仪、麦克风、摄像机和照相机等。

（5）输出设备　　是把计算机运算的结果转化为人们所能识别的信息形式（如字符、图像、声音等），并在控制器的指挥下向外输出信息的外部设备，简称外设。常见的输出设备有显示器、打印机、音箱等

输入和输出设备通称I/O（input/output）设备，是外界与计算机联系和信息沟通的渠道，用户或外界通过I/O设备与计算机系统互相通信。

2.计算机软件系统　　是指与计算机系统运行及操作有关的各种程序、规则及文件、文档和数据的集合，是计算机硬件与用户之间的应用接口，保证计算机的正常运行，满足用户使用计算机的各种需求，帮助用户管理计算机和维护资源、执行用户命令、控制系统调度等。一般由系统软件和应用软件两部分组成。

（1）系统软件　　是指控制和协调计算机及外部设备，支持应用软件开发和运行的系统，是无须用户干预的各种程序的集合。其主要功能是调度、监控和维护计算机系统，负责管理计算机系统中各种独立的硬件，使得它们可以协调工作。常见的系统软件主要包括操作系统、数据库管理系统及语言处理程序等。

操作系统（operating system，OS）是管理计算机硬件与软件资源的程序，它是最底层的软件，同时是系统软件的核心，负责对计算机系统内各种软、硬资源的管理、控制和监视。操作系统是计算机裸机与应用程序及用户之间交互的操作接口。常用的操作系统有Windows、UNIX、Linux等。

语言处理程序（language processor）是把高级程序设计语言编写的源程序编译成计算机能够识别和执行的指令的软件。一般是由汇编程序、编译程序、解释程序和相应的操作程序等组成，是为用户设计的编程服务软件。

数据库管理系统（database management system，DBMS）是一种操作和管理数据库的大型软件，用于建立、使用和维护数据库，负责对计算机系统内全部文件、资料和数据的管理和共享，对数据库进行统一管理与控制，以保障数据库的安全和完整。常见的系统有MySQL、SQL Server、Sybase、Oracle、Access等。

（2）应用软件　是指为满足用户特定需求而设计的软件，为解决某一专门的应用问题而编制的程序集合。由于计算机的应用已经渗透到各个领域，所以应用软件也是多种多样的。常用的应用软件有以下几类。

1）办公软件　是在计算机上对各类文件、表格进行编辑、排版、存储、传送、打印等所必需的工具。用于对电子表格进行统计、分析、图表制作的应用软件有Excel，用于文字处理的应用软件主要有WPS、Word等。

2）统计分析软件　是将常用的统计分析方法编成程序，组装成一个软件包，当用户需要用某种统计方法去分析数据时，可调用软件包中对应的程序，计算机执行该程序后，对所给的数据进行统计、分析，最后输出数据、图形或报表。统计分析软件主要有SAS，SPSS，R等。

3）计算机辅助技术　计算机辅助技术应用越来越广泛，涉及工业、制造业和教育界等社会各个行业，例如计算机辅助设计（computer-aided design，CAD）、计算机辅助测试（computer-aided testing，CAT）、计算机辅助制造（computer-aided manufacturing，CAM）、计算机辅助教学（computer-aided instruction，CAI）等。

4）管理类软件　目前很多事业单位、商业机构、政府部门等根据自己的业务需求，开发出了各种各样的管理系统，在我国的经济生活中产生了重要的作用。例如中医管理系统、电子政务、网上银行、学生成绩管理系统等。

三、数制

数制是用一组固定的符号和统一的规则来表示数值的方法。日常生活中，通常使用十进制进行记数。但是在计算机系统中，对表示数值、文字、声音、图形、图像等各类信息的数据所进行的运算、处理与存储，是由复杂的数字逻辑电路完成的。数字逻辑电路只能接收、处理二进制数据代码，因此，计算机内部的信息是以二进制形式存储和处理的。除此之外常用的还有八进制和十六进制。

1. **数码** 是指数制中表示基本数值大小的不同的数字符号。例如，十进制有十个数码：0、1、2、3、4、5、6、7、8、9；二进制有两个数码：0和1。

2. **基数** 是一个记数制系统中所包含的基本数字字符个数。十进制由字符0、1、2、3、4、5、6、7、8、9共10个组成，基数为10；二进制由字符0、1共2个组成，基数为2；八进制由字符0、1、2、3、4、5、6、7共8个组成，基数为8；十六进制由字符0、1、2、3、4、5、6、7、8、9、A、B、C、D、E、F共16个组成，基数为16，其中A、B、C、D、E、F分别表示十进制中的10、11、12、13、14、15。

3. **权** 也称位权，表示一个数码在某个固定位置上所代表的值。例如，十进制中个位上的数码1代表1个1，十位上的数码1代表1个10。每个数字所表示的数值等于该数乘以位权。例如：十进制125，1的位权是100，2的位权是10，5的位权是1；所以十进制$125=1 \times 10^2+2 \times 10^1+5 \times 10^0$。依次类推，二进制数1110（一般从左向右开始），第一个1的位权是8，第二个1的位权是4，第三个1的位权是2，0的位权是1，所以二进制数$1110=1 \times 2^3+1 \times 2^2+1 \times 2^1+0 \times 2^0$。

计算机中常用的数制有十进制、二进制、八进制和十六进制。常用数制之间的对应关系如表2-1所示，常用进制数的基本信息与运算规则如表2-2所示。

表2-1 计算机中常用进制表示

二进制数	十进制数	八进制数	十六进制数
0	0	0	0
1	1	1	1
10	2	2	2
11	3	3	3
100	4	4	4
101	5	5	5
110	6	6	6
111	7	7	7
1000	8	10	8
1001	9	11	9
1010	10	12	A
1011	11	13	B
1100	12	14	C
1101	13	15	D
1110	14	16	E
1111	15	17	F
10000	16	20	10

表2-2 计算机中常用数制信息

进位制	二进制	八进制	十进制	十六进制
规则	逢二进一	逢八进一	逢十进一	逢十六进一
基数K	2	8	10	16
数码	0、1	0、1、…、7	0、1、…、9	0、1、…、9、A、…、F
数制符号	B	O	D	H

在日常生活中，在没有特指进制的情况下，数值一般都是使用十进制表示。为了便于区分不同数制，在书写时常用括号将数值括起来，并在括号右下角以下标的形式标注基数表示不同的进制数。

二进制数的表示方法：$(101010.01)_2$或者101010.01 B；八进制数的表示方法：$(101010.01)_8$或者101010.01 O；十进制数的表示方法：$(101010.01)_{10}$或者101010.01 D；十六进制数的表示方法：$(101010.01)_{16}$或者101010.01 H。

第二节 计算机网络

计算机网络通俗地讲就是利用传输介质和软件原理将多个计算机系统连接起来，以实现网络的硬件、软件及资源共享和信息传递的系统。

一、计算机网络组成

计算机网络是计算机与通信相结合的产物，是一个非常复杂的系统，网络中的所有硬件设备和软件必须遵循一定的协议才能完成相互通信和高度协调地进行工作，因此计算机网络至少应该包含三个部分，如图2-4所示。

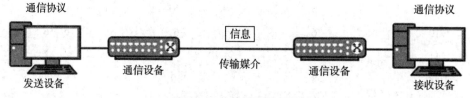

图2-4 计算机网络组成

1. **若干个主机** 它们可以是各种类型的计算机，从微型的智能设备到便携式PC机再到巨型机，均可用来向用户提供信息服务。

2. **一个通信子网** 由一些通信链路和节点交换机组成，用于数据间的交换通信。

3. **通信协议和网络软件** 通信协议是为了保证计算机之间能进行高效的信息传输防止发生信息交换错误而制定的一组规则或标准。网络软件是网络的组织管理者，可以向网络用户提供各种服务。常见的网络软件包括网络操作系统（如Netware Windows NT Server/Windows 2000 server/Windows 2003，Linux，Unix）、网络协议（如TCP/IP协议、FTP协议等）、网络管理软件、网络通信软件、网络应用软件等。

二、计算机网络分类

计算机网络分类有多种方法，可以从网络覆盖的地理范围、拓扑结构、使用范围等不同的角度进行分类。

1. 按网络覆盖的地理范围来划分 计算机网络可分为局域网、城域网和广域网三类。

（1）局域网（local area network，LAN） 是在一个局部地区范围（一千米或几千米）内，一般是一栋建筑物或一个单位，利用专用通信线路把计算机及各种设备互连起来组成的计算机网络，是最常见并且应用最广泛的一种网络。局域网内传输速率较高，出错率低，结构简单容易实现。如图2-5所示为校园局域网的结构示意图。

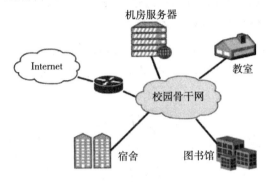

图2-5 校园局域网

（2）城域网（metropolitan area network，MAN） 指地理范围覆盖在一个城市的计算机网络，通信距离为5~50km。如目前城市中常见的宽带城域网，就是以光纤作为传输媒介，集数据、语音、视频服务于一体的高带宽、多功能、多业务接入的多媒体通信网络。

（3）广域网（wide area network，WAN） 是远距离的网络，分布范围通常为几百公里到几千公里或更远，是一种跨地区、国家的远程网，如图2-6所示。人们平常讲的Internet网实际上就是最大、最典型的广域网。

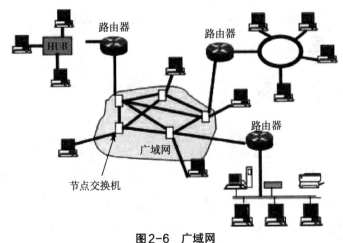

图2-6 广域网

2. 按网络拓扑结构来划分 拓扑一词来源几何学，网络拓扑结构是指网络中的线路和节点的几何或逻辑排列关系，它反映了网络的整体结构及各模块间的关系。按网络拓扑结构来分，常见的有总线拓扑、星形拓扑、环形拓扑、树状拓扑和网状拓扑。

（1）总线型拓扑网络 是用一根传输线路作为骨干传输介质，网络上全部站点都是通过一定的接口连接到这一根总线上。如图2-7所示，其特点是网络中任何一个点出现故障，都会导致整个网络的故障甚至是瘫痪。在任一时刻点上，只允许一个节点发送信息，其他节点处于接收状态，并且都能接收到数据包。

（2）星形拓扑网络 是由中央节点和通过点–点链路接到中央节点的各站点组成，站点间的通信必须通过中央节点进行，如图2-8所示。星形结构的特点是整个网络对中心节点的依赖程度高，而其他各站点的通信处理负担都很小。其缺点也是显而易见的，即中心节点如果出故障会引起全网故障甚至是瘫痪。

（3）环形拓扑网络 通过一根电缆串行连接起各站点形成一个闭环，网络中的信息在该环中传递，如图2-9所示。该网络结构的缺点是某个节点出故障会造成全网瘫痪。

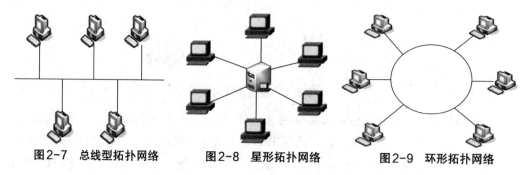

图2-7　总线型拓扑网络　　　图2-8　星形拓扑网络　　　图2-9　环形拓扑网络

（4）树状拓扑网络 是星形网络的一种变体，其特点是绝大多数节点是通过次级中央节点连到中央节点上，其结构模型如图2-10所示。

（5）网状拓扑网络 是指网络中的每一个节点都与其他节点有一条专业线路相连，无固定形状。该类型网络广泛用于广域网中，其结构如图2-11所示。

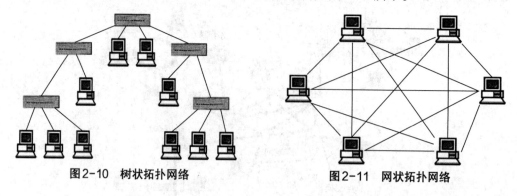

图2-10　树状拓扑网络　　　　　图2-11　网状拓扑网络

另外，计算机网络还有其他的分类方法。例如，按传输介质分类，可以分为有线网和无线网；按传输速率分类，传输速率快的称高速网，传输速率慢的称低速网；按照通信使用的协议，可分为TCP/IP网、SNA网、IPX网等；按照网络使用的性质，可分为公用网和专用网；按照网络使用对象，可分为政府网、企业网、金融网、校园网等。

第三节　数据库系统基础

一、数据库发展历史

数据处理是对各种数据进行收集、存储、加工和输出的一系列活动，是计算机的主要应用之一。数据管理是数据处理的核心问题，是对数据进行分类、组织、编码、存储、检索和维护。数据管理技术的发展，以数据存储冗余不断减少、数据独立性不断增强、数据操作更加便捷简单为特点。数据管理技术的发展经历了三个发展阶段即人工管理、文件系统管理和数据库系统管理。

1. 人工管理阶段　20世纪50年代以前，计算机主要用于科学计算，数据的存储依靠纸带、卡片和磁盘等存储设备来完成，没有专门的数据管理软件和操作系统，这一时期的数据管理主要特点如下。

（1）数据缺乏独立　数据的逻辑结构和物理结构发生变化时，必须对应用程序进行同步修改，否则程序得到错误结果或者无法运行。

（2）数据无法共享　数据和程序相互对应，一组数据只能对应一个应用程序，即便是不同的程序使用了相同的数据，其数据也不可共享，数据的冗余度高，浪费了大量的存储空间。

（3）应用程序直接管理数据　数据和应用程序依赖性强，二者是一个不可分割的整体，数据需要由相对应的应用程序自己定义、说明和管理，脱离了程序，数据就失去了存在的意义。

2. 文件系统管理阶段　20世纪50年代后期，随着硬件技术的发展，磁盘、磁鼓的出现并应用于计算机的存储，同时软件方面也出现了高级语言和操作系统，用户可以把数据以文件的形式存储在这些外部设备上，并由操作系统中的文件系统对数据的存储进行管理。文件系统管理的特点如下。

（1）数据可以长期保存　数据的逻辑结构和物理结构有了变化，数据以"文件"形式保存，由文件系统进行管理，可被多次存取。

（2）数据与程序之前具有一定的独立性　数据不再属于某个特定应用程序，可以被重复使用。但文件系统只是简单存取数据，数据的文件结构设计依旧是基于特定用途，程序基于特定的物理结构和存取方法，因此程序和文件之间仍互相依存，不能完全独立，数据的共享性仍有局限性。

（3）文件组织多样化　有索引文件、直接存取文件和间接存取文件等。文件相互独立但又缺乏联系，导致同样的数据在多个文件中重复存储，造成了一定的数据冗余。

3. 数据库系统管理阶段　20世纪60年代后期以来，大容量低价格的磁盘出现及操作系统日臻完善；同时数据量越来越大，计算机应用范围越来越广，软件开发和维护所需的成本日益提升，以文件系统作为数据管理方法已不能满足应用的需要，为了满足多用户、多应用共享数据的需求，数据库技术便应运而生，出现了统一管理数据的专门软件系统：数据库系统。用数据库系统来管理数据特点如下。

（1）数据结构化，数据库系统中的数据面向全局应用，并采用一定的数据模型存储数据，因为数据具有整体结构化的特征。在说明数据结构时，不但要描述数据本身的特征，同时还要描述数据之间的联系。这是数据库系统与文件系统本质的区别。

（2）数据独立于程序，处理数据过程中，不涉及物理存储结构，只需要面对简单逻辑结构；数据存储结构的变化不影响应用程序，保持应用程序不变。

（3）多个应用程序共享同一个数据副本，减少数据冗余度，提高了数据的共享性。

（4）用户界面友好，便于使用，由专门的数据库管理软件及数据库管理系统对数据进行统一管理，实现对数据的各项控制。

二、数据库系统组成

数据库系统（database system，DBS）是指具有管理和控制数据库功能的计算机应用系统。通常数据库系统是包含了数据库、数据库管理系统、操作系统、计算机支持系统和有关人员等元素在内的人机系统，其核心是数据库管理系统（database management system，DBMS），如图2-12所示。

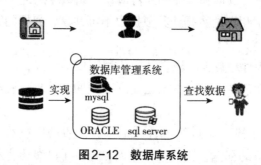

图2-12 数据库系统

1. 计算机支持系统 是指数据库管理的硬件和软件支持系统。硬件支持环境主要是指计算机硬件设备。在数据库应用系统中，特别要求计算机必须要足够大的外存容量、高效率存取的I/O，以及强大的任务处理能力。软件支持环境除了数据库管理系统以外，软件支持环境还应该包括操作系统、应用软件开发工具、各种宿主程序语言等。

2. 数据库 也称物理数据库，是指按一定的数据模型组织，长期存放在外存上的一组可共享的面向全局应用的相关数据集合。数据库中除了存储用户直接使用的数据外，还存储与数据库有关的定义信息的数据，如数据类型、模式结构、使用权限等。这些数据的集合称为数据字典，它是数据库管理系统工作的依据，数据库管理系统通过数据字典对数据库进行管理与维护。

3. 数据库管理系统 是对数据进行管理的软件系统，是数据库系统的核心软件。数据库系统的一切操作，包括数据库对象的创建、操作以及数据管理和控制等，都是通过数据库管理系统进行的。数据库管理系统的主要功能如下。

（1）数据定义 数据库的设计人员通过使用定义语言来描述和定义数据库的结构等。

（2）数据存取 用户使用数据库管理系统提供的数据操作语言（data manipulation language，DML）对数据库中的数据进行基本操作，如检索、插入、修改和删除等。

（3）数据库管理 数据库管理系统对数据进行管理和控制，以保证数据的完整和安全，以及发生故障时的系统恢复。

4. 人员 数据库的开发、设计和维护需要人员的参与。主要人员有以下四类。

（1）数据库管理员 对大型数据库进行有效的管理和控制，解决系统设计和运行中出现的问题。

（2）系统分析设计员 负责应用系统的需求分析和规范说明，并参与概念结构设计、逻辑设计和物理设计。

（3）系统程序员 负责设计、开发应用系统的软件编程。

（4）用户 数据库的总重用户。用户通过应用程序的操作界面使用数据库，完成数据的管理等相关需求任务。

第四节　办公软件

一、Office办公软件介绍

Microsoft Office 2016 是微软公司在2015年9月推出的新一代的庞大的办公软件集合，其中主要包括了文字处理软件Word 2016、表格处理软件Excel 2016、演示文稿制作软件PowerPoint2016、项目管理工具软件Project等组件和服务。

1. 文字处理软件 Word 2016是Office 2016办公软件中的重要组件，是目前应用广泛的中文文档处理软件，具有强大的文字编辑和处理能力。使用Word 2016可以快速、规范地制作公文、信函等，同时 Word 2016强大的图文混排功能在文档的编辑和表格的处理上表现也很出色。

2. 电子表格软件 Excel 2016是一款出色的电子表格软件。主要用于电子表格的制作，它可以利用公式和函数进行数据处理和统计分析，被广泛应用于日常办公管理、财经金融分析、数据统计等领域。

3. 演示文稿软件 PowerPoint 2016作为Office 2016办公软件中的主要组件之一，是进行电子文稿制作和演示的软件。它将文字、图像、声音、音乐、动画和影视文件等多种元素集于一体，能快速地制作演示文稿，广泛应用于教学、论文答辩、会议、产品展销、成果展示等场合下的多媒体演示。

二、Office组件的工作界面

Office办公软件里所有组件的工作界面有诸多相似之处，下面以Word2016为例，展示工作界面的操作和使用方法。

1. Word 2016的启动有三种方法

（1）从开始菜单启动　单击屏幕左下角的【开始】/【所有程序】/【Word】命令，即可打开Word 2016。

（2）利用新建命令启动　在桌面点击鼠标右键，选择【新建】/【Microsoft Word 文档】，可启动Word 2016。

（3）通过桌面快捷方式启动　双击桌面快捷方式，可启动Word 2016。

2. Word 2016工作界面　启动Word 2016，工作界面如图2-13所示，主要由快速访问工具栏、标题栏、功能区、状态栏、文档编辑区和标尺几个区域构成，每个区域的作用和功能各不相同。

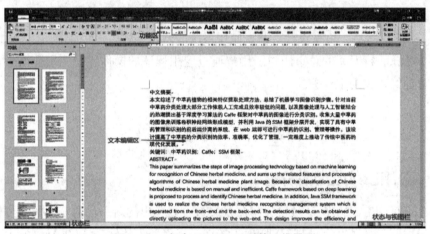

图2-13　启动Word2016后的工作界面

（1）标题栏　位于窗口的顶端，显示当前正在运行的程序名及文件名等信息。标题栏左边是快速访问工具栏，标题栏右边是"最小化""最大化（或还原）""关闭"三个按钮，可以实现对窗口最小化、最大化以及关闭等操作。

（2）快速访问工具栏　是Office 为了方便用户的快速操作，将最常用的命令以小图标的形式排列在一起的工具按钮。通常默认情况下是"保存""恢复""撤消""创建文档"四个按钮。用户也可以根据自己的需要在快速启动工具栏中显示常用的操作，方便在需要的时候能够快速使用。

（3）功能区　Word 2016的大多数操作都可以在功能区实现，功能选项卡和功能区具有对应的关系，功能区的各项操作使用选项卡的形式来分类组合。主要有文件、开始、插入、设计、布局、引用、邮件、审阅、视图和帮助十个功能选项卡，每个选项卡下有各自独特的功能区。

（4）文档编辑区　在Word 2016窗口中，中间最大的空白区域就是文档编辑区，它是Word文档中进行文本输入和排版的地方。在该区域可以进行文字编辑、图片插入和表格创建等工作。

（5）状态与视图栏　状态栏位于窗口的最下方，其左侧用于显示文档的页数、字数、当前语言等信息，右侧可以查看和调整文档的显示视图和显示比例。

　　3. Word 2016的退出有2种方法

　　（1）直接单击窗口右上角的关闭按钮"×"。

　　（2）用鼠标点击窗口左上角"文件"菜单。在打开的菜单中执行"关闭"命令。

三、Word文字处理软件

1. 文档排版

　　（1）字符排版　在"开始"选项卡中，"字体"组中可以修改文字的字体、字号、大小写和颜色，设置字体为加粗、倾斜、上标和下标等，如图2-14所示。

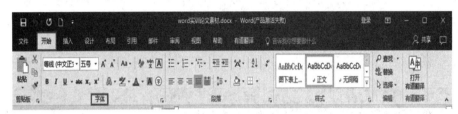

图2-14　字符格式修改选项卡

　　（2）段落排版　在"开始"选项卡中，"段落"组中，可以修改段落的项目符号、编号，设置段落文本的对齐方式和底纹等。启动"段落"对话框，可以修改段落的首行缩进、行间距等。

　　（3）页面设置　在"布局"选项卡，"页面设置"组中，可以设置整个页面边距、纸张方向、纸张大小、分栏、添加页面背景、添加水印、插入页眉与页脚、插入页码等操作，如图2-15所示。

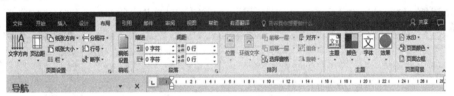

图2-15　"布局"选项卡

2. 图文表混排

　　（1）插入表格　点击"插入"选项卡"表格"按钮，可以插入任意大小的表格，选中插入的表格，如图2-16所示。"设计"选项卡"表格样式"组中，可以选择表格样式、增删行列、合并单元格等操作，如图2-17所示。

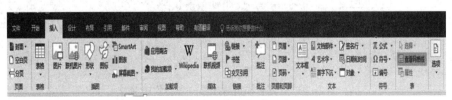

图2-16　"插入"选项卡

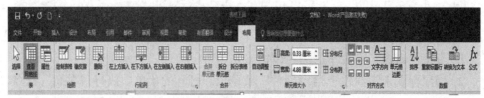

图2-17 "表格工具—布局"选项卡

（2）插入图片　在Word中单击"插入"选项卡，在"插图"组中选择"图片"按钮，选择要插入的图片，单击对话框中的"插入"按钮，就可以把图片插入文档中。

（3）插入艺术字　单击"插入"选项卡，在"文本"组中选择"艺术字"，打开"艺术字"下拉菜单，选择不同的样式可以得到不同效果。选择一种样式，在出现的空白文本框中输入文字，按住鼠标左键，可以对插入的艺术字进行拖曳，放到需要的位置。在如图2-18所示的"格式"选项卡下，还可以对插入的艺术字进行编辑排列。对艺术字的编辑可以参考对图片的编辑操作。

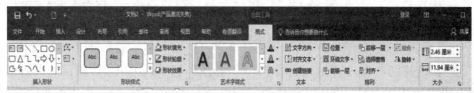

图2-18 "绘图工具—格式"选项卡

3. 长文档排版　在"开始"选项卡，"样式"组中，可以选择已有样式和更改样式；启动"样式"对话框，可以对文档各级标题和正文的样式进行设置和应用，如图2-19所示。

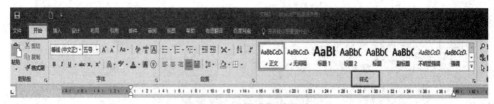

图2-19 "样式"选项卡

在"插入"选项卡，"页眉和页脚"组中，可以插入页眉、页脚和页码。在出现的"页眉和页脚工具—设计"选项卡，可以修改页眉和页脚的格式，设置页眉、页脚的首页不同和奇偶页不同等，如图2-20所示。

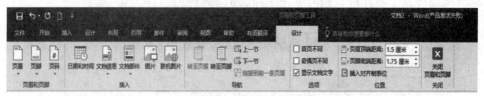

图2-20 "页眉和页脚工具—设计"选项卡

选择"引用"选项卡，可以插入或者修改文章的目录、脚注、尾注和索引等。如

图2-21所示。

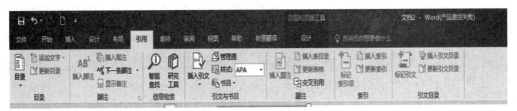

图2-21 "引用"选项卡

四、Excel电子表格软件

1. Excel常用术语

（1）工作簿　一个工作簿就是一个Excel电子表格文件。Excel 2016的文件扩展名是.xlsx。

（2）工作表　是Excel完成一项工作的基本单位，是用来显示和分析数据的工作场所。Excel 2016中的工作表是由1048576行、16384列组成的一个大表格。工作表内可以包括字符串、数字、公式和图表等信息。

（3）活动工作表　一个Excel工作簿文件可以有多个工作表，其中正处于操作状态的工作表就是活动工作表。单击某个工作表标签就可以将其设置为活动工作表。

（4）单元格　是Excel工作表的最小组成单元，工作表中每一个行、列交叉处所形成的矩形区域即为单元格。单元格内可以存储数字、字符、公式、日期、图形或声音文件。每个单元格用它所在的列号和行号组成的地址来命名。行号由阿拉伯数字来表示，列号由英文字母表示。如A5表示第A列第5行交叉处的单元格。在公式中引用单元格时就必须使用单元格的地址。

（5）活动单元格　是Excel表格中当前处于激活状态、处于使用状态的单元格。

（6）单元格区域　相邻单元格组成的矩形区称为区域。在Excel中，很多操作是在区域上实施的。区域名由该区域左上角的单元格名、冒号和右下角的单元格名组成。例如，B2：E5表示一个从B2开始到E5结束的矩形区域。

2. 单元格的引用
公式运算的对象可以是用户直接通过键盘输入的内容，也可以是表格中已存在的单元格数据。如果要对单元格数据进行计算，则需要在公式中引用单元格来标识单元格区域，指明使用数据的位置。

单元格的引用方式分为相对引用、绝对引用和混合引用、三维引用。

（1）相对引用　是单元格的相对地址，其引用形式为直接用列标和行号表示单元格，如表5-2中的引用均为相对引用。当该公式被复制时，Excel将根据新的位置自动更新引用的单元格。

（2）绝对引用　指向工作表中固定位置处的单元格，其引用形式为在列标和行号的前面都加上"＄"号，如 ＄A＄1。

（3）混合引用　指在公式中对单元格的引用既包括相对引用，又包括绝对引用。复制这样的公式时，相对引用部分随公式位置的变化而变化，绝对引用的则保持不变。

（4）三维引用　Excel数据引用不但可以使用同一工作表中的单元格，还可以引用同一工作簿中其他工作表中的单元格或区域，甚至是不同工作薄中的数据。

1）引用不同工作表的数据格式为：工作表名称!单元格引用地址。

2）引用不同工作薄的数据格式为：［工作簿名］工作表名称!单元格引用地址。

例如公式"=Sheet1!D2+Sheet2!D2"表示将Sheet1的D2单元格和Sheet2的D2单元格数据相加。

3.运算符　有算术运算符、字符串运算符、关系运算符、引用运算符等，常用的运算符及其优先级如表2-3所示，优先级数字越小，表示优先级越高。

表2-3　常见运算符及优先级

类型	优先级	运算符	运算功能	示例
引用运算符	1	:（冒号，区域运算符）	产生对包括在两个引用之间的所有单元格的引用	SUM（D1：D10）
		,（逗号，联合运算符）	将多个引用合并为一个引用	SUM（D1：D10，E1：E10）
		空格（交叉运算符）	产生对两个引用共有的单元格的引用	SUM（C4：C7　D2：E5）实际相当于计算SUM（D4：D5）
算术运算符	2	（　）	括号	（A1+A2）/2
		−	负号	−10
		%	百分号	50%
		^	乘方	2^4
		*、/	乘法、除法	A1*2、A1/3
		+、−	加法、减法	A1+A2、A1−2
文本连接运算符	3	&	文本连接	F1&G1
比较运算符	4	=、<、>、<=、>=、=、<>	关系运算符，用于比较	A1+A2>A3

4.公式与函数　公式通常由运算符、数值、单元格引用、函数等内容组成。在Excel中，公式的输入以"="开头，例如，在任一单元格输入：=4*3，按Enter键确认后，该单元格显示计算结果为12。

插入函数有以下两种方法。①直接输入，如在单元格A5中求单元格A1至A4的数值之和，可以在单元格A5中输入"=SUM（A1：A4）"。②单击编辑栏上"插入函数"

按钮 或单击"公式"选项卡下的"函数库"组中的相关命令，利用Excel提供的插入函数功能输入函数，如图2-22所示。

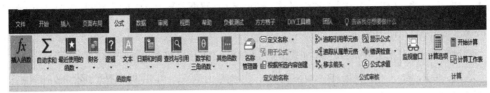

图2-22　"公式"选项卡

Excel自带丰富函数库，在"公式"选项卡"函数库"选项组的"自动求和"下拉菜单中有以下函数。

SUM（参数表）：参数的所有数字相加。

AVERAGE（参数表）：返回参数的算术平均值。

RANK（参数表）：返回一个数字在数字列表中的排位。

COUNT（区域）：计算选中区域包含数字的单元格以及参数列表中数字的个数。

MAX（参数表）：返回一组值中的最大值。

MIN（区域）：返回一组值中的最小值。

VLOOKUP（查找内容，区域，返回值在区域中的列号，［返回近似或精确值］）：在指定区域的首列查找内容，返回对应行、指定列的值。第1个参数指定要查找的内容；第2个参数指定查找的数据区域，查找内容一定要在该区域的第一列，该区域中要包含返回值所在的列，数据区域要设置为绝对地址；第3个参数指定返回值在数据区域中位于第几列；第4个参数指定精确或近似查找，FALSE表示精确查找，TRUE表示近似查找。

（1）常见错误　当Excel不能正确计算公式时，会在单元格中显示出错信息，详见表2-4。

表2-4　常见出错信息及原因

常见错误	原因
####	列宽不足而无法在单元格中显示所有字符或日期型单元格包含负的日期或时间值
#DIV/0!	除数为0或除数是空的单元格
#VALUE!	不同数据类型运算时，或者当执行自动更正公式功能时不能更正公式
#NAME?	区域名称或函数名称可能拼写错误
#NUM!	函数参数无效，或公式的结果太大或太小而无法显示
#NULL!	指定两个不相交的区域的交集，但这两个区域没有公共单元格
#N/A	值对函数或公式不可用
#REF!	单元格引用无效。删除了公式所引用的单元格，或将已移动的单元格粘贴到公式所引用的单元格上

（2）数据管理与数据分析

1）数据排序 "排序和筛选"选项组的"排序"按钮，可以按照递增、递减对数据进行排序。并且Excel支持多个关键字排序，关键字可以依据其数值、单元格颜色、字体颜色和单元格图标排序。

2）筛选 "排序和筛选"选项组的"筛选"按钮，对数据进行简单筛选。

3）分类汇总 "分级显示"选项组的"分类汇总"，可以实现按照某个列的值进行分类，再对每一类进行求和、求平均值、计数等汇总运算。分类汇总需先按分类依据的数据排序，然后再完成分类汇总，如图2-23所示。

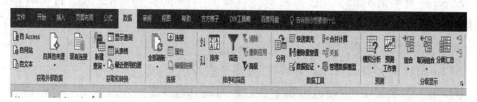

图2-23 "数据"选项卡

（3）数据图表化 Excel可将表格中的数据图形化。以此来改善工作视觉效果，可方便用户查看数据的差异、图案和预测趋势。当工作表中的数据发生变化时，图表中的数据也会自动发生变化。Excel提供了二维图表和三维图表，默认的图表类型有十几种。每一种类型中又包括若干子类型，如图2-24所示的插入图表对话框。常用的图表类型有柱形图、折线图、饼图、条形图等，也可以自定义类型。

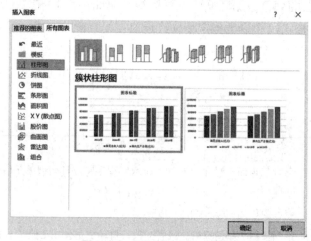

图2-24 "插入图表"对话框

五、PowerPoint演示文稿软件

1. 创建演示文稿 打开PowerPoint 2016窗口后，其界面如图2-25所示。默认创建一个空白演示文稿，也可根据需要创建演示文稿，选择"文件"菜单的"新建"选项，可以根据已有"模板"或者"主题"创建演示文稿。

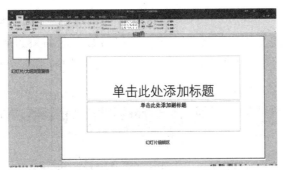

图2-25　PowerPoint 2016工作界面

2. 新建幻灯片　打开要进行编辑的演示文稿，选择添加位置，如第一张幻灯片，在"开始"选项卡的"幻灯片"选项组中单击"新建幻灯片"下方的下拉按钮，则可在第一张幻灯片后面添加一张指定版式的新幻灯片，如图2-26所示。

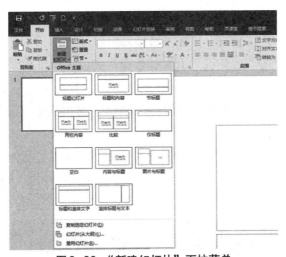

图2-26　"新建幻灯片"下拉菜单

3. 幻灯片母版　可以使得整个演示文档有统一的演示风格。"视图"选项卡的"母版视图"组，选择"幻灯片母版"，弹出"选项卡母版"选项卡，如图2-27所示。在幻灯片的编辑区域可以修改母版占位符大小、颜色、字体和字号，同时可以在幻灯片母版中插入图片、表格等。

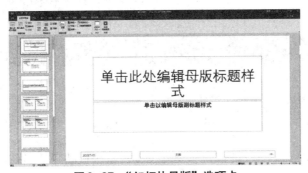

图2-27　"幻灯片母版"选项卡

4. 幻灯片设计 PowerPoint 自带的主题和背景样式，不仅造型精美，而且颜色搭配非常合理，灵活地使用主题可以快速制作出具有专业品质的演示文稿。单击"设计"选项卡上"主题"组，如图2-28所示，再点击右侧的小倒三角按钮，即可出现各种主题供选择。

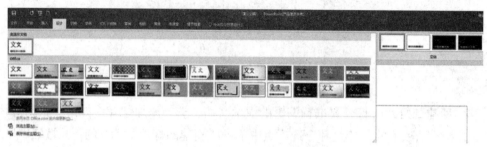

图2-28 "设计—主题"下拉菜单

5. 幻灯片设置动画 用户可以为幻灯片的文本、图片、图表等添加动态效果，使演示文稿更具有观赏性，形式上更加丰富多彩。PowerPoint 2016中动画效果的应用通过"动画"选项卡下的"自定义动画"任务窗格完成，操作过程简单，可供选择的动画样式多样化，具体步骤如下。

（1）打开演示文稿，选择要添加动画效果的幻灯片，选中要设置动画的对象。

（2）单击"动画"选项卡"动画"组中的按钮，在弹出的下拉式列表中选择动画效果，如图2-29所示。添加动画效果后，文字或图片对象前面会显示一个动画编号标记1、2、3……，表示动画播放的顺序，此时还可以从"动画"组的"效果选项"中修改动画的效果。

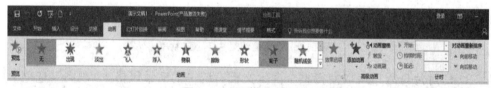

图2-29 "动画"选项卡

6. 幻灯片切换 幻灯片切换，它可以使幻灯片以多种不同的方式出现在屏幕上，使得幻灯片的过渡更加自然。"切换"选项卡可以设计幻灯片之间切换的动画，如图2-30所示。"切换"选项卡的"切换到此幻灯片"组可以设置更加丰富的切换效果。

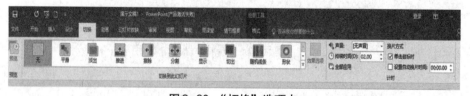

图2-30 "切换"选项卡

7. 幻灯片放映 幻灯片的方式主要有三种：从头放映、从当前幻灯片开始放映和自定义放映；单击"幻灯片放映"选项卡中"开始放映幻灯片"组中可以设置放映幻灯片的方式，如图2-31所示。

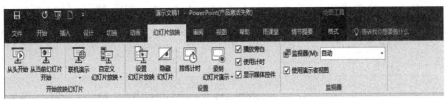

图2-31 "幻灯片放映"选项卡

 案例

"九章三号"光量子计算原型机研制成功

量子计算是一种遵循量子力学规律调控量子信息单元进行计算的新型计算模式，在原理上具有超快的并行计算能力，可望通过特定量子算法在在密码破译、大数据优化、天气预报、材料设计、药物分析等一些具有重大社会和经济价值的领域问题方面相比经典计算机实现指数级别的加速。因此，研制量子计算机是当前世界科技前沿的最大挑战之一。

2019年，美国谷歌公司研制出53个量子比特的计算机"悬铃木"，在全球首次实现量子优越性。量子优越性，是指新生的量子计算原型机，在某个问题上的计算能力超过了最强传统计算机，就证明其未来有多方超越的可能。

2020年，中国科学技术大学成功构建76光子的"九章"光量子计算原型机，首次在国际上实现光学体系的"量子计算优越性"，并克服了谷歌实验中量子优越性依赖于样本数量的漏洞，"九章"取名于中国古代数学名著《九章算术》。2021年，进一步成功研制了113光子的可相位编程的"九章二号"和56比特的"祖冲之二号"量子计算原型机，使我国成为唯一在光学和超导两种技术路线均达到了"量子计算优越性"的国家。

2023年10月11日，255个光子的"九章三号"量子计算原型机宣布成功构建，"九章三号"首次实现了对255个光子的操纵能力，极大提升了计算的复杂度。据业界公开的最优算法，"九章三号"求解高斯玻色取样数学问题的速度比"九章二号"提升一百万倍，比目前全球最快的超级计算机快一亿亿倍。"九章三号"1微秒可算出的最复杂样本，当前全球最快的超级计算机约需200亿年才能完成。

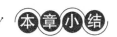 **本章小结**

本章介绍了计算机发展的历史，依据计算机使用的不同电子元件，可以把计算机的发展划分为4个阶段，计算机已改变人们的生活和工作方式与习惯。

一台完整的计算机由硬件系统和软件系统组成，五个基本部分组成了计算机的硬件系统，硬件系统是计算机系统的物质载体，而其功能是由软件系统实现，计算机软件系统包含的系统软件和应用软件两个部分。Office是常见的应用软件，能够轻松实现文字处理、表格数据处理和文稿演示等多种功能。

计算机内部的信息是以二进制形式存储和处理的，本章对数制的概念、数制的表示方式进行介绍。在数据库方面，介绍了数据库的发展和数据库系统的组成等相关知识。

思考题

1. 计算机的发展经历几个阶段？每个阶段使用的主要电子元件是什么？
2. 计算机硬件的组成部分有哪些？
3. 计算机网络可以分为哪几类？
4. 数据库系统由哪几部分组成？DBMS的基本功能是什么？
5. 简述工作簿、工作表、单元格之间的关系。
6. Excel数据管理有哪些操作？
7. PowerPoint中，母版的作用是什么？如何修改母版？

第三章 医学信息管理与信息系统

学习目标

1.掌握数据与信息的区别；常见的信息检索技术。

2.熟悉医学信息管理的定义；信息系统的结构与功能；常见的医学信息系统；常见的网络信息检索系统。

3.了解信息管理的含义和特征；常见的医学信息安全的保护措施；医学信息安全的内容。

情感目标

1.通过对信息、数据等基础知识的学习，培养信息素养和信息意识，认识到信息是一种特殊资源，激发信息情感，做到"心中有数"。

2.通过对信息系统和医学信息系统的学习，培养整体观念，养成系统思维的良好习惯。

3.通过对信息检索和医学信息安全的学习，理解信息安全的重要性，培养正确的价值观、从业观和良好职业道德；并从国家安全的角度，培养社会责任感和爱国主义精神。

医学信息管理是应用系统分析工具这一新技术来研究医学的管理、过程控制、决策和对医学知识进行科学分析的科学，是计算机科学、信息科学与医学的交叉学科。医学信息系统是信息系统在医学领域应用的成功范例，利用计算机软硬件技术和网络通信技术等现代化手段，对医院及其所属各部门的人流、物流、财流进行综合管理，对在医疗活动各阶段产生的数据进行采集、存储、处理、提取、传输、汇总，加工形成各种信息，从而为医院的整体运行提供全面的自动化管理及各种服务的信息系统。本章将论述有关医学信息管理和信息系统的基本概念以及相关的研究内容。

第一节　数据与信息概述

一、数据与信息的概念

数据（data）是对事实或客观事物的描述，是未经加工的原始素材。国际标准化组织（International Organization for Standardization，ISO）将"数据"定义为"数据是对事实、概念或指令的一种特殊的表达形式，这种特殊的表达形式可以用人工的方式或者用自动化的装置进行通信、翻译转换或者进行加工处理"。数据的表现形式多种多样，既有连续的值，如声音、图像、视频等模拟数据，也有离散的值，如符号、文字等数字数据。数据本身没有意义，只有对接收信息的主体产生影响时才有意义，也才能称得上真正意义上的信息。

信息是当代社会使用最多、最广、最频繁的词汇之一，它不仅在人类社会生活的各个领域中被广泛使用，而且在自然界的生命现象与非生命现象研究中也被广泛采用。对于什么是信息，人们从各自不同的角度有着许多不同的认识和理解，迄今为止，信息尚未有公认的定义。

在古代，人们认为信息就是消息。到了近现代，人们才将信息作为科学研究的对象去试图描述信息的概念和定义。控制论创始人美国学者维纳认为信息就是信息，既不是物质也不是能量，并从通信的角度将信息定义为："我们在适应外部世界、控制外部世界的过程中，同外部世界交换内容的名称。"信息学奠基人、美国科学家香农在《通信的数学理论》一文中，把信息定义为"用来消除随机不确定性的东西"，并且对通信系统的基本模型以及信息熵、信息量等概念进行了阐述。ISO把"信息"定义为"信息是对人有用的数据，这些数据将可能影响人们的行为与决策"。这个定义既涵盖了维纳的定义，又包括了香农的定义，因为通过加工处理消除了部分不确定性，将数据转化为有用信息，这些有用信息可能影响人们的行为与决策，也是人们适应外部世界，并且同外部世界进行相互交换的内容。这与我国哲学家和信息学家关于信息的定义本质上是一致的。我国哲学家普遍认为，信息是物质的一种普遍属性，是物质存在的方式和运动的规律与特点等。我国著名的信息学家钟义信教授认为，信息是事物存在方式或运动状态，以及这种方式或状态直接或间接的表述。

迄今有关信息概念的定义不下百种，如果不考虑各种约束条件，"一种事物存在的方式和运动状态的表现形式"是最普遍、最广义的信息概念，又被称之为本体论层次的信息的概念。在这个意义上，信息是与物质、能量并驾齐驱的物质世界的三大支柱。当然，信息的一系列管理活动等都离不开人这个主体，于是就产生了认识论层次上的信息的概念主体，主体所感知或表述关于事物运动状态及其变化方式，包括状态及其变化方式的形式、含义和效用。

随着科学技术的进步，人们对自然界的认识也越来越深入，在当今社会，信息不仅包括了人与人之间的信息交流，还包括了人与机器之间、机器与机器之间的指令转换，以及其他动物界、植物界信号的发出与交换等。现代社会，信息已成为人所共知的流行词，人们每时每刻都在信息的海洋里学习、工作和生活。21世纪是信息时代，人类正以前所未有的规模大量地生产信息，广泛使用信息，从而极大地推动了科学技术和生产实践乃至普通百姓日常生活的变革和进步。

二、数据与信息的关系

计算机和通信技术出现后，信息被看作"数据"，并在计算机和通信科学的许多基础理论中得到广泛应用。第二次世界大战后，随着科技信息服务业的兴起，出现了"信息是决策所需要的知识"的说法。在互联网飞速发展的今天，人们又将信息看成"网络上传输的一切数据、符号、信号、资料"等。

数据不等于信息。如今人们收集到的数据中有可能包含很多信息，也可能信息很少，甚至没有任何信息。有时候数据量虽不多，但包含的信息是很多的；相反，有时候信息量很多，但对于用户而言，它没包含多少信息。

数据和信息是不可分离的，数据是信息的基础，信息是对人们有用的数据，即已经按照某种规则进行筛选过的数据。

数据和信息之间又是相互联系的。数据是反映客观事物属性的记录，是信息的具体表现形式。数据经过加工处理之后，就成为信息；而信息需要经过数字化转变成数据才能存储和传输。数据和信息是有区别的，数据是数据采集时提供的，信息是从采集的数据中获取的有用信息。

由此可见，信息可以简单地理解为数据中包含的有用的内容，"不知道的东西，你知道了，就获得了一个信息"，也可以说数据在未被接收对象获取前可以称为数据，一旦被对象获取，即可称为信息。总之，数据是从客观世界中收集的原始素材，它可以是数字、文字、图画、声音、动画、影像等任意一种可供加工处理的表达形式；信息是人们通过对数据进行加工处理后所获得的对人有用的数据。

三、大数据背景下数据与信息关系演化

大数据时代到来，数据的来源和生产机制发生了巨大变化，数据的意义急剧放大，导致数据与信息的关系也在不断演化。

（一）大数据背景下数据和信息的外延与演进关系

首先，数据和信息的外延关系被淡化。在数据与信息外延关系探讨中，常常将DIKW（Data-Information-Knowledge-Wisdom）概念链（数据－信息－知识－智慧的金字塔模型）作为依据。该模型中数据作为底层的基础层，其主要是指事实、观察或者测量的结果，其上升逻辑是数据要经过解释才能变成有意义的信息，这时信息增加了新的内涵，但外延小于数据。大数据时代，数据来源不再仅仅是测量的结果，或者是被

数据化的信息，"一切都被记录，一切都被分析"成为大数据时代的主要特征，而且这些记录每时每刻还以几何级数增长。大数据语境下的"数据"不再是传统意义上的数据，而是有不同的结构和功能，正如信息时代信息概念的泛化一样，大数据时代数据概念也被泛化，"在当前大数据语境下，数据成为信息的代名词，两者经常被交替使用，而大数据方法和技术的发展使得数据的总量不断增加，数据的概念在特定情况下会被引申为'大数据'的概念"。数据、信息在大数据时代的界限变得不是那么清晰，数据与信息之间的外延关系被淡化。

其次，数据与信息的演进关系发生演变。根据DIKW模型，数据与信息的关系是金字塔螺旋上升的演进关系，即数据经过解释或者加工转化为信息，信息经过分析或者挖掘转化为知识。然而，大数据时代到来，数据不再依据DIKW金字塔模式，先转化为信息，信息再转化为知识，而是数据可以直接转化为知识甚至是智慧。这是因为，大数据时代实时数据的大量产生，数据的类型、结构多样化，规模急剧膨胀，基于大数据挖掘的精准营销、可视化知识服务等应用日渐成熟，挖掘大数据得出的一些结论已属于知识的层面，更进一步，如果数据和机器深度学习结合起来，数据可直接转换为智慧。由此，DIKW金字塔形态改变，数据、信息、知识、智慧不再是渐进性的转化关系，数据可以超越信息直接上升到知识或智慧。

（二）大数据背景下数据与信息价值关系

信息的价值性是信息的基本特征，而以往数据的价值往往需要通过转换为信息而得以体现，因此，"数据加工变成信息"一直是学术界公认的定律。该定律说明数据在没经过组织、分析之前其价值不大，甚至没有多少意义，数据只有经过人的大脑的分析、解读、加工后才有价值，也就是说信息的价值大于数据。然而，在大数据时代，人们对于数据的认识发生了变化，数据和信息的价值定位也在不断演化。

首先，数据的外部性价值增大，其价值增值大于信息。过去，数据的作用与信息相比往往容易被忽视，主要原因有两个，首先，是由于过去数据量不足，积累大量的数据所需要的时间太长，以至于在较短的时间里它的作用不明显。其次，数据和所想获得的信息之间的联系通常是间接的，它要通过数据之间的相关性才能体现出来。大数据时代正好在这两个方面有了突破，数据量激增，挖掘数据之间的关联成为大数据时代数据创新的主要任务，信息的价值须在数据价值基础上实现。

其次，数据与人工智能的关联增强，其深层价值大于信息。"信息的价值是显性的，体现在微观层面"。大数据、物联网和人工智能技术的发展，人类不再是数据的唯一生产者，机器以及各种芯片产生的数据越来越多，加之机器算法的不断进步，使得数据成为解决难题的利器。以人工智能为例，人工智能在大数据时代的主要发展得益于深度学习，其效果有时甚至战胜了逻辑演绎与推理，即算法。例如，AlphaGo能战胜柯洁，除了计算机的快速运算能力和精细的算法以外，取胜的关键是谷歌用人类对弈的近3000万种走法来训练AlphaGo，而AlphaGo每天可以尝试百万量级的走法。从这个意义上看，数据的应用价值远远大于信息，"数据将成为下一次技术革命和社会革命的核心动力"。

最后，数据引发了理论与方法论变革，其创新价值大于信息。一方面，数据密集型科学的兴起引发科学研究范式的转型。图灵奖得主、数据库先驱吉姆格雷（Jim Gray）指出，科学研究范式经历了实验科学—理论科学—计算科学—数据密集型科学四个阶段。实验、理论和计算针对的是局部数据（抽样数据），但大数据时代出现了海量全数据，前三个阶段科学范式难以实现对全数据的采集、挖掘、关联分析，需要范式创新，数据密集型科学范式正是由数据激发的科学研究理论范式创新和方法论变革。另一方面，大数据又是一场认知革命和社会革命。大数据将万物映射为数据，让原来难于被数据化的哲学社会科学研究领域也能像自然科学一样实现数据化，因而实现科学化。从这个意义上说，大数据时代，"数据"的社会价值、学术价值以及时代变革意义将超越信息时代"信息"的价值和意义，数据不仅仅是数据，而是成为一种符号甚至一种意义、一种象征。

四、信息的分类

信息可以按不同的标准进行分类。只要分类的标准客观科学，划分出来的类之间相互排斥且能构成信息的全集，就能作为分类的依据。

（一）按性质分类

按性质分为语法信息、语义信息和语用信息。语法信息就是现在通信系统所传送的信息，可分为连续信息和离散信息。语义信息可以这样理解，电报、电话、短信，只有收发双方或监听人才知道语音或文字的含义。语用信息指对信息接受者来说具有实际效用、价值并能满足某种需要的信息。

（二）按信息内容分类

按信息内容即社会属性分为社会化信息和非社会化信息。社会化信息是在人类社会生产、实践中产生和应用的信息，即一切由人或最终由人创造或发现的具有社会价值的文化形态和观念形态。非社会化信息是一切非人际传播的信息，是自然界物质系统以质、能波动形式呈现的自身状态和结构，以及环境对人的自然力作用。主要包括遗传信息等生物信息和天体宇宙信息等自然信息。

（三）按获取方式分类

按获取方式分为直接信息和间接信息。直接信息即从人们直接经验中所获得的信息，如通过观察社会和自然所获得的信息，直接信息多指事实或现象信息，即直接感知事物运动的存在形式。间接信息是人们从间接经验中即利用他人的实践和认识成果获得的信息，包括书籍、文献、资料、数据等。

（四）按存在方式分类

按存在方式分为内存信息和外化信息。内存信息是贮存在人的大脑即体内载体中的信息，也可称为个人信息。外化信息是以符号形式存在即寄存于体外载体中的信息，也可称为社会信息。

（五）按传播范围分类

按传播范围分为公开信息和非公开信息。公开信息（白色信息）是指传递和利用范围几乎没有任何限制的信息；非公开信息（黑色信息）即传递和利用范围较小的内部信息和严格限制传递范围的秘密信息，包括（秘密、机密和绝密信息）和不传递信息。

（六）按信息来源分类

按信息来源的稳定程度分为动态信息和静态信息。动态信息是指随时间而变化的信息，如新闻、情报等；静态信息是不随时间变化而变化的信息，如历史文献、资料和贮存的知识等。动态、静态是相对的。信息还可以按价值分为有用信息、无用信息和干扰信息；按时间性分为历史信息、现时信息和预测信息；按空间状态分为宏观信息、中观信息和微观信息；按照地位分为客观信息和主观信息；按照应用部门分为工业信息、农业信息、军事信息、政治信息、科技信息、文化信息、经济信息、市场信息和管理信息等。

五、信息的特征

信息作为一种资源，它除了具备有用性、可选择性外，还具有一些受人们关注的特性。

（一）客观性

信息是事物的状态、特征及其变化的客观反映。由于事物及其状态、特征和变化是不以人的意志为转移的客观存在，所以反映这种客观存在的信息，同样带有客观性。信息所反映的内容是客观的，而且一旦形成，其本身也具有客观实在性。

（二）共享性

信息通过发布、交流、使用体现它真正的价值。信息可以通过加工处理，在不同的载体间转换和传递，从一种形态转换为另一种形态，而不改变其内容，这一点和物质、能量都不同。这就是信息与物质和能量的最大区别，在共享中不具有排斥性。当某人将知识化的信息传递给他人后，他本人并没有丢失自己的知识，相反由于在传递过程中反复使用，知识反而更加巩固和充实。

（三）可传递性

信息的价值和意义在于传递，没有传递，就无所谓信息。信息在传递过程中发挥它的价值作用。正是由于信息的传递，才成就了充满生机和千变万化的世界。人类为了自身的生存和发展，一直在探索和改进信息传递的方式。信息传递的方式很多，如口头传递、文书传递和电信传递等。

（四）依附性

客观事物的实质内容必须通过一定的载体传递，才能成为信息，信息必须依附于一定的载体。信息的传递需要载体，没有载体的信息是不存在的。信息是内容，载体是形式。信息的内容不因载体的形式不同而改变，常见的信息媒体有纸张、胶卷、磁盘等。

（五）更替性

信息和世界上任何事物一样是有寿命的，也就是生命周期。信息是事物运动和变化的反映，当事物运动和变化的一个特定周期结束后，新的活动周期又开始了。这个新的活动周期，往往不是重复原来的过程，而是在原来基础上向前发展，表现出许多新的特征，从而产生新的信息。信息的更替性是指信息存在老化、过时的问题，需要经常不断地收集和补充新的信息，进行信息更新，才能使信息如实反映事物的运动和变化。

（六）可加工性和增值性

信息是可以加工和处理的，对原始信息加工和处理后会得到新的信息。有些信息经过人们的分析、综合和提炼等加工后，可以增加它的价值。增值性即对信息资源的投入和使用后，不但可以使自然资源、人力资源、资本资源增值，同时信息资源可以一次投入多次开发利用后，不断产生新的信息，使其自身增值。它在经济发展中能减少物质资源的投入，使知识通过价值链一次又一次的附加上去，促进社会经济的发展。

（七）时效性

时效性是信息的一个重要特征。信息的时效性是指信息的功能、作用和效益都是随着时间的改变而改变的。信息的价值与其提供的时间密切相关。时间的延误，会使信息的使用价值衰减甚至最后完全消失。一般来说，信息的时效性是由事物运动变化的规律决定的，并不是信息越早投入使用，其价值越大。因此，信息资源能否转化为生产力，取决于收集、加工和利用信息的时间，只有时机适宜，才能发挥最佳效益。

（八）针对性

信息必须服务于使用者的信息需求。由于社会分工不同，各行各业的人对信息的需求也不同，这就要求提供信息服务时必须与信息用户的需求联系起来，才能发挥信息的价值和效用。同一条信息发出后，对于不同的接受者来说，在不同的地方、不同的时间和不同的条件下，信息的价值和效用是有差异的。对一些人无效的信息可能对另一些人是有用的。

（九）可浓缩性和可存储性

人们对大量的信息进行归纳、综合、浓缩，可形成总结、报告、新闻报道、经验、知识等形式的信息。信息的客观性和可传递性决定了信息的可存储性。信息不受时空的限制，通过不同的载体存储和传播，能够对信息进行全面、系统的研究和分析，从而进一步提升信息的价值。

（十）智能性

信息资源是人类按照一定次序开发与组织起来的，信息是人类脑力劳动的产物，它传播的是人类的知识与智慧。随着科学技术的日新月异，信息资源的智能性将更加突出。

（十一）无限性与有限性并存

无限性是针对信息资源时间的延续和储量而言的。信息资源产生于人类的社会实践活动，而人类的社会实践活动是一个永不停息的过程，因此信息资源也呈现出永不枯竭的特点。随着信息资源的不断开发和利用，信息资源也将日益丰富。有限性是指在一定的历史条件下，由于人类的认知能力和生产力水平的局限，开发出来的信息资源只是万千世界信息总量的冰山一角。

第二节　医学信息管理

一、信息管理的含义

"信息管理"是科学技术的发展、社会环境的变迁、人类思想的进步所造成的必然结果和必然趋势。这个术语自20世纪70年代在国外提出以来，使用频率越来越高。关于"信息管理"的概念，国内外存在多种不同的解释，学者们对信息管理的内涵、外延以及发展阶段都有着不同的说法。

有人认为信息管理（information management，IM）是人类为了有效地开发和利用信息资源，以现代信息技术为手段，对信息资源进行计划、组织、领导和控制的社会活动。简单地说，信息管理就是人类对信息资源和信息活动的管理，其过程包括信息收集、信息传输、信息加工和信息储存。也有人认为信息管理是人类综合采用技术的、经济的、政策的、法律的和人文的方法和手段对信息流进行控制，以提高信息利用效率，最大限度地实现信息效用价值为目的的一种活动。还有人认为信息管理是对人类社会信息活动的各种相关因素（主要是人、信息、技术和机构）进行科学的计划、组织、控制和协调，以实现信息资源的合理开发与有效利用的过程。它既包括微观上对信息内容的管理——信息的组织、检索、加工、服务等，又包括宏观上对信息机构和信息系统的管理。

将信息管理的概念总结如下：信息管理是为了实现组织目标、满足组织的要求、解决组织的环境问题而对信息资源进行收集、处理和利用信息而进行的一系列活动。

狭义的信息管理就是对信息加以管理，信息是被管理的对象。广义的信息管理指出信息管理的对象不只是信息，还包括与信息有关的人、机构、设备、环境等。信息管理的目标是制定完善的信息管理制度，采用现代化的信息技术，通过资源的配置来有效满足信息要求。信息管理既有静态管理，又有动态管理，但更重要的是动态管理。它不仅仅要保证信息资料的完整状态，而且还要保证信息系统在输入—输出的循环中正常运行。

二、信息管理的特征

（一）管理特征

信息管理是管理的一种，因此它具有管理的一般性特征。例如，管理的基本职能是计划、组织、领导、控制，管理的对象是组织活动，管理的目的是为了实现组织的目标等，这些在信息管理中同样具备。但是，信息管理作为一个专门的管理类型，又有自己独有的特征。其管理的对象是信息资源和信息活动；并且信息管理贯穿于整个管理过程之中，有其自身的管理，同时支持其他管理活动。

（二）时代特征

1. 信息量迅速增长　随着经济全球化，世界各国和地区之间的政治、经济、文化交往日益频繁；组织与组织之间的联系越来越广泛；组织内部各部门之间的联系越来越多，以至信息大量产生。同时，信息组织与存储技术迅速发展，使得信息储存积累可靠、便捷。

2. 信息处理和传播速度更快　由于信息技术的日新月异，处理的数据量以几何级数增加，信息处理和传播的速度更快。

（1）信息的处理方法日益复杂　随着管理工作对信息需求的提高，信息的处理方法也越来越复杂。早期的信息加工，多为一种经验性加工或简单的计算。目前，加工处理方法不仅需要一般的数学方法，还要运用数理统计、运筹学和人工智能等方法。

（2）信息管理所涉及的研究领域不断扩大　从科学角度看，信息管理涉及管理学、社会科学、行为科学、经济学、心理学、计算机科学等；从技术上看，信息管理涉及计算机技术、通信技术、办公自动化技术、测试技术、缩微技术等。

三、信息管理的对象

信息管理活动是由活动主体、活动对象、活动手段等要素构成的，尽管信息管理的范围与规模不断扩大，但始终是围绕着信息收集、信息存储、信息检索、信息传递、信息加工、信息利用等方面。可以说，信息管理的实质是对从信息获取到利用全过程中各信息要素与信息活动的组织与管理。因此，信息管理的主要对象可以概括为信息资源与信息活动两个方面。

（一）信息资源

信息资源（information resources）是一个集合概念，是人类社会信息活动中积累起来的信息、信息生产者、信息技术等信息活动要素的集合。广义的信息资源由三部分组成：人类社会经济活动中各类有用信息的集合；为某种目的而生产各种有用信息的信息生产者的集合；加工、处理和传递信息的信息技术的集合。

（二）信息活动

信息活动（information activities）是指人类社会围绕信息资源的产生、获取、存储、加工、传播与利用系列过程而开展的管理活动与服务活动。从过程上看，信息活动可以分为信息资源的形成与开发利用两个阶段。信息资源的形成阶段的特点是以信息的产生、获取、加工、处理、存储为展开过程，目的在于形成可供利用的信息资源；信息的开发利用阶段以对信息资源的检索、传播、分析、选择、评价、利用等活动为特征，目的在于发挥信息资源的价值，实现信息管理的目标。

四、医学信息管理概述

（一）医学信息的分类

医学信息包括生物医学和卫生健康领域的各类消息（Message），信号、指令、数据、情报、知识等，同时也包括人类的信息活动，其形式可以是文字、声音、图像、数字、符号、手势、姿态、情景、状态、实物等。根据不同的划分原则，医学信息可进行如下分类。

1. 根据医学信息的来源划分　可分为系统内部的信息和系统外部的信息两大类。

（1）系统内部的信息　主要来自医学领域各业务部门、医疗卫生活动、医学技术发展及医学卫生行政管理等，以统计、报表、原始数据、病案、规章等形式表现出来。它既是医学信息的主要来源，也是获取医学信息的重要渠道。

（2）系统外部的信息　是指医学卫生系统外部环境所提供、传递和使用的信息。随着医学模式的转变，社会对医学信息的需求不断扩大，医学信息日益大众化和公开化。

2. 根据医学信息的存在方式划分　可分为人体内信息和人体外信息两大类。

（1）人体内信息　是指人体内实现生命系统功能所涉及的各种信息。它是生物信息学的主要研究领域。

（2）人体外信息　是指与医学研究、医疗活动、医院管理及药学研究、药物生产、流通和领域使用等有关的各种信息。它是医学信息学研究的对象，更是医学信息管理的主要研究领域。

3. 根据医学信息的应用领域划分　可分为医学研究信息、临床医学信息、医学市场信息、医学管理信息、医学教育信息、医学文献信息等。

（1）医学研究信息　是指与医学和药学研究有关的信息，如医学遗传信息、医学基因信息、生物医学信息、生命科学信息、数字化人体信息、药学信息等。

（2）临床医学信息　是指与疾病诊治有关的信息，如临床试验信息、临床护理信息、PACS、临床决策支持、临床路径等。

（3）医学市场信息　是指与医学产品的生产、经营、销售、反馈等环节有关的信息。

（4）医学管理信息　是指与卫生事业管理有关的信息。

（5）医学教育信息　是指与医学教育有关的信息，如临床医学教育信息、远程医学教育等。

（6）医学文献信息　是指与医学文献有关的信息，如医学文献数据检索、分析、挖掘等相关的信息。

（二）医学信息管理的定义

随着计算机技术的兴起而发展，在半个多世纪的发展中医学信息管理渗透到医疗领域的方方面面，它应用系统分析工具这一新技术来研究医学的管理、过程控制、决策和对医学知识进行科学分析的科学，是计算机科学、信息科学与医学的交叉学科，应用性强又不乏自身基础理论的研究。具体来说，是对医学情报信息资源进行搜集、加工、整理、标引、组织、存储、检索、传递、转化、分析、利用、研究、报道、交流并提供服务的过程。简单来说，医学信息管理是指在医疗机构中，对医学信息进行收集、整理、存储、传输、分析和利用的一系列管理活动。医学信息管理的目的是为了提高医疗质量、降低医疗风险、提高医疗效率和降低医疗成本。

医学信息管理的主要内容包括电子病历管理、医学影像管理、医学数据分析、医学知识管理等。其中，电子病历管理是医学信息管理的核心内容之一。电子病历是指将患者的病历信息以电子形式进行记录、存储、管理和传输的一种方式，可以提高医疗质量、降低医疗风险、提高医疗效率和降低医疗成本，同时电子病历还可以实现医疗信息的共享和交流，促进医疗卫生信息化的发展。

医学信息管理研究对象具有不确定性、难于度量，以及复杂成分之间的相互作用等特点。医学信息管理是医疗卫生信息化的重要组成部分，是提高医疗质量、降低医疗风险、提高医疗效率和降低医疗成本的重要手段。医学信息管理为提高医疗效果、效率、效力并降低医疗支出，合理配置医疗资源作出了杰出的贡献，在有的国家医学信息学作为一个独立的学科在医学教育、医疗实践以及医学研究中扮演着重要的角色。

第三节　医学信息系统

一、系统的定义与分类

（一）系统的定义

系统的概念广泛存在于自然界、人类社会和人类的思维活动中。在日常生活和工作中，人们往往把一个组织、机体或某个研究对象称为系统。例如，在生物体内有消化系统、心血管循环系统、呼吸系统、内分泌系统、神经系统等；在社会中有卫生防疫系统、医保系统、医疗卫生系统、教育系统、交通系统等；在医院内部有门诊挂号系统、药房管理系统、病案管理系统、住院管理系统等。

系统有大有小，有复杂有简单。一个国家的经济是一个系统，一个社会乃至整个宇宙都可以看成一个系统，一个分子、一个原子也可以看成一个系统。人体系统就是一个极其复杂的动态稳定系统。相对于人体系统，一台显微镜就是一个较简单的光学系统。在任何一个动态稳定系统中，其内部必然有物质、能量和信息的流动，其中信息控制着物质和能量的流动，使系统更加有序。

构成系统的各个组成部分就是它的要素，各要素之间存在联系。系统与环境是紧密相关的，系统必须在环境中运转，系统不可能独立于环境而存在。系统所从属的更大系统，便是它的生存环境。

总之，系统就是由相互作用和相互依赖的若干部分（要素）组成的具有特定功能的有机整体。也就是说，一个系统就是一类为达到某种目的而相互联系、相互制约着的事物组成的整体。

（二）系统的分类

系统可以按照构成系统的内容、组成系统要素的性质、系统的功能、系统与环境的关系、系统的运动特征等进行分类。

1. 按照构成系统的内容分类　可以分为物质系统与概念系统。物质系统由物质组成，如生物系统、通信系统、电力系统、社会系统等；概念系统由概念、理论、方法、程序等非物质的内容所组成，如哲学体系、数学模型、科学体系等。在现实世界中，这两类系统是互相交叉的，如医院信息系统是一个物质系统，而与医院信息系统相关的设计方案、计划、程序及数据模型等都属于概念系统。

2. 按照系统形成的特点来分类　可以分为自然系统、人造系统及两者结合的复合系统。自然系统的组成要素是自然的物质，如生态系统、生物系统等。人造系统是人类为了某种需要而建立起来的系统，如通信系统、电力系统、医院信息系统等。两者相结合便构成复合系统，如人–机系统。

3. 按照系统自身特点及与环境的关系来分类　可以分为封闭系统和开放系统。封闭系统是指系统与外环境没有关系的系统。开放系统是指系统与外界环境发生物质、能量和信息交换的系统。

4. 按照系统的运动特征与时间的关系来分类　可以分为静态系统和动态系统。以人体系统为例，待解剖尸体的状态一般可以视为不随时间而改变，因此可以认为它是一个静态系统，反之，有生命力的活体是一个动态系统。

系统可以根据具体研究对象进行分类，如工程系统、操作系统、管理系统等，另外还有大系统、巨系统、复杂巨系统等。还可以结合以上分类方式对系统进行分类，著名物理学家钱学森在20世纪80年代提出的开放的复杂巨系统就属于这一范例。一般构成系统必须有两个以上的基本要素，因此对于系统的分类均可以从整体、部分，以及它们之间的相互联系来进行考察。

二、信息系统的组成与功能

（一）信息系统的组成

信息系统，顾名思义是传递、交流信息的系统。一般来讲，信息系统由信源、信道及信宿三个基本部分组成。信息通过信道，由载体传递到信宿，在传递过程中有可能由于遇到某些干扰，导致损失部分数据，而信宿可以通过信息反馈技术来验证所传递的数据的完整性，以便再从信息源处获取相关的数据来补充丢失的信息。

信息系统由提供数据的对象、承载数据的载体、传递数据的信道、处理数据的规则和目的等要素组成，是具有对数据进行采集处理、存储、传输、检索和管理等功能的一种人工或非人工的系统。例如，人体系统就是一个特大的复杂系统，是一种非人工的信息系统；而医院信息系统（HIS）就是一个人工信息系统。目前，大家认同的信息系统是指以计算机、数据库技术、通信网络等现代科学技术为基础的处理信息的系统。

随着科学技术的发展，信息处理越来越依赖于网络、通信、计算机等现代手段，使得以计算机为基础的信息系统得到了快速发展，并大大地提高了人类开发利用信息资源的能力。

（二）信息系统的功能

一般而言，组成系统的要素越多，规模越大，功能就越广。一个大型信息系统一般是由很多分系统构成的，一个健全的大型信息系统的功能大于各分系统功能的算术和，即 $1+1>2$。

信息系统具有对数据进行采集、处理、存储、传输、检索和管理等功能，并将系统视为一个有机的整体，将系统运行的稳定性和系统发展作为目标，处理好系统内在的各种关系（即信息之间的各种联系），协调好系统内各子系统的功能，使系统能稳定地、有目的地向前发展。一般将信息系统的功能划分为五个部分，即输入功能、存储功能、处理功能、输出功能及控制功能。

1. 输入功能 信息系统必须具有信息输入的功能。信息输入具有多种方式，一般人工信息系统的输入数据可以由人工录入，由扫描仪输入，由传感器自动采集，或从外存储器获取，从网络获取等。需要什么样的输入功能，这必须结合系统所要达到的目的及系统的能力和信息系统环境等具体情况进行处理。信息系统一般都是开放系统，为了使系统能稳定地运行，系统的输入必须具有不断适应信息环境变化的特点。

2. 存储功能 指的是系统存储各种数据和信息资料的能力。在信息环境中，一方面要求系统具有最大的存储容量；另一方面，大量的存储会带来系统检索、输出上的某些困难，降低系统的服务效率，给用户的利用造成不便。信息系统要求尽可能少地增加投资，扩大整体的存储量，保证所存储的数据资料充分有效，便于信息的利用。存储数据的介质可以各式各样，从最早期的甲骨、竹片发展到纸张、纸带、卡片等，而在信息时代，存储数据的介质已经发展到软磁盘、U 盘、硬盘、光盘、磁带等。目前，存储数据的容量越来越大，读/写数据的速度也越来越快，存储功能也越来越强。

3. 处理功能 数据处理是信息系统的一个很重要的功能。如果不管数据是有用的，还是无用的，盲目地、不加处理地进行输入及存储，则信息系统将会被大量的垃圾数据所占据，系统将无法正常运行。因此，对于进入信息系统的数据必须进行加工处理，处理的方法有数学运算、排序、合并、分类、聚类、查询、统计、推理、归纳等。在网络时代，为了提高工作效率，信息系统还可以将分散在网络上的数据集中起来进行统一处理。信息系统处理功能的强弱取决于系统内部的专业技术力量和信息处理技术设备的现代化程度。目前，处理数据的技术发展很快，如数据库技术、数据挖掘技术等。

4. 输出功能 输出的信息是信息系统的最终结果。这种结果可以为信息系统的稳定运行提供有用的信息，为信息系统的健全发展提供支持。这种结果既可能是用户所需要的二次文献或三次文献，也可能是为解答用户咨询所提供的有关信息。总之，对信息系统的满意程度必须通过输出信息来实现。就整个信息系统来看，输入功能、存储功能、处理功能、控制功能都必须根据输出功能的情况不断地进行调整。

5. 控制功能 为了保持信息系统的输入、存储、处理、输出等环节均匀连续地进行，系统必须具有进行管理、控制的功能。

三、信息系统的结构与特点

（一）信息系统的结构

信息系统是由计算机硬件、软件和相关人员共同组成一个整体的计算机应用系统。虽然信息系统是多种多样的，但其基本结构又是共同的，一般可分为4个层次。

1. 基础设施层 由支持计算机信息系统运行的硬件、系统软件和网络组成。

2. 资源管理层 包括各类结构化、半结构化和非结构化的数据信息，以及实现信息采集、存储、传输、存取和管理的各种资源管理系统，主要有数据库管理系统、目录服务系统、内容管理系统等。

3. 业务逻辑层 由实现各种业务功能、流程、规则、策略等应用业务的一组信息处理代码构成。

4. 应用表现层 通过人机交互等方式，将业务和资源紧密结合在一起，并以多媒体等丰富的形式向用户展现信息处理的结果。

目前，信息系统的软件体系结构包括客户/服务器和浏览器/服务器两种主流模式，它们都是上述计算机信息系统层次结构的变种。

（二）信息系统的特点

1. 信息系统是一种开放系统 信息系统与外界环境密切联系，一个动态的信息系统始终保持着与外界之间的物质、能量、信息的交流，信息的输入、输出及信息处理是信息系统存在的基本条件。

2. 信息系统通常由若干子系统构成 例如，医院信息系统（HIS）是由门诊管理子系统、病房管理子系统等构成的。再如，门诊管理子系统又是由挂号、药房、医技、医生工作站等子系统构成的。

3. 信息系统的目标一般不是单一的，而是多目标的 信息系统本身要受到多方面的制约，因此评价系统的指标也应该是多因素的。

4. 信息系统内各要素（或子系统）之间互相依赖 例如，HIS中的挂号划价子系统将患者分配到相应的医生工作站，医生工作站的医生开出处方后通知药房（药品管理子系统），并进行费用划价处理。

5. 系统处理信息的能力是评价一个信息系统的基础 一般来讲，一个成功的信息系统通过输入数据、处理数据，最后输出的应该是有用的信息。因此，系统处理信息的能力是评价一个信息系统的基础。

6. 信息系统中的信息反馈用于系统的控制 信息反馈即调整系统的数据，或改变输入数据，或处理输出的信息，它对于管理、决策、调整系统状态来说是一种很有效的控制手段。

7. 信息系统的发展与信息处理技术密切相关 计算机技术、数据库技术、多媒体技术及网络技术等信息处理技术的飞速发展为信息系统的发展奠定了基础。

四、医学信息系统概述

医学信息系统（medical information system）由计算机硬件网络、通信设备、计算机软件医学信息资源、操作人员和运行规则等组成，以处理医学信息为目的的人机系统。

一般而言，医学信息系统包括硬件系统、软件系统、医学信息资源、运行规则和操作人员。硬件系统指对医学信息进行采集、存储、加工、使用和传输等处理过程中所使用的物理设备或装置。软件系统包括操作系统、支持软件、应用软件等。医学信息资源是信息系统的核心内容，包括各种医学信息。运行规则，指帮助用户使用和维护信息系统的说明材料。操作人员包括系统分析员、设计员、程序员、数据库管理员、普通用户和系统管理员。

医学信息系统的主要功能通常体现在八个方面。①数据的获取和表示方面，辅助医务工作者完成统计数据和病例数据的收集和录入。②记录的保存和访问方面，提供记录的收集和保存功能，如存储医嘱或检验报告。③信息的交流和综合方面，便于决策者在任何时间、任何地点获取数据，实现独立计算机之间及位置不同的地点之间的信息共享。④数据监测方面，提供潜在危险提示和预防性措施等功能，有利于正确决策，如重症监护信息系统。⑤信息的存储和检索方面，对数据进行有序存储，实现不同时间数据的共享，并提供面向不同用户需求的检索服务。⑥数据分析方面，基于原始数据简化海量信息，并以明确、易理解的形式展现给医学决策者。⑦决策支持方面，深度解释数据，为医务工作者在病情诊断、患者治疗、护理资源分配等方面提供有效建议。⑧教育方面，辅助学生及医务工作者获取医学相关知识、提升从业技能，如计算机辅助教学系统、临床决策支持系统等。

五、常见的医学信息系统

根据不同应用目的而构建的医学信息系统主要有医院管理信息系统、临床信息系统、公共卫生信息系统和医疗保险管理信息系统等。其中，医院管理信息系统主要有医院人力资源管理信息系统、医院财务管理信息系统、医院物资管理信息系统、药品管理信息系统、门诊管理信息系统和住院管理信息系统等；临床信息系统主要有医生工作站、护理信息系统、手术麻醉信息系统、实验室信息系统、病理信息系统、医学影像信息系统、重症监护信息系统和临床决策支持系统等；公共卫生信息系统主要有疾病预防控制信息系统、卫生监督信息系统、生命登记系统、妇幼保健信息系统和突发公共卫生应急指挥信息系统等；医疗保险管理信息系统主要有新型农村合作医疗管理信息系统、城镇职工基本医疗保险管理信息系统和城镇居民基本医疗保险管理信息系统等。

这一部分简单介绍一些常见的医学信息系统，部分医学信息系统的具体功能本教材后面的章节会进行详细的讲解。

（一）医院信息系统

医院信息系统（hospital information system，HIS）是在医院管理和医疗活动中进行信息管理和联机操作的计算机应用系统，是现代化医院必不可少的基础设施与技术支撑，也是国际学术界公认的医学信息学的重要分支。医院信息系统对医院内外的相关信息进行自动收集、处理、存储、传输和利用，支持以患者医疗信息记录为中心的整个医疗、教学、科研活动，覆盖医院管理的各个部门及患者诊疗过程的各个环节，为医院提供全方位的信息服务。医院信息系统具体内容参见本书第五章。

（二）社区卫生信息系统

社区卫生信息系统也称为社区医疗信息系统，它是指以计算机网络技术、医学和公共卫生学知识为基础，以居民为中心，对社区卫生信息进行采集、加工、存储、共享，并提供决策支持的管理信息系统，涉及计算机科学、电子工程学、临床医学、公共卫生学、医院管理学、系统论等众多学科的理论和技术。社区卫生信息系统具体内容参见本书第六章。

（三）区域公共卫生服务信息系统

区域公共卫生服务信息系统是区域公共卫生服务管理的数字化平台系统，是以居民健康档案信息系统为核心，以基于电子病历的社区医生工作站系统为枢纽，以全科诊疗、收费管理、药房（品）管理等为主要的功能模块，满足居民健康档案管理、经济管理、监督管理和公共卫生信息服务管理等基本需求。区域公共卫生服务信息系统具体内容参见本书第七章。

（四）公共卫生信息系统

公共卫生信息系统（public health information system，PHIS）是综合运用计算机技术、网络技术和通信技术构建的覆盖各级卫生行政部门、疾病预防控制中心、卫生监督中心、各级各类医疗卫生机构的高效、快速、通畅的网络信息系统。公共卫生信息系统的网络触角可延伸到城市社区和农村卫生室，能够规范和完善公共卫生信息的收集、整理和分析，具有提高医疗救治、公共卫生管理、科学决策，以及突发公共卫生事件的应急指挥能力。公共卫生信息系统具体内容参见本书第八章。

（五）远程医学

远程医学（telemedicine）是计算机技术、远程通信技术与医学科学相结合而产生的一个新兴的综合应用领域，已经渗透到医学科学的各个领域。由于远程医学对于计算机和通信技术的依赖性以及应用上的特殊性，它不仅包含医学科学的内涵，且更多地融入了信息工程技术的内容，是现代信息工程技术与医学科学有机结合的典范。远程医学具体内容参见本书第九章。

六、医学信息系统软件维护

目前，很多医院虽然使用了医学信息系统，但是信息技术的飞速发展和管理模式的不断更新，使得医疗机构信息化建设面临运行维护难题，尤其是系统功能越来越复杂和庞大时，如何充分挖掘其中的宝贵资源，提高对各种信息的再利用效率，从而发挥出信息系统更大的作用，都需要在后期运行维护中得以实现。因此，医学信息系统软件维护是非常重要的，做好维护工作，能使医学信息系统软件发挥出更大功效，同时延长软件的使用寿命，节约大量人力物力，为医院数字化发展提供有力保障。

但目前医学信息系统软件维护工作面临一些问题，如相关领导对此工作了解不够、缺乏高水平技术人员等。众所周知，医学信息系统建设带来了一种全新的管理模式，这一转换几乎涉及医院各个部门、每个人尤其是当医学信息系统软件还没有正常运行时，如果得不到各部门的大力配合与参与，医学信息系统软件很难取得成功。同样，当医学信息系统软件已经正常运行但不能有效满足医院管理需要时更需要医院主要领导的参与和支持。

在开发阶段就尽量使医院的技术人员参与其中，使之能够较深入了解医院的相关业务流程和医学信息系统软件相对应的诸多关键环节。软件在开发过程中必须遵循一定的行业标准，使代码规范化、统一化，具有完备的工作文档便于医院技术人员在开发人员不在的情况下进行正常维护。大力发掘自身潜力的前提是必须建设既具有信息技术又了解医院业务的专门人才和专门科室。既懂IT又懂医疗的人才较少，是目前医院数字化发展的最大阻碍。所以信息化建设中，对相关部门建设和人才培养方面还需要加大投入力度，用事业留人。

医学信息系统的维护需要专业的咨询和深厚的技术实力来支撑，而当医院自身缺乏这方面优势的时候，充分整合利用外部资源是解决问题的途径。一方面，专业的IT服务商有着深厚的技术实力，而且通过充分的市场竞争，各个专业IT服务商维护费用可以降到一个让医院非常满意的程度；另一方面通过专业IT服务商服务可以保证医院的注意力不被过分分散，使医院更加专注自己的核心业务从而保证医院在激烈的市场竞争中处于领先地位。总之，在医院数字化建设中，医学信息系统的维护工作还需要不断地总结经验，以便寻找出一条适合中国国情与医院特殊情况的信息化建设之路。

第四节　医学信息检索

一、信息检索基础

（一）信息检索的基本概念

信息检索（information retrieval）是指将信息按一定的方式组织存储起来，并根据信息用户的需要找出相关信息的过程。广义的信息检索是由信息的存储和信息的检索两个密不可分的过程所组成。信息存储就是将具有一定价值的信息，在主题分析的基础上，经过标引形成特征标识，按一定的方法排序形成信息集合，存入检索工具中，为信息检索提供有径可循的方法和途径。而信息检索是根据用户的需求，确定检索提问概念，选用某一检索语言，将此概念转换为检索提问标识，按此标识到检索工具中去查找信息线索，此即狭义上的信息检索，也就是通常意义上的"信息检索"。信息存储是信息检索的基础，而信息检索则是实现存储的目的和手段。信息检索的基本原理就是检索者将检索提问的标识与存储在检索工具中的信息特征标识进行比较或者"匹配"，如果二者一致或信息特征标识包含了检索提问标识，那么具有这些标识的信息就是用户所需要的信息线索。

（二）常见的信息检索技术

信息检索技术主要研究信息的表示、存储、组织和访问，即根据用户的查询要求，从信息数据库中检索出相关信息资料。一般信息检索技术包括布尔逻辑检索、截词检索、邻近检索和限定字段检索等。

1.布尔逻辑算符 包括逻辑"与"、逻辑"或"和逻辑"非"，如图3-1所示。

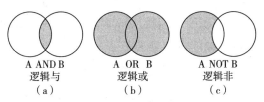

A AND B　　A OR B　　A NOT B
逻辑与　　　逻辑或　　　逻辑非
（a）　　　　（b）　　　　（c）

图3-1 布尔逻辑运算符

（1）逻辑"与"（AND） 在两个或两个以上检索词的情况下使用，逻辑与可以检索出同时含有检索词A检索词B的信息，用于交叉概念或限定关系的一种组配，作用是缩小检索范围，提高查准率。

（2）逻辑"或"（OR） 用于检索两个或两个以上检索词的情况，逻辑或可以检索出含有检索词A或者含有检索词B或者含有A、B的信息，用于并列概念的一种组配，其作用是扩大检索范围，提高查全率。

（3）逻辑"非"（NOT） 能够检索出检索词A而不含有检索词B的信息，是一种用于从原来的检索范围中排除不需要的概念，或影响检索结果的概念的组配。

布尔逻辑运算的执行顺序是NOT、AND、OR，如遇括号（ ）就重新规定顺序，括号的作用是使括在其中的算符先进行运算，然后再执行括号外的运算，在括号中被包括的操作总是被计算机首先执行。如果要检索两个以上的主题，必须告诉计算机首先执行哪一部分检索，如果检索顺序很复杂，在检索中就必须使用括号。

2.截词检索技术 截词检索就是把检索词截断，取其中的一部分片段，加上截词符号进行检索，凡满足这个词局部中的所有字符串的文献，都为命中的文献。按截断的位置来分，有前截断、后截断、中截断、前后截断四种类型。

不同的系统所用的截词符也不同，常用的有"？""$""*"等，分为有限截词（即一个截词符只代表一个字符）和无限截词（一个截词符可代表多个字符），例如comput*表示computer、computers、computing等。

截词检索是一种在西文检索中广泛应用地防止漏检的有效工具，作为扩大检索范围的手段，具有方便用户、增强检索效果的特点，合理使用，提高检索效率。

在中文检索系统中，"模糊检索"和"近似检索"与"截词检索"的检索机制类似。

3. 邻近检索技术 又称位置检索，主要是利用记录中的自然语言进行检索，词与词之间的逻辑关系用位置算符组配，对检索词之间的相对位置进行限制。主要有相邻位置算符（W）、（nW）、（N）、（nN）和句子位置算符（S），用法意义如下。

（1）（W）–With 表示该算符两侧的检索词相邻，且两者之间只允许有一个空格或标点符号，不允许有任何字母或词顺不能颠倒。例如，information（W）retrieval可检索出含information retrieval的文献记录。

（2）（nW）–nWords 表示在此算符两侧的检索词之间最多允许间隔n个词（实词或词）且两者的相对位置不能颠倒。例如，electrical（1W）cars可检索出含有 electrical cars和electrical private cars 等的文献记录。

（3）（N）–Near 表示此算符两侧的检索词必须紧密相连，词序可变，词间不允许插入其他词或字母，但允许有一空格或标点符号。例如，information（N）retrieval可检出含有 information retrieval，retrieval information的文献记录。

（4）（nN）–nNear 表示此算符两侧的检索词之间允许间隔最多n个词，且两者的顺序可以颠倒。例如，information（IN）retrieval可检出含有information retrieval、retrieval of information等形式的文献记录。

（5）（S）–Subfield 表示算符两侧的检索词必须同时出现在文献记录的相同子字段内，其检索词的顺序不限，夹在其间的词汇数量也不限，子字段通常由数据库确定，如标题子字段、主题子字段、文摘子字段等，各子字段在记录中经常用分号分开或单独成行。

二、常用的网络信息检索系统

（一）中国知网

1. 简介 中国知网是中国国家知识基础设施（China National Knowledge Infrastructure，CNKI），是国内最大、最完整、最权威的连续出版资源库。它由清华大学、清华同方发起，始建于1999年6月。CNKI包含的数字出版物有《中国学术期刊（网络版）》《中国博士学位论文全文数据库》《中国优秀硕士学位论文全文数据库》《中国重要会议论文全文数据库》《中国专利全文数据库》等，囊括了期刊、博硕论文、报纸、会议、年鉴、工具书、中外标准、科技成果、专利等文献类型，经过整合而形成一个有机的资源整体，为读者提供多种检索途径。

《中国学术期刊（网络版）》是第一部以全文数据库形式大规模集成出版中国学术期刊文献的电子期刊，是国家学术期刊权威性文献检索工具和网络出版平台，基本完整收录了我国所有学科的全部学术期刊。其导航体系有学科导航、卓越期刊导航、数据库刊源导航、主办单位导航、出版周期导航、出版地导航、核心期刊导航、社科基金资助期刊导航等。检索字段有主题、篇关摘、篇名、关键词、摘要、小标题、全文、参考文献、中图分类号、DOI、栏目信息、基金、作者、第一作者、通信作者、作者单位、第一单位、期刊名称、年、期、ISSN、CN、来源类别等。

《中国博士学位论文全文数据库》是目前国内资源完备、质量上乘、连续动态更新的博士学位论文全文数据库，覆盖基础科学、工程技术、农业、医学、哲学、人文、社会科学等各个领域。收录来自520余家博士培养单位（涉及国家保密的单位除外）约52.3余万篇博士学位论文。收录年限可追溯至1984年。

《中国优秀硕士学位论文全文数据库》是目前国内相关资源最完备、高质量、时时更新的中国硕士学位论文全文数据库，覆盖基础科学、工程技术、农业、医学、哲学、人文、社会科学等各个领域。收录从1984年至今来自790余家硕士培养单位（涉及国家保密的单位除外）的535.8余万篇硕士学位论文。

《中国重要会议论文全文数据库》遴选国内11278家重要会议主办单位或论文汇编单位书面授权投稿的学术会议文献，收录了由国内外近3500余家授权单位推荐的3.2万余次国内重要学术会议的论文，收录完整率达90%以上。收录论文270余万篇，基本囊括了我国各学科重要会议论文，是我国连续出版重要会议论文的全文数据库。

《中国专利全文数据库（SCPD）》完整收录并动态更新中国大陆历年专利文献的大型专利图文数据库，与国家知识产权局知识产权出版社合作建设，内容全面、权威、实用，也是专注于科技研究、科技产出整合关联的专利数据库。收录各类专利4766万项，包含我国的发明公开、发明授权、实用新型、外观设计四大类型专利。

2. 检索实例　安徽中医药大学2017—2022年发表的有关针灸方面的期刊，排除篇名中包含"综述"的期刊论文。

进入CNKI界面，在检索框上方选择"学术期刊"，点击检索框右侧"高级检索"打开高级检索界面，如图3-2所示。第一行检索框选择"篇名"字段，输入"针灸"；第二行检索框选择"作者单位"字段，输入"安徽中医药大学"；第三行检索框选择"篇名"字段，输入"综述"；第二行的布尔逻辑符号选择"AND"，第三行的布尔逻辑符号选择"NOT"。时间范围选择"2017—2022"，如图3-3所示，随后点击"检索"按钮进行检索。

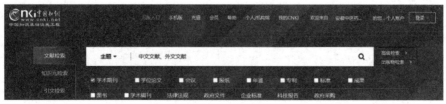

图3-2　高级检索界面

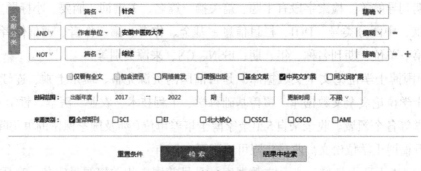

图3-3 检索字段界面

（二）维普数据知识服务平台

1. 简介 重庆维普知识服务平台整合海量元数据和纸质馆藏资源，实现一站式检索，读者无需登录多个系统进行繁琐的检索操作。电子资源涵盖图书、期刊、报纸、学位论文、专利、标准、法规、多媒体视频、科技报告等数十种文献类型，覆盖300余个中外数据库、数百个资源自建库、3000余万主流开放OA学术文献，文献元数据总量达12亿，年更新量超5000万条，维普收录的部分核心资源覆盖率见表3-1。

表3-1 维普收录的部分核心资源覆盖率

核心收录集	数量	覆盖率
北大核心期刊	1955种	100%
CSCD论文	582万篇	100%
CSSCI期刊	577种	100%
SCI-E期刊论文	5994万篇	99.9%
EI期刊论文	1769万篇	99%
Scopus期刊论文	7391万篇	100%

2. 检索方式

（1）组合检索 在高级检索功能中，读者可自由选择元数据字段进行组合检索（字段包括题名、关键词、作者、ISBN、ISSN、出版物名称、出版社、分类号、文摘、基金资助等），并可根据需求选择精确、模糊、前向三种匹配方式之一，筛选查看核心期刊收录文献。

（2）智能检索 重庆维普采用领先的知识发现算法，实现检索结果与检索条件的精准匹配，命中排序符合相关性的智能推荐法则，懂读者所搜，为读者快速链接所需资源。

（3）知识筛选 维普支持检索范围自主设置，帮助读者轻松切换知识发现的边界。读者可在全部文献、数字馆藏、纸本馆藏、开放获取等检索范围中进行筛选。

（4）期刊导航 维普整合海量的电子期刊资源，提供中图分类、教育部学科导航列表，支持读者按照核心刊收录、语言等条件组合筛选。在期刊详情页面，将期刊内容按照出版方式组织，以年、卷、期汇总文献列表，清晰直观，为读者带来如纸刊一般良好的阅读体验，如图3-4所示。

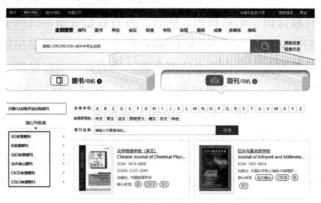

图3-4　期刊导航

在个人学术中心即可查看到所收藏的文献/期刊，可持续关注收藏期刊发文情况，如图3-5、图3-6所示。

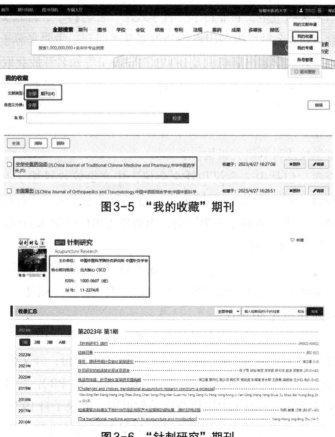

图3-5　"我的收藏"期刊

图3-6　"针刺研究"期刊

（三）万方数据资源系统

万方数据资源系统是万方数据股份有限公司旗下的学术资源检索与获取平台，致力于通过专业的检索及知识挖掘技术，帮助用户精准发现、获取与沉淀学术精华，让用户更加愉悦的获取知识、创造知识。同时，万方数据资源系统携手国家科技图书文献中心、科睿唯安、WILEY、Taylor & Francis等50余家世界著名出版商共建知识服务基石，共促开放科学服务，优化学术价值生态，助力科研创新发展。万方数据资源系统收录了包括期刊、学位、会议科技报告、专利、标准、科技成果、法规、地方志、视频等10余种资源类型在内的3亿多篇中外文学术文献，全面覆盖各学科、各行业。在此基础之上，万方数据资源系统通过深度知识加工及知识图谱技术，构建了2千万余条专家和机构数据、3亿多条文献引证数据、1万多本期刊数据等多种数据类型。基于海量高品质知识资源和知识发现技术，万方数据资源系统为用户提供专业文献检索、多途径全文获取、云端文献管理及多维度学术分析等功能，全面服务于用户的科研创新。

1. 资源介绍

（1）期刊资源　包括国内期刊和国外期刊，其中国内期刊共8000余种，涵盖自然科学、工程技术、医药卫生、农业科学、哲学政法、社会科学、科教文艺等多个学科；国外期刊共包含40000余种世界各国出版的重要学术期刊，主要来源于NSTL外文文献数据库以及数十家著名学术出版机构及DOAJ、PubMed等知名开放获取平台。

（2）学位论文资源　主要是中文学位论文，学位论文收录始于1980年，共收录605余万篇，涵盖基础科学、理学、工业技术、人文科学、社会科学、医药卫生、农业科学、交通运输、航空航天、环境科学等各学科领域，文献收录来源：经批准可以授予学位的高等学校或科学研究机构。

（3）会议资源　包括中文会议和外文会议，中文会议收录始于1982年，年收集3000多个重要学术会议，年增10万篇论文；外文会议主要来源于NSTL外文文献数据库，收录了1985年以来世界各主要学协会、出版机构出版的学术会议论文共计1100万篇全文（部分文献有少量回溯）。

（4）中外专利数据库　中外专利数据库涵盖超过一亿条专利数据，范围覆盖十一国两组织专利，其中中国专利3900余万条，收录时间始于1985年；外国专利一亿余条，最早可追溯到18世纪80年代。

（5）科技报告资源　包括中文科技报告和外文科技报告。中文科技报告，收录始于1966年，源于中华人民共和国科学技术部，共计10万余份；外文科技报告，收录始于1958年，源于美国政府四大科技报告（AD、DE、NASA、PB），共计110万余份。

（6）科技成果资源　来源于中国科技成果数据库，收录了自1978年以来国家和地方主要科技计划、科技奖励成果，以及企业、高等院校和科研院所等单位的科技成果信息，共计64余万项。

（7）国内标准资源 来源于中外标准数据库，涵盖了中国标准、国际标准以及各国标准等在内的200余万条记录，综合了中国质检出版社等单位提供的标准数据。全文数据来源于中国质检出版社、机械工业出版社等标准出版单位。国际标准来源于科睿唯安国际标准数据库（Techstreet），涵盖国际及国外先进标准，包含超过55万件标准相关文档，涵盖各个行业。

（8）法规资源 共收录146余万条记录。涵盖了国家法律、行政法规、部门规章、司法解释以及其他规范性文件，信息来源权威、专业。

（9）地方志 简称"方志"，即按一定体例，全面记载某一时期某一地域的自然、社会、政治、经济、文化等方面情况或特定事项的书籍文献。通常按年代分为新方志、旧方志，新方志收录始于1949年，共计4.7万册，旧方志收录为1949年之前，8600余种，10万多卷。

（10）万方视频 是以科技、教育、文化为主要内容的学术视频知识服务系统，现已推出高校课程、会议报告、考试辅导、医学实践、管理讲座、科普视频、高清海外纪录片等适合各类人群使用的精品视频。截止目前，已收录视频3万余部，近100万分钟。

2. 文献检索 万方数据资源系统有多种检索方式，有统一检索、分类检索、高级检索、专业检索、作者发文检索等方式。

（1）统一检索 万方数据资源系统首页的检索框即为统一检索的输入框，实现多种资源类型、多种来源的一站式检索和发现，同时，它还可对用户输入的检索词进行实体识别，便于引导用户更快捷地获取知识及学者、机构等科研实体的信息。

在统一检索的输入框内，用户可以选择想要限定的检索字段，目前共有5个可检索字段：题名、作者、作者单位、关键词和摘要，如图3-7所示。

图3-7 统一检索输入框

用户可以单击检索字段进行限定检索，也可以直接在检索框内输入检索式进行检索。例如，用户想检索题名包含"青蒿素"的文献，用户可以单击"题名"字段检索，检索式为（题名：青蒿素）。除此之外，用户也可以自主输入检索式检索，例如（标题：青蒿素）、（题目：青蒿素）、（题：青蒿素）、（篇名：青蒿素）、（t：青蒿素）、（title：青蒿素）。万方数据资源系统默认用户直接输入的检索词为模糊检索，用户可以通过双引号""（英文符号）来限定检索词为精确索，如图3-8所示。

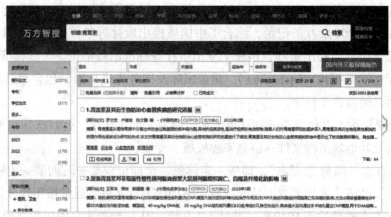

图3-8 检索题名包含"青蒿素"的文献

（2）分类检索 万方数据资源系统为用户提供了不同资源类型的检索，包括期刊、学位、会议、专利、科技报告、地方志等资源。用户可以通过单击检索框上部的资源类型进行检索范围切换。

期刊检索可以实现期刊论文检索和期刊检索，输入检索词或限定字段并输入检索词，点击搜论文按钮，实现对期刊论文的检索；输入刊名、刊号，点击搜期刊，实现对期刊母体的检索，如图3-9所示。

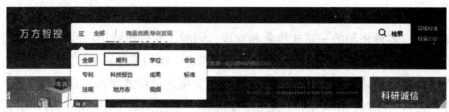

图3-9 期刊的检索界面

（3）高级检索 万方数据资源系统检索框的右侧有高级检索的入口，单击进入高级检索界面。高级检索支持多个检索类型、多个检索字段和条件之间的逻辑组配检索，方便用户构建复杂检索表达式，如图3-10所示。

图3-10 万方数据资源的高级检索

在高级检索界面，用户可以根据自己需要，选择想要检索的资源类型。选择"精确"，表示系统对于用户输入的检索词不拆分进行检索。例如，输入信息管理学院，检索仅包含"信息管理学院"的文献；选择"模糊"，表示系统对于用户输入的检索词拆分进行检索。例如，输入信息管理学院，检索不仅包含"信息管理学院"的文献，还包含"信息系统管理学院"的文献，如图3-11所示。

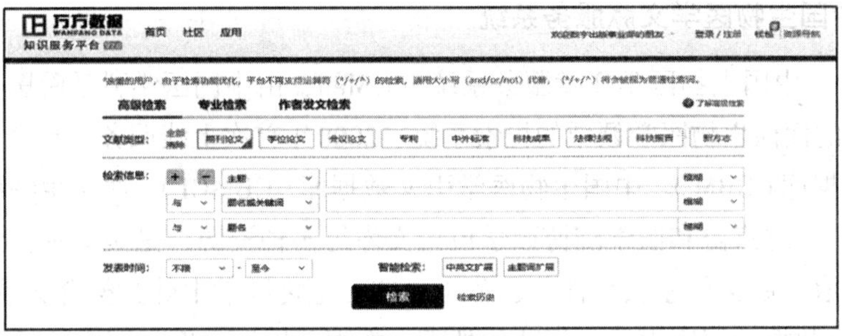

图3-11 模糊检索

（4）专业检索 万方数据资源系统检索框的右侧有高级检索的入口，单击进入高级检索界面，选择专业检索。

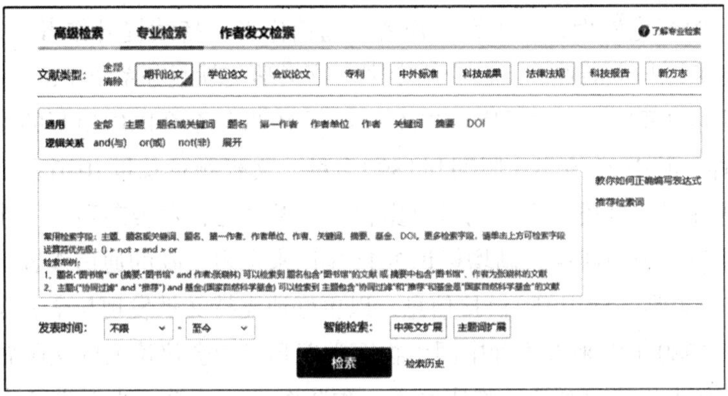

图3-12 期刊论文专业检索

专业检索是所有检索方式里面比较复杂的一种检索方法。需要用户自己输入检索式来检索，并且确保所输入的检索式语法正确，这样才能检索到想要的结果。每种文献资源的专业检索字段都不一样，详细的字段可以单击"展开"进行选择，如图3-13所示。

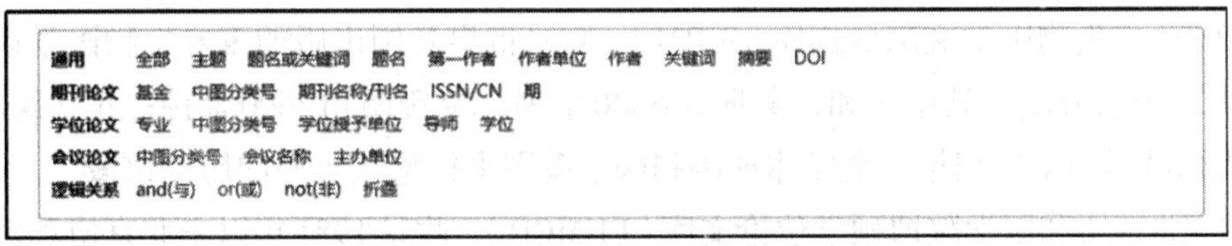

图3-13 每种文献专业检索的详细字段

用户如果对自己想要检索的检索词不确定，可以使用"推荐检索词"功能，输入一些语句，单击搜索相关推荐词，得到规范的检索词，如图3-14所示。

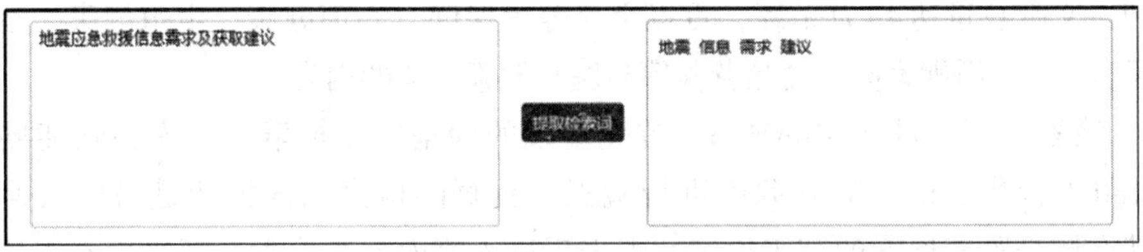

图3-14 "推荐检索词"功能

（四）中国生物医学文献服务系统

1. 简介 中国生物医学文献服务系统SinoMed，由中国医学科学院医学信息研究所开发研制的面向生物医学领域的检索系统，2008年首次上线服务。整合了中国生物医学文献数据库（CBM）、中国生物医学引文数据库（CBMCI）、西文生物医学文献数据库（WBM）、北京协和医学院博硕学位论文库等多种资源，是集文献检索、引文检索、开放获取、原文传递及个性化服务于一体的生物医学中外文整合文献服务系统。SinoMed注重数据的深度揭示与规范化处理。根据美国国立医学图书馆《医学主题词表（MeSH）》（中译本）、中国中医科学院中医药信息研究所《中国中医药学主题词表》以及《中国图书馆分类法·医学专业分类表》对收录文献进行主题标引和分类标引，以更加深入、全面地揭示文献内容。同时，CBM还对作者、作者机构、发表期刊、所涉基金等进行规范化处理，标识第一作者、通信作者，持续提升作者、机构、期刊、基金检索的准确性与全面性。下面介绍中国生物医学文献服务系统中的数据库。

（1）中国生物医学文献数据库（CBM） 收录1978年至今国内出版的生物医学学术期刊2900余种，其中2019年在版期刊1890余种，文献题录总量1080余万篇。全部题录均进行主题标引、分类标引，同时对作者、作者机构、发表期刊、所涉基金等进行规范化加工处理；2019年起，新增标识2015年以来发表文献的通信作者，全面整合中文DOI（数字对象唯一标识符）链接信息，以更好地支持文献发现与全文在线获取。该数据库收录了1980年以来近千种中国生物医学期刊以及会议论文的文献题录，总计约180万篇，内容涉及基础医学、临床医学、预防医学、药学、中医学及中药学，以及医院管理学生物医学的各个领域。

（2）中国生物医学引文数据库（CBMCI） 收录1989年以来中国生物医学学术期刊文献的原始引文2000余万篇，经归一化处理后，引文总量达640余万篇。所有期刊文献引文与其原始文献题录关联，以更好地支持多维度引文检索与引证分析。

（3）西文生物医学文献数据库（WBM） 收录世界各国出版的重要生物医学期刊文献题录2900余万篇，其中协和馆藏期刊6300余种，免费期刊2600余种；年代跨度大，部分期刊可回溯至创刊年，全面体现协和医学院图书馆悠久丰厚的历史馆藏。

（4）北京协和医学院博硕学位论文库（PUMCD） 收录1981年以来北京协和医学院培养的博士、硕士学位论文全文，涉及医学、药学各专业领域及其他相关专业，内容前沿丰富。

（5）中国医学科普文献数据库（CPM） 收录1989年以来近百种国内出版的医学科普期刊，文献总量达43万余篇，重点突显养生保健、心理健康、生殖健康、运动健身、医学美容、婚姻家庭、食品营养等与医学健康有关的内容。

2. 检索实例 进入SinoMed，首先呈现的即是跨库检索。跨库检索能同时在SinoMed平台集成的所有资源库进行检索。首页的检索输入框即是跨库快速检索框，其右侧是跨库检索的高级检索，点击后进入跨库高级检索。高级检索支持多个检索入口、多个检索词之间的逻辑组配检索，方便用户构建复杂检索表达式。高级检索主要新增功能有：①检索表达式实时显示编辑以及可直接发送至"检索历史"；②构建检索表达式每次可允许输入多个检索词功能；③扩展CBM检索项，新增"核心字段"检索及通信作者/通信作者单位检索；④在中文资源库中，针对作者、作者单位、刊名、基金检索项增加智能提示功能；西文库中增加刊名智能提示功能。CBM的核心字段由最能体现文献内容的中文标题、关键词、主题词三部分组成，与"常用字段"相比，剔除了"摘要"项，以进一步提高检索准确度。

如在CBM中查找"郎景和"院士作为第一作者发表的卵巢肿瘤方面的文献，可以第一步进入CBM高级检索，在构建表达式中选择"第一作者"，输入"郎景和"，这里默认精确检索，在智能提示下选择其所在单位名称，如图3-15所示。

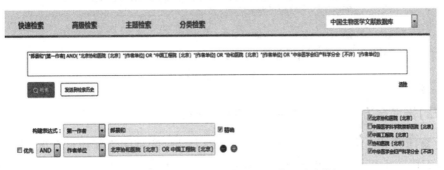

图3-15　CBM高级检索选择"第一作者"

第二步增加检索框，选择"核心字段"，输入"卵巢肿瘤"，这里默认智能；三个检索之间选择"AND"，点击"检索"按钮即可检索，如图3-16所示。

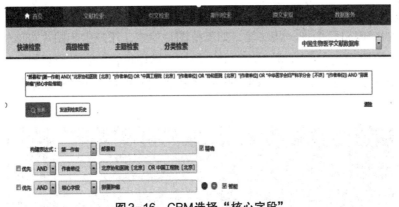

图3-16　CBM选择"核心字段"

无论检索结果概览页还是细览页，对于有全文链接的文献，均在文献标题后或"原文链接"处显示全文链接图标：PDF图标、DOI链接图标或各数据库服务商图标，如图3-17、图3-18所示。

25. **γδT细胞的体外扩增及对不同肿瘤细胞的杀伤性研究**
In vitro expansion of γδT cells and their killing effect on different tumor cells

作者：	张光辉; 邵小燕; 严小敏; 魏士钧
作者单位：	重庆国联干细胞技术有限公司研发中心, 401325
出处：	国际肿瘤学杂志 2018;45(8):449-452
相关链接	主题相关　作者相关

图3-17　检索结果概览页

8. **A Digital Cognitive Aid for Anesthesia to Support Intraoperative Crisis Management: Results of the User-Centered Design Process.**

作者：	Schild S(1); Sedlmayr B(2); Schumacher AK(1); Sedlmayr M(3); Prokosch HU(1); St Pierre M(4)
作者单位：	(1)Department of Medical Informatics, Biometrics and Epidemiology, Chair of Medical Informatics, Friedrich-Alexander University Erlangen-Nürnberg, Erlangen, Germany.;(2)Center for Evidence-based Healthcare, Carl Gustav Carus University Hospital, Technische Universität Dresden, Dresden, Germany.;(3)Carl Gustav Carus Faculty of Medicine, Institute for Medical Informatics and Biometry, Technische Universität Dresden, Dresden, Germany; (4)Anästhesiologische Klinik, Universitätsklinikum Erlangen, Erlangen, Germany.;(5)Berufsverband Deutscher Anästhesisten, Nürnberg, Germany.
语种：	eng
出处：	JMIR Mhealth Uhealth 2019 Apr 29; 7(4) :e13226
原文链接：	

图3-18　检索结果细览页

（五）济南泉方本地外文文献服务系统（Pubmed）

1. 资源介绍　本系统是在PubMed的基础上结合同济的创新和泉方大数据分析技术开发而成，本平台收录学科（专业领域）不少于120个，收录了全球34000余种生物医学和临床医学期刊，其中医学类核心期刊期刊总数不少于11600种，数据库可检索到最新的电子优先文献，也可检索到20世纪60年代以来的文献，文献量不少于3200万篇；检索结果与PubMed同步，更新频次为日更新。与美国PubMed相比，继承PubMed官网的检索策略，检索界面及功能按钮基本一致，检索结果完全相同。在此基础上，本地PubMed新增加一些功能，如支持图片检索，用户上传图片可以检索到包含有相似图片的论文；在sci-hub的基础上，增加反馈渠道，包含补充材料、正式出版的全文等；增加中科院期刊分区、期刊威望指数等，并可以实现对检索结果的过滤，如图3-19所示。

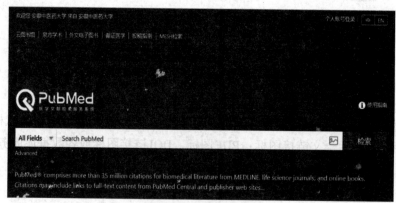

图3-19　PubMed主页

　　PubMed访问方式较为灵活，在校内网账号注册后，可实现随时随地登录使用。在校园IP内会直接显示单位名称，确认单位无误后，在页面填写个人信息注册即可，如果在校园IP外可联系单位图书馆获取单位的公共账号及密码进行单位验证后再填写个人相关信息。

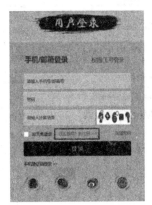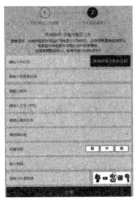

图3-20　校园IP外登录注册

　　2. 检索方式　基础方式有简单检索、二次检索和高级检索，可支持双语检索（英文和中文）。例如直接检索All Fields=癌症，会自动翻译成英文进行检索，如果检索记录过多，可对其检索条件再次限制，进行二次检索。高级检索可通过改变检索字段或增加限制条件，使检索结果更加精准，提高查准率。增加了图片检索、扩展检索、增加核心论文标识，如图3-21、图3-22、图3-23、图3-24、图3-25所示。

图3-21　PubMed简单检索

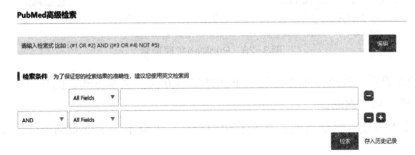

图3-22　PubMed高级检索

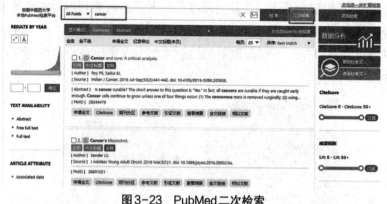

图 3-23 PubMed 二次检索

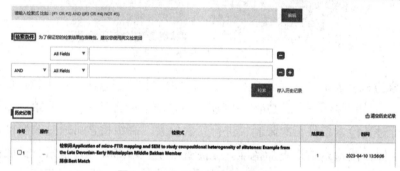

图 3-24 PubMed 查看历史记录

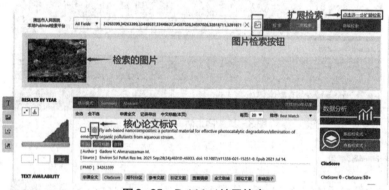

图 3-25 PubMed 扩展检索

3. 检索结果 检索结果界面有以下四种显示方式，文本方式、图片显示方式、散点图显示模式和气泡图。

（1）文本方式 默认格式，在左右边限制栏，可调节一定的限制条件，使检索结果更准确。

（2）图片显示方式 相关图片一般来源于检索结果中的PDF全文中的图片，部分来源于相关新闻报道或相关学术图片，点击可以跳转到来源网页，如图3-26所示。

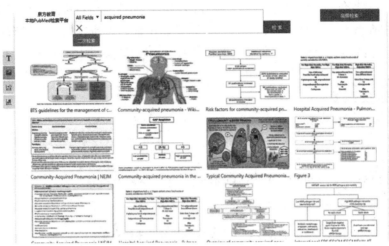

图3-26 PubMed检索结果图片显示方式

（3）散点图显示模式 此部分X轴表示出版时间，Y轴表示影响因子，点代表文献，本图将检索结果在坐标系中显示出来，方便用户区分影响因子高的，或者出版比较新的论文，如图3-27所示。

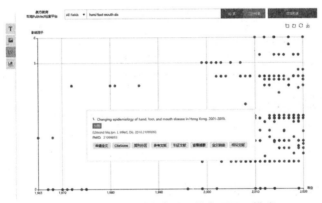

图3-27 PubMed检索结果散点图显示模式

（4）气泡图 这种显示模式是在散点图的基础上，增加威望指数和被引次数，分别用颜色的深浅和点的大小来表示，方便用户区分本领域内的经典论文，如图3-28所示。

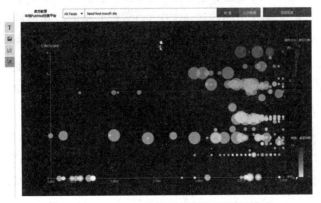

图3-28 PubMed检索结果气泡图显示模式

PubMed数据库为全文型数据库，在校园网内注册账号后，可完成申请全文，并在个人中心中查看全文信息，如遇已过期，可重新申请。若所在的单位没有订购，可以申请全文，系统将通过第三方的互助平台获取，如图3-29、3-30所示。

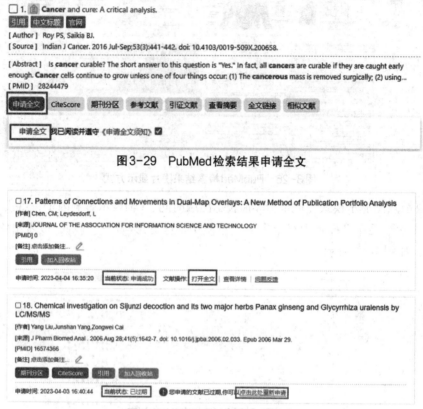

图3-29　PubMed检索结果申请全文

图3-30　PubMed申请全文成功

（六）生物医学文献数据库（MEDLINE）

MEDLINE®是美国国家医学图书馆（U.S. National Library of Medicine，NLM）主要的生命科学数据库。该数据库收录了5600余种期刊，同时还含有少量商业杂志、报纸和时事通信，涵盖59种语言，总共超过2900万条的记录，从2000年起，每年新增逾50余万条记录，文献可回溯至1950年。MEDLINE®数据库的收录范围非常广泛，涵盖基本生物学研究和临床科学领域，学科类别包括护理学、牙科学、兽医学、药理学、健康相关学科和临床前科学。此外，MEDLINE还包括对生物医学从业者、研究人员和教育工作者至关重要的生命科学方面的内容，包括生物学、环境科学、海洋生物学、植物和动物科学以及生物物理学和化学的某些方面内容。

MEDLINE®数据库内置由专业人士编写的内容丰富的叙词表——医学主题词表（Medical Subject Headings，MeSH），包括了26000余个主题词，使研究人员轻松、快捷、全面地对感兴趣的研究领域进行文献检索，快速锁定高质量的文献，而且这些叙词表会不断更新以反映科学技术的最新进展。此外，还可以利用CAS注册号、性别、物种等进行检索，检索结果可以链接到NCBI数据库。

MEDLINE®数据库基于Web of ScienceTM平台提供使用，如图3-31所示。Web of ScienceTM平台为科研人员建立了"检索-分析-管理-写作"的整合创新研究平台，平台上除MEDLINE®数据库以外，还包括了全球知名的科学引文数据库（Science Citation Index Expanded）、德温特专利索引数据库（Derwent Innovations Index SM）、美国国立医学图书馆的主要书目信息数据库（MEDLINE®）、期刊引证报告（Journal Citation Reports®）、基本科学指标（Essential Science Indicators SM）等一系列科学文献数据库和评估工具。

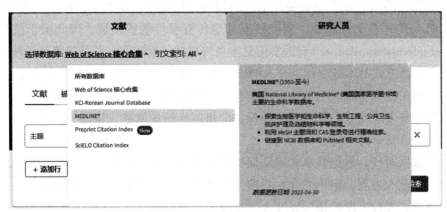

图3-31　MEDLINE数据库®平台

MEDLINE数据库界面与SCI类似，但在文末会显示论文目前的状态，比如MEDLINE、In-Data-Review、In-Process、Publisher、PubMed-not-MEDLINE。投稿人在选择期刊时可稍加注意，如图3-32所示。

Explanatory integration and integrated explanations in Darwinian medicine and evolutionary medicine.

作者: Kranke, Nina
Theoretical medicine and bioethics
卷: 44 期: 1 页: 1-20
DOI: 10.1007/s11017-022-09594-z
出版时间: 2023-02
已索引: 2022-10-31
文献类型: Journal Article

摘要:
Recently, two research traditions that bring together evolutionary biology and medicine, that is to say, Darwinian medicine and evolutionary medicine, have been identified. In this paper, I analyse these two research traditions with respect to explanatory and interdisciplinary integration. My analysis shows that Darwinian medicine does not integrate medicine and evolutionary biology in any strong sense but does incorporate evolutionary concepts into medicine. I also show that backward-looking explanations in Darwinian medicine are not integrated proximate-and-ultimate explanations but functional explanations that include reference to evolutionary concepts. Nevertheless, explanations in Darwinian medicine have heuristic roles as they potentially contribute to conceptual change and tie pieces of knowledge from different fields of medical research together. I argue that Darwinian medicine is an "interfield" that fosters cross-disciplinary exchange between evolutionary biologists and medical researchers and practitioners based on division of labour and separation, rather than unity. Research in evolutionary medicine, on the other hand, happens at the intersection of evolutionary biology and medicine where the two disciplines are already integrated and is designed to produce entangled proximate-evolutionary explanations. My analysis thus adds another important aspect to the philosophical discussion on the distinction between Darwinian medicine and evolutionary medicine.

© 2022. The Author(s).

关键词
关键词列表: Antibiotic resistance; Darwinian medicine; Evolutionary medicine; Experimental evolution; Explanatory integration; Interdisciplinary integration; Old friends hypothesis

图3-32　MEDLINE检索结果

第五节 医学信息安全

一、医学信息安全的概念

现代医学信息的发展需要医学大数据和信息的共享，而实现共享需要满足以下三个条件。首先，数据内容必须具有一致性和通用性，确保数据在不同系统之间的互操作性。其次，数据结构需要保持一致性并具备计算机可读性，以便有效地存储、检索和分析数据。这两个条件是信息共享的基础。另外，信息共享的方式和安全性也至关重要。这包括信息的存储安全、患者信息隐私安全、遗传资源管理安全以及应用安全等方面。

一般意义的信息安全主要关注信息的物理存储安全，而医学信息涉及患者数据，涵盖了社会伦理、个人隐私、疾病研究和遗传资源等敏感领域，因此医学信息安全（medical information security）有医学信息本身特有的科学问题，并且随着科学技术的进步和人类生活方式的不断变化，个人健康和医学信息安全成为人们生活中重要的方面，越来越受到关注和重视。目前，医学信息安全的发展已由群体医学信息安全向个性化健康管理信息安全演变，从物理安全保护向机制性保护演变，从部分信息安全保护到整体性的信息安全保护演变。

在大数据时代，数据共享和隐私保护引起了全社会的广泛关注，政策和技术等方面也取得了重大进展，但仍然存在很多挑战和重要问题需要进一步探索和研究。多种技术的融合、多种手段的协同以及人工智能的广泛应用是医学信息安全保护的重要方向。随着医学数据和信息量的增加、数据内容复杂性的演变，医学信息安全保护将会面临越来越多的挑战。

二、医学信息安全的基础知识

（一）计算机系统安全

操作系统在计算机系统中起着重要的作用，它负责管理和控制计算机系统的各种资源、操作、运算和用户，并为所有应用软件的运行提供基础支持。而计算机系统通常由计算机硬件、操作系统软件和应用软件三个层次组成，因此操作系统的安全性需要从这三个方面综合考虑和保障。当前的网络和信息安全技术提供了多种安全措施，如数据传输和存储加密、防火墙、虚拟专用网络、入侵检测系统、网络安全服务器和安全管理中心等，这些安全机制在解决系统安全方面起到了积极的作用，但它们主要属于应用软件范畴，其自身的安全性还是依赖于底层操作系统提供的安全机制来保护。操作系统作为计算机系统安全功能的执行者和管理者，承担着保护系统安全的重要责任。它提供了诸如用户身份验证、访问控制、文件系统权限管理、进程隔离和资源分配等安全机制，以确保系统的完整性、机密性和可用性。操作系统还能够监控和响应各种安全事件，并采取适当的措施来应对潜在的安全威胁。

计算机系统从操作系统的角度划分，可以分为处理器、存储器、I/O设备和文件四大类，它们既是操作系统管理的对象，也是被保护的客体。在个人计算机系统中，用户以独占方式使用计算机资源，不存在各用户之间的竞用、互斥和共享等情况，因此操作系统无需提供相应的安全机制。而与此不同的多用户、多任务操作系统需要支持多用户同时使用计算机系统，防止用户之间可能存在的相互干扰和有意或无意的破坏。为使用户和进程公平与安全地使用计算机系统资源，操作系统必须有一套安全的支持机制。该套安全机制应该能够解决进程制约、内存保护、文件保护、对资源的访问制约、I/O设备的安全管理以及用户认证等问题。

计算机操作系统是硬件与其他应用软件之间的桥梁，其安全措施主要采用隔离制约、访问制约和信息流制约机制。

操作系统安全机制中非常重要的是访问控制，其包括授权、确定访问权限和实施访问。授权是确定可给予哪些主体访问客体的权力，确定访问权限是指读、写、执行、删除、追加等访问方式的组合。访问控制适用于计算机系统内的主体和客体，而不包括外界对系统的访问。控制外界对系统访问的技术是标识与鉴别。访问控制主要分为自主访问控制、强制访问控制和基于角色的访问控制三种形式。

（二）访问控制与协议

网络访问控制（network access control，NAC）是对网络访问管理的总称。NAC在用户登录网络的时候进行认证，决定其可以获取哪些数据及可以执行哪些行为。NAC同时还检测用户的计算机及移动设备（终端）的安全状况。用户认证是用户访问系统资源时系统要求验证用户的身份信息，身份合法方可继续访问。常见的用户身份认证方式有用户名密码登录、指纹打卡等。用户授权即用户认证通过后去访问系统的资源，系统会判断用户是否拥有访问资源的权限，只允许访问有权限的系统资源，没有权限的资源将无法访问。常见的NAC实施方法有IEEE802.1X、虚拟局域网、防火墙和DHCP管理。

网络访问控制系统的组成元素包括访问请求者、策略服务器和网络接入服务器。访问请求者（access requester，AR）是试图访问网络的节点。它可能是NAC系统管理的任何设备，包括工作站、服务器、打印设备、摄像机及其他具有互联网协议IP地址的设备。AR通常被认为是请求者或者简单说是客户端。根据AR的信息和企业制定的策略，策略服务器决定哪些访问是被允许的。策略服务器通常依赖后台系统，包括反病毒软件、补丁管理系统及用来帮助决定主机环境的用户字典。网络接入服务器（network access servers，NAS）是一个接入控制点，为用户远程连接企业的内部网络提供访问控制。通常它也被称为媒体网关、远程访问服务器或者策略服务器。一个NAS可能包含自己的认证服务器，或是依赖策略服务器提供的认证服务。

Kerberos认证协议是用于实现开放式系统网络中用户双向认证，计算环境由大量的匿名工作站和相对较少的独立服务器组成。服务器提供文件存储、打印、邮件等服务，工作站主要用于交互和计算。Kerberos的认证服务任务被分配到两个相对独立的服务器：认证服务器（authentication server，AS）和票据许可服务器（ticket granting server，TGS）。完整的 Kerberos 系统由 4 部分组成：AS、TGS、客户端、服务器。Kerberos 使用两类凭证：票据（ticket）和鉴别码（authenticator）。这两种凭证均使用私钥签名，但签名的密钥不同。票据用来在 AS 和用户请求的服务之间安全传递用户的身份，以及用来确保使用票据的用户必须是票据中指定的用户，同时也传递附加信息。票据一旦生成，在生存周期内可以被客户端使用多次来申请同一个服务器的服务。鉴别码负责对提供的信息与票据中的信息进行匹配，协同完成发出票据的用户为票据中指定的用户的认证。

根据国际电信联盟的建议，将 X.509 作为定义目录业务的 X.500 系列的一个组成部分，X.509 定义了 X.500 目录向用户提供认证业务的一个框架，目录的作用是存放用户的证书。X.509 还定义了基于证书的认证协议。X.509 中定义的证书结构和认证协议已被广泛应用于 S/MIME、IPSec、SSL/TLS 及 SET 等诸多应用过程，因此 X.509 已成为一个重要的标准。用户的证书是 X.509 的核心问题，证书由某个可信的证书发放机构（认证中心，CA）建立，并由 CA 或用户自己将其放入目录中，以供其他用户访问。目录服务器本身并不负责为用户建立证书，其作用仅仅是为用户访问证书提供方便。X.509 是一个重要的标准，除了定义证书结构，还定义了基于使用证书的可选认协议。该协议基于公钥加密体制。按照双方交换认证信息的不同，可以分为单向身份认证、双向身份认证和三向身份认证三种不同的方案。

（三）密码学与加密

密码学（cryptology）是研究密码编制、密码破译和密码系统设计的一门综合性学科，其包括密码编码学和密码分析学。它不仅具有信息通信加密和解密功能，还具有身份认证、消息认证、数字签名等功能，是网络空间安全的核心技术。密码学要解决的基本问题包括信息的保密传输、存储和信息的认证问题。密码学基本思想是伪装以隐蔽信息，使未经授权者不能理解它的真实含义。伪装是对信息进行一种可逆的数学变换，伪装前的原始信息称为明文，伪装后的信息称为密文。伪装的过程称为加密，去掉伪装还原明文的过程称为解密。加密在加密密钥的控制下进行，解密在解密密钥的控制下进行。用于加密的一簇数学变换称为加密算法，用于解密的一簇数学变换称为解密算法。目前常见的加密方法有对称加密（Symmetric Key Encryption）和非对称加密（Asymmetric Key Encryption）。

对称加密也称传统加密或单钥加密，是 20 世纪 70 年代公钥密码产生之前唯一的加密类型，分为分组加密和序列密码。分组密码是将输入数据划分成固定长度的组进行加密和解密的一类对称密码算法。分组密码的安全性主要依赖于密钥，而不依赖于对加密算法和解密算法的保密。分组密码具有速度快、易于标准化和便于软硬件实现等特点，在计算机通信和信息系统安全领域中有着广泛的应用。序列密码又称为流密码，与分组密码不同，不再以一定大小对输入数据进行分组，而是将每个元素（一个字符或一个位）作为基本处理单元，对每个元素使用随机产生的密进行加密，其密钥流与数据流的长度相同。流密码具有实现简单、便于硬件实施、加解密速度快等特点，因此在实际应用中，特别是专用或机密机构中保持着优势，典型的应用领域包括无线通信、外交通信。

非对称加密方法也称为公钥密码，需要两个密钥即公开密钥（public key，简称公钥）和私有密钥（private key，简称私钥），来实现互补运算，即加密和解密，或者生成签名与验证签名。公钥与私钥是一对，如果用公钥对数据进行加密，只有用对应的私钥才能解密；如果用私钥对数据进行加密，那么只有用对应的公钥才能解密，并且通过公钥推算出私钥在计算上是不可行的。

三、医学信息安全的保护措施

在数据驱动的科学发现时代，信息共享与信息安全是一对相辅相成、相得益彰的科学技术方法。对医学信息安全的保护有多种策略，医学信息安全涉及多方位的保护方案，不仅包括物理层面的保护，或者说对信息和数据访问进行控制，还涉及个人隐私、社会公众利益、国家安全，相对于其他领域的信息安全，有其领域特殊性。首先，医疗信息事关个人生命健康，其隐私敏感性更加突出；其次，疾病的相关信息如传染病相关信息又不完全是"私事"，事关他人利益、社会公众利益；第三，一些医疗信息如涉及人类遗传资源数据，又上升到了生物种族安全，事关国家安全。正是由于健康医疗数据的这些特殊性，在健康医疗数据的处理中，需要满足伦理及相关法律法规的要求。在现代数据共享的前提下，数据安全相关技术还包括信息脱敏、算法和密码学等医学信息安全科学的前沿。常见的安全保护方法有数据脱敏、差分隐私、多方安全计算、联邦学习和可信计算等，不同的医学信息安全保护策略适合于不同的应用场景和保护等级，具体的保护措施如图3-33所示。

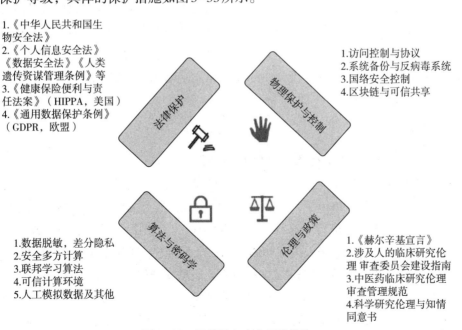

1.《中华人民共和国生物安全法》
2.《个人信息安全法》《数据安全法》《人类遗传资谋管理条例》等
3.《健康保险便利与责任法案》（HIPPA，美国）
4.《通用数据保护条例》（GDPR，欧盟）

法律保护

物理保护与控制
1.访问控制与协议
2.系统备份与反病毒系统
3.国络安全控制
4.区块链与可信共享

算法与密码学
1.数据脱敏，差分隐私
2.安全多方计算
3.联邦学习算法
4.可信计算环境
5.人工模拟数据及其他

伦理与政策
1.《赫尔辛基宣言》
2.涉及人的临床研究伦理审查委员会建设指南
3.中医药临床研究伦理审查管理规范
4.科学研究伦理与知情同意书

图3-33 医学信息安全保护措施

（一）物理保护

1. 访问控制技术 用于对用户权限进行管理，允许合法用户依照其所拥有的权限访问系统内相应资源，禁止非法用户对系统的访问，从而保证信息的安全和业务的正常运转。许多不同种类的访问请求者通过向相应的网络接入服务器申请，来尝试访问企业网络。第一步通常是对访问请求者进行认证。认证通常包括一些安全协议和密钥的使用。

2. 云计算安全 云计算系统可以把资源进行虚拟化，生成资源池，并将虚拟化后的资源按需分配给不同的用户，从而提高资源的利用率。云计算的虚拟化及远程访问特性决定了云计算的安全保障机制。云计算有三种安全架构：首先，是基于可信根的安全架构，可信根是能够保证所有应用主体行为可信的基本安全模块，其不仅可以判断行为结果的可信性，还能够杜绝一切非授权行为的实施，被认为是构建可信系统的基础。其次，基于隔离的云计算安全架构研究主要集中在软件隔离和硬件隔离两个不同的层面上。租户的操作、数据等如果都被限制在相对独立的环境中，不仅可以保护用户隐私，还可以避免租户间的相互影响，是建立云计算安全环境的必要方法。最后是安全即服务的安全架构，把安全作为一种服务，支持用户定制化的安全即服务的云计算安全架构，允许租户根据自身的需求，配置个性化的安全措施，我国云计算安全相关标准以《网络安全法》为纲领。

3. 区块链与可信共享 区块链是一种按照时间顺序将数据区块用类似链表的方式组成的数据结构，并以密码学方式保证不可篡改和不可伪造的分布式去中心化账本，能够安全存储简单的、有先后关系的、能在系统内进行验证的数据。目前，区块链技术已经扩展到越来越多的领域，近年来，由于区块链技术对于医疗数据特别需要的安全性和共享性方面有与生俱来的长处，其越来越受到医学行业应用的关注。在医疗行业的医疗档案存储、医疗数据通信、区域医疗多节点共识等方面不断有突破性进展。信息安全保护不是禁止数据交流，而是在避免泄露隐私、篡改信息、破坏和滥用信息的前提下进行数据共享。

（二）法律监管

1.《信息安全技术个人信息安全规范》（ GB/T 35273—2020） 近年来，随着互联网应用的普及和大数据产业的发展，个人信息安全面临着严重威胁，个人信息被非法收集、泄露与滥用等。2020年，中国电子技术标准化研究院对2017年版《信息安全技术个人信息安全规范》进行了修订。2020年3月6日，国家市场监督管理总局、国家标准化管理委员会发的中华人民共和国国家标准公告（2020年第1号），全国信息安全标准化技术委员会归口的GB/T 35273—2020《信息安全技术个人信息安全规范》正式发布，并于2020年10月1日实施。本标准针对个人信息面临的安全问题，根据《中华人民共和国网络安全法》等相关法律，严格规范个人信息在收集、存储、使用、共享、转让与公开披露等信息处理环节中的相关行为，旨在遏制个人信息非法收集、滥用、泄露等乱象，最大限度地保护个人的合法权益和社会公众利益。本标准适用于规范各类组织的个人信息处理活动，也适用于主管监管部门、第三方评估机构等组织对个人信息处理活动进行监督、管理和评估。

2.《人口健康信息管理办法（试行）》　该办法规定医疗卫生服务机构在收集人口健康信息时，应当遵守"一数一源，最少够用"原则，严格实行信息复核程序，避免重复采集，多头采集。

3.《中华人民共和国人类遗传资源管理条例》　该条例规定人类遗传资源是指"含有人体基因组、基因及其产物的器官、组织、细胞、血液、制备物、重组脱氧核糖核酸（DNA）构建体等遗传材料及相关的信息资料"。我国对人类遗传资源实行分级管理，统一审批制度，即人类遗传资源采集、收集、买卖、出口、出境须获得主管部门的行政许可。重要遗传家系和特定地区遗传资源实行申报登记制度，未经科技部许可，任何单位和个人不得擅自采集、收集、买卖、出口、出境或以其他形式向外提供该等数据。

4.《个人信息保护法》　这是2021年信息安全领域一项重要立法，也是我国首部针对个人信息保护的专门法律。该法贯彻了"保护个人信息权益""规范个人信息处理活动""促进个人信息合理利用"三大立法目标，呈现出不少兼具理论高度和现实关怀的立法亮点。这部法律的颁行，对于用户和行业都将产生深远的影响，是一部保护个人信息的法律。个人信息保护可以通过数据库安全的技术手段实现，核心数据加密存储，通过数据库防火墙实现批量数据防泄露，也可以通过数据脱敏实现批量个人数据的匿名化，通过数字水印实现溯源处理。

5.《信息安全技术健康医疗数据安全指南》（GB/T 39725—2020）　是2021年7月1日实施的一项中华人民共和国国家标准，归口于全国信息安全标准化技术委员会。该标准给出了健康医疗数据控制者在保护健康医疗数据时可采取的安全措施，适用于指导健康医疗数据控制者对健康医疗数据进行安全保护，也可供健康医疗、网络安全相关主管部门以及第三方评估机构等组织开展健康医疗数据的安全监督管理与评估等工作时参考。

《网络安全法》《中华人民共和国民法典》《数据安全法》《刑法》《电子商务法》《消费者权益保护法》《个人信息保护法》等构建了网络安全和数据安全领域近乎完整的法律体系，各个地方出台的《数据条例》也将进一步强化数据保护和利用中的相关规则。

（三）伦理自律

1.《赫尔辛基宣言》　2013年10月，巴西福塔雷萨召开的第64届世界医学大会，修订了2008年版《赫尔辛基宣言》。《赫尔辛基宣言》全称《世界医学协会赫尔辛基宣言》，该宣言制定了涉及人体对象医学研究的道德原则，是一份包括以人作为受试对象的生物医学研究的伦理原则和限制条件，也是关于人体试验的第二个国际文件，比《纽伦堡法典》更加全面、具体和完善。修订后的《赫尔辛基宣言》全文12小节共37条。12小节分别是前言、基本原则、风险负担和受益、弱势群体和个体、科学要求和研究方案、伦理委员会、隐私和个人信息、知情同意、安慰剂使用、试验后的规定、研究注册和研究结果的出版及宣传、临床实践中未验证的干预措施等。《赫尔辛基宣言》只有被研究所在国的法律引用，才产生法律效力。我国《药物临床试验质量管理规范》第四条和《医疗器械临床试验规定》第四条都强调应当遵守《世界医学会赫尔辛基宣言》，因此，《赫尔辛基宣言》在我国发生法律效力。

2.《涉及人的生物医学研究伦理审查办法》《涉及人的生物医学研究伦理审查办法》（以下简称《办法》）是为保护人的生命和健康，维护人的尊严，尊重和保护受试者的合法权益，规范涉及人的生物医学研究伦理审查工作制定。由国家卫生和计划生育委员会于2016年10月12日发布，自2016年12月1日起施行。《办法》的适用范围包含开展涉及人的生物医学研究的各级各类医疗卫生机构。《办法》明确，医疗卫生机构未设立伦理委员会的，不得开展涉及人的生物医学研究工作。对受试者参加研究不得收取任何费用，对于受试者在受试过程中支出的合理费用应给予适当补偿。《办法》在监管方面明确了医疗卫生机构是涉及人的生物医学研究伦理审查日常管理的责任主体；规定了县级以上地方卫生行政部门对伦理委员会备案和伦理审查监管的职责和监督检查的内容；明确了国家和省级医学伦理专家委员会在监管工作中各自的职责任务。《办法》还补充了中医药管理部门对中医药研究项目伦理审查工作的监督管理职责以及中医药研究伦理委员会的职责任务。2021年3月，国家卫生健康委员会发布《关于涉及人的生命科学和医学研究伦理审查办法（征求意见稿）》（以下简称《意见稿》）。《意见稿》提出，所有涉及人的生命科学和医学研究活动均应当接受伦理审查，尊重受试者的自主意愿，同时遵循有益、不伤害、公正和保护隐私的原则。

3. 临床研究伦理审查规则 《药物临床试验伦理审查工作指导原则》（以下简称《指导原则》）是2010年由国家食品药品监督管理局发布，旨在促进国内药物临床试验伦理审查能力的提高，充分发挥伦理委员会在保护受试者安全和权益中的作用，进一步规范药物临床试验的研究能力。为加强医疗卫生机构临床研究管理，规范临床研究行为，2014年10月，国家卫生和计划生育委员会、国家食品药品监督管理总局、国家中医药管理局发布了《医疗卫生机构开展临床研究项目管理办法》。共分七章二十八条，包括总则、组织管理、立项管理、财务管理、实施管理、监督管理、附则。

2016年，国家食品药品监督管理总局会同国家卫生和计划生育委员会发布了《医疗器械临床试验质量管理规范》（以下简称"2016年《规范》"）。该规范的实施，确立了医疗器械临床试验的准则，对加强医疗器械临床试验管理、维护受试者权益起到了积极的作用。随着医疗器械审评审批制度改革不断深入，医疗器械临床试验机构由资质认定改为备案管理等多项改革政策相继出台，2016年《规范》中的部分内容已经不能满足当今临床试验发展需要。为落实医疗器械审评审批制度改革要求，配合新修订的《医疗器械监督管理条例》《医疗器械注册与备案管理办法》《体外诊断试剂注册与备案管理办法》实施，积极转化适用国际医疗器械监管协调文件，国家药品监督管理局和国家卫生健康委员会对2016年《规范》进行修改和补充，以适应当前医疗器械临床试验监管工作的需求，以2022年第28号公告的形式发布，以下简称"《规范》"，自2022年5月1日起施行。

为进一步规范临床研究，加强伦理审查委员会的制度建设和能力建设，国家卫生健康委员会医学伦理专家委员会办公室、中国医院协会组织专家研究制定了《涉及人的临床研究伦理审查委员会建设指南（2019版）》。2020年，受国家卫生健康委员会科教司委托，国家卫生健康委员会医学伦理专家委员会办公室、中国医院协会组织专家对《涉及人的临床研究伦理审查委员会建设指南（2019版）》进行修订，形成《涉及人的临床研究伦理审查委员会建设指南（2020版）》。2020年，为加强我国医院伦理审查委员会的制度及能力建设，提升医学研究伦理审查能力，进一步推动医院临床研究规范化发展，受国家卫生健康委员会科教司委托，国家卫生健康委员会医学伦理专家委员会办公室与中国医院协会共同组织专家根据《涉及人的临床研究伦理审查委员会建设指南》起草了《涉及人的临床研究伦理审查委员会建设评估细则（试行）》。

4. 中医药临床研究伦理审查平台建设 2011年，世界中医药学会联合会成立了伦理审查委员会，2013年发布了《伦理审查体系评估标准》。国家中医药管理局大力推动中医药研究伦理审查体系建设，2008年部署了中医药临床研究伦理审查研究课题，2010年颁布《中医药临床研究伦理审查管理规范》，2011年成立中医药伦理专家委员会，发布《中医药临床研究伦理审查平台建设规范》（试行）、《中医药临床研究伦理审查平台建设质量评估要点》，2012年委托世界中医药学会联合会伦理审查委员会开展中医药临床研究伦理审查平台建设评估。中医药临床研究从研究方法、干预手段、疗效评价等方面都异于西医，中医药有其自身的规律、特色，如果用西医的伦理审查模式审查中医，势必影响中医药发挥优势。中医药研究伦理审查体系认证（Chinese Accreditation Program of Ethics Review for CM Research），简称CAP认证，是具有中国特色的中医药研究伦理审查体系认证，由国家中医药管理局、国家认证认可监督管理委员会、世界中医药学会联合会共同促进。CAP认证项目是国家认证认可监督管理委员会2014年12月29日正式批准的首个中医药领域认证项目，是我国医学伦理领域唯一国家认证项目，也是国际范围内首个传统医药研究伦理体系和认证项目。世界中医药学会联合会是获准开展CAP认证的唯一合法认证机构，CAP认证的前期基础，是国家中医药管理局委托世界中医药学会联合会开展的"中医药临床研究伦理审查平台评估"项目。CAP认证依据的技术标准，是国家认证认可监督管理委员会批准备案的"涉及人的生物医学研究伦理审查体系要求"，其内容包括医疗卫生组织机构、伦理委员会、伦理委员会办公室、研究人员等四部分要求。伦理委员会的工作能力决定了伦理审查平台的建设水平，但伦理审查平台的建设绝不仅限于成立一个伦理委员会。伦理委员会的顺利运作，需要有完备的运作监管体系作为保障。伦理审查平台是伦理委员会工作有效开展的重要载体，能在整合资源的基础上充分且高效地发挥培训研究、沟通交流、质量管理等功能，最大限度地发挥这些活动在强化伦理委员会工作能力中的作用。伦理委员会是伦理审查平台的核心。

（四）算法密码学

1. 数据脱敏　安全港方法是美国《健康保险便利与责任法案》（HIPAA）中提出的一种常用的基于数据脱敏方式的数据隐私保护方法。该方法定义了18项可用来识别个体信息的标识符。k-匿名化（k-anonymity）的概念在1998年被首次提出，主要理念是通过使用数据泛化和抑制技术降低数据的粒度来达成数据隐私保护的目的，使攻击者在特定概率假设下无法识别某个体。t-亲密度（t-closeness）是基于1-多样性在数据隐私保护上的进一步拓展。鉴于在1-多样性中，可以根据1-多样性中敏感属性的分布来推断患者的隐私信息，t-亲密度技术将一组数据中敏感属性的分布也纳入保护范围，以进一步保证患者的隐私安全性。

2. 差分隐私（differential privacy，DP）　是一种数据隐私保护方式，主要用于在发布相关数据的统计信息时实现统计数据中记录的隐私保护。作为一种严格的数学可证明的隐私保护技术，差分隐私近年来受到了广泛关注和研究，其优势在于：首先，差分隐私假设攻击者能够获得除目标记录外所有其他记录的信息，因此最大化地考虑了攻击者的背景知识；其次，差分隐私具有数学上的严格定义并提供了量化评估方法。

3. 多方安全计算（secure multi-party computation）　是一种基于密码学的隐私计算解决方案，在多方安全计算中，参与计算的每一方都只拥有计算所需的部分输入信息，最终每一方只能得到函数的输出结果而无法获知其他参与方的输入信息。一个安全多方计算协议，如果对于拥有无限计算能力攻击者而言是安全的，则称作是信息论安全的或无条件安全的；如果对于拥有多项式计算能力的攻击者是安全的，则称为是密码学安全的或条件安全的。

4. 联邦学习　可以实现在不需要交换个体数据的前提下，只通过交换分析过程中的中间信息实现多中心的联合分析，从而有效地解决多中心合作过程中数据共享和隐私保护的痛点。与传统的机器学习相比，联邦学习增加了通过网络通信交换中间结果和使用隐私保护技术保护交换中间结果的过程，性能上除了与各个数据节点的计算资源有关系，还会受到网络通信条件和具体的隐私保护成本的影响。

5. 可信执行环境（trusted execution environment，TEE）　就是一种基于硬件的解决方案，其安全假设是基于对可信执行环境硬件的信任。TEE通过在内存中隔离出一块专用的区域，并使用基于硬件的内存加解密技术，并添加专门的中央处理器指令等方式，建立了一个安全的计算环境。在这个安全计算环境中，安全环境内的计算代码和数据与外界的程序进行了硬件级别的隔离，安全环境内的程序可以访问外部的数据，但外部的程序却无法访问安全环境内部的数据。同时TEE支持计算环境和计算过程的远程校验，从而可以提供对于计算过程的数据安全保护。高性能是基于TEE的隐私计算方案的亮点之一。TEE是一种适用于通用场景下的高性能隐私计算解决方案，可以用于各种医学数据处理场景。

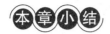

本章小结

　　医学信息是指在医学领域中所涉及的信息，包括病历、医学影像、实验数据、临床试验结果等。这些信息对于医学研究和临床实践都具有重要的意义。随着信息技术的不断发展，医学信息的管理、获取和应用也得到了极大提升。本章论述了信息与数据、医学信息管理、医学信息系统、医学信息检索及其医学信息安全等相关内容。

思考题

1. 什么是数据？什么是信息？举例说明对数据与信息关系的理解。
2. 简述布尔逻辑算符及其作用。
3. 简述医学信息管理的内容及其作用。
4. 常见的医学信息系统有哪些？以某一医学信息系统为例，说明其体系结构和功能。
5. 医学数据的安全风险和保障措施有哪些？

第四章 医学信息标准

学习目标

1. 掌握标准化的概念与特征；信息标准化；常用的医学信息标准；中医药信息主要标准。
2. 熟悉标准的概念与类型；医学信息标准的分类；中医药信息标准的体系。
3. 了解标准化的发展历史；医学信息标准化机构；中医药信息标准的现状。

情感目标

1. 通过我国古代标准化思想的引入，培养民族自豪感，提升文化自信。
2. 通过分类编码的方法，培养科学严谨的工作态度。

随着医疗卫生信息化进程加快，传统手工操作时代"非标准化"的矛盾日益突出。居民健康档案、区域卫生信息系统、远程医学等系统的应用，要求信息必须跨地区、跨部门传输和共享，因此医学信息存储、处理和传输的标准及其标准化建设的重要性日益凸显。

第一节 标准与标准化

一、标准

（一）标准的概念

战国·邹·孟轲《孟子·离娄上》："离娄之明，公输子之巧，不以规矩，不能成方圆。"这里的"规"指的是木工工具圆规，"矩"也是木工用具，是指曲尺，是一直一横成直角的尺，是木匠打制方形门窗桌凳必备的角尺。后来人们就用"规矩"指一定的法则、标准、规范或习惯，"方圆"指特定事物。"没有规矩不成方圆"说的是在做任何事情的时候都要有规矩和行为制度，这些规矩和行为制度就可以看作是标准，它以科学技术和实践经验的综合成果为基础，各方协商一致后由主管机构批准，采用特定形式发布并作为共同遵守的准则和依据。

2014 年，我国发布国家标准《标准化工作指南 第 1 部分：标准化和相关活动的通用词汇》（GB/T 20000.1—2014）中，将标准定义为：通过标准化活动，按照规定的程序，经协商一致制定，为各种活动或其结果提供规则、指南或特性，供共同使用和重复使用的文件。从上述标准的定义可以看出：

（1）标准是一种规范性文件，是为各种活动或者其结果提供规则、指南或导则的文件，是标准、法律、法规和规章等类型文件的统称。

（2）标准制定程序规范，协商一致。标准制定应按照规范化的流程，制定时需要协调各方意见和利益，经各方协商一致后由公认机构批准发布。

（3）标准具有共同使用和重复使用的特征。标准的基础是科学、技术和经验的综合成果，在充分考虑最新科学研究、技术总结和经验验证等结果，深入调查论证，广泛征求各相关方意见和建议后，将其综合制订为标准，可以共同使用和重复使用。

（二）标准的特征

1. 权威性 标准的制定按照规范流程制订，发布需经由权威机构批准。国际性权威机构有：国际标准化组织（International Organization for Standardization，ISO）、国际电工委员会（International Electrotechnical Commission，IEC）等。国内权威标准化组织有：国家标准化管理委员会（Standardization Administration，SAC）、中国卫生信息与健康医疗大数据学会（Chinese Medical Information and Big Data Association，CHMIA）等。

2. 协商性 标准制定要广泛征求各相关利益方意见，充分协商，达成一致。

3. 科学性与适用性 标准来源于人类社会实践活动，其产生的基础是科学研究和技术进步的成果，它既是科学技术成果，又是实践经验的总结。标准制订充分考虑了最新科学研究、技术总结和经验验证等结果，这些成果和经验都是经过分析、比较、综合和验证的。这样制定的标准既具有科学性又具有适用性。

（三）标准的类型

标准的分类根据不同的目的与分类原则，可以划分为不同的类型。根据《中华人民共和国标准化法》，按照标准的使用范围可以分为国际标准、国家标准、行业标准、地方标准、团体标准和企业标准；按标准化对象的基本属性，可分为技术标准、管理标准和工作标准；根据内容和应用类型，标准可以划分为强制性标准、任务导向标准、实质性标准和共识性标准。2015 年，国务院印发《深化标准化工作改革方案》，建立政府主导制定的标准与市场自主制定的标准协同发展、协调配套的新型标准体系。其中政府主导制定的标准包括强制性国家标准、推荐性国家标准、推荐性行业标准和推荐性地方标准，市场自主制定的标准分为团体标准和企业标准。

二、标准化

（一）标准化的概念

《标准化工作指南　第1部分：标准化和相关活动的通用词汇》（GB/T 20000.1—2014）中给出的标准化定义：为了在一定范围内获得最佳秩序，促进共同效益，对现实问题或潜在问题确立共同使用和重复使用的条款以及编制、发布和应用文件的活动。

（二）标准与标准化

标准化不是一个孤立的事物，而是一个活动过程，主要是制定标准、实施标准进而修订标准的过程。这个过程也不是一次性的，而是一个不断循环、螺旋式上升的运动过程。每完成一个循环，标准的水平就提高一步，标准是标准化活动的产物。标准化的目的和作用，都是要通过制定和实施具体的标准来体现的。所以，标准化活动不能脱离制定、修订和实施标准，这是标准化的基本任务和主要内容。

标准化活动是建立规范的活动。定义中所说的"条款"，即规范性文件内容的表达方式。标准化活动所建立的规范具有共同使用和重复使用的特征。条款或规范不仅针对当前存在的问题，而且针对潜在的问题，这是信息时代标准化的一个重大变化和显著特点。

（三）标准化的特征

由标准化的定义可以看出，标准化具有如下特征。

1. 明确的域　标准化是为了在"一定范围内获得最佳秩序"，所以每个标准都是针对和适应某一特定范围的需求。

2. 唯一性　在标准化的体系中，每一个或一组对象，都有且只有一个确定的代码与之对应，不能出现重复编码的现象。

3. 完整性　针对某一特定领域制订的标准化体系，需涵盖这一领域的所有对象，要保证标准化的完整性，但是，由于事物发展具有动态性，人们对事物的认识也具有动态性，所以标准化系统不是一成不变的，也需要不断地修订和完善。例如国际疾病分类代码（ICD），从1900年第一版，到2022年已经出版第11版，简称ICD-11。

4. 权威性　是标准化与生俱来的特性。标准必须由权威部门制定、颁布，并带有明确的约束性，甚至是强制性，才能在一定范围内获得最佳秩序。

（四）标准化发展历史

标准化历史久长，可分为远古时代标准化、古代标准化、近代工业标准化和现代信息时代标准化阶段。

1. 远古时代标准化　原始人在长期群居生活和同大自然搏斗中，通过实践、相互交流和模仿，学会了制作工具，通过约定俗成，产生了语言和工具等。从世界各地出土的石刀、石斧形状可以看出，早在古代人类就表现出无主观意识的标准化行为。

2. 古代世界标准化 上下五千年中华民族创造了辉煌灿烂的历史，而标准作为其中不可或缺的篇章处处闪烁着灿烂的光芒。其中有一些典型的范例：比如秦始皇统一六国后，先后颁布政令，"一法度衡石丈尺，车同轨，书同文"，对度量衡、文字、货币、道路等进行了全国范围内的标准化。再比如，毕昇在1041—1048年首创的被称为"标准化发展史上的里程碑"的活字印刷术，成功地运用了标准单元、重复利用分解组合以及互换性等标准化原则和方法，这些都是古代世界标准化的杰出典范。

3. 近代工业标准化 18世纪末，英国出现的纺织工业革命标志着工业化时代的开始，近代工业标准化是伴随着工业革命而产生和发展的。大机器工业生产方式促使标准化发展成有明确目标和有系统组织的社会性活动。随着蒸汽机和机床等现代生产工具的使用，工业生产发生了根本性的变化，生产越来越专业，工序越来越复杂，分工越来越精细，协作越来越广泛，标准和标准化作为生产和管理重要手段也得到了迅速发展。1798年，美国的伊莱·惠特尼发明了工序生产方法，运用互换性原理生产出标准化的零部件，取得了巨大的成功，为大批量生产开辟了途径。因此被誉为"标准化之父"。

4. 信息时代标准化 进入信息时代，信息共享与交换越来越频繁，标准化变得尤为重要和紧迫。ISO等国际标准化组织逐步促进了全面的信息技术标准化体系，涉及信息处理、网络通信、信息安全、软件工程、数据交换及信息技术设备等领域，极大地促进了各个领域信息化的飞速发展。2016年9月12日，第39届国际标准化组织大会在北京开幕。习近平主席致贺信，贺信中指出标准是人类文明进步的成果。从中国古代的"车同轨、书同文"，到现代工业规模化生产，都是标准化的生动实践。伴随着经济全球化深入发展，标准化在便利经贸往来、支撑产业发展、促进科技进步、规范社会治理中的作用日益凸显。标准已成为世界"通用语言"。世界需要标准协同发展，标准促进世界互联互通。随着信息技术的高速发展和经济全球化的迫切需要，建立与经济全球化相适应的标准化体系成为当务之急。标准已变成衡量国家核心竞争力的基本要素，是规范经济和社会发展的重要技术制度。

在人类社会发展的进程中，标准化经历了从自发到自觉、从经验到科学的逐步飞跃，它雏生于农业时代，成熟于工业化时代，拓展于信息化时代，在推动社会生产力飞速发展中发挥了重要作用。

（五）信息标准化

1. 信息标准化的概念 信息标准化是研究、制定和推广应用统一的信息分类分级、记录格式及其转换、编码等技术标准的过程。有利于实现不同层次、不同部门信息系统间的信息共享和系统兼容。信息标准的制定应遵循科学性、实用性和可行性原则，适合一定时期经济、社会和科学技术发展阶段，并为社会所公认，容许周期性修订和更新。

狭义的信息标准化指信息表达上的标准化，即在一定范围内人们能共同使用的，对某类、某些或者某个客体抽象的描述与表达。为了方便计算机处理信息，信息标准化的表达方式通常采用数字、字符等抽象符号表示；这种方式比处理语言、文字和图像的效率更高。

广义的信息标准化不仅涉及信息元素的表达，而且涉及整个信息处理过程，包括信息传递与通信、处理流程、信息处理的技术与方法、信息处理设备等方面。

2. 信息标准化的方法　分类与编码是信息标准化的主要方法之一。

（1）分类与编码概念　国家标准《信息分类和编码的基本原则与方法》中对信息分类定义为根据信息内容的属性或特征，将信息按一定的原则和方法进行区分和归类，并建立起一定的分类体系和排列顺序。信息分类有两个要素：一是分类对象，二是分类依据。分类对象由若干个被分类的实体组成。分类依据取决于分类对象的属性或特征。

信息编码是将事物或概念（编码对象）赋予具有一定规律、易于计算机和人识别处理的符号，形成代码元素集合。代码元素集合中的代码元素就是赋予编码对象的符号，即编码对象的代码值。代码是表示特定事物或概念的一个或一组字符。简单点说，编码是将一个表示对象或事物信息的某种符号体系转换为便于计算机识别和处理的另一种符号体系（代码）的过程。分类与编码是为了方便信息的存储、检索和使用，在进行信息处理时赋予信息元素以代码的过程，即用不同的代码与各种信息中的基本单位组成部分建立一一对应的关系。

（2）分类与编码的基本原则　对信息进行分类和编码的原则作了如下规定。

1）科学性　选择事物或概念（即分类对象）最稳定的本质属性或特征作为分类的基础和依据。

2）系统性　将选定的事物、概念的属性或特征按一定排列顺序予以系统化，并形成一个科学合理的分类体系。

3）简明性　为快速定位信息资源，分类类目的层级尽可能减少。

4）唯一性　在选用不同分类方式进行分类时，不同分类方式的类目设置不应重复。每一类对象编码仅对应一个代码，一个代码仅唯一标识一类对象。

5）实用性　按照应用需求为主导，保证信息分类的实用及可操作性，以实现信息采集、管理、服务、共享为目标，实现信息的有序管理和开发利用。

6）可扩展性　尽可能保持代码系统的相对稳定性，考虑到事物的发展，编码时应根据需要预留适当空位，必要时还需设置一个收容项——"其他"，以便适应不断扩充的需要。

此外，分类编码原则还包括准确性、可操作性、结构化等。

（3）分类与编码的方法　分类的基本方法包括线分类法、面分类法和混合分类法。

1）线分类法　将分类对象（即被划分的事物或概念）按所选定的若干个属性或特征逐次地分成相应的若干个层级的类目，并排成一个有层次的，逐渐展开的分类体系。同一分支的同层级类目之间构成并列关系，不同层级类目之间构成隶属关系。线分类法又称为树型分类法，例如ICD就是线分类法的一个实例，如表4-1所示。

表4-1　线分类法实例

代　码	疾病类型名称
SO6.0	脑震荡
SO6.1	创伤性大脑水肿
SO6.2	大脑挫伤、大脑撕裂伤、创伤性脑受压未特指
S06.3	创伤性大脑内出血
SO6.4	创伤性硬膜外出血
SO6.5	创伤性硬膜下出血
SO6.6	创伤性蛛网膜下隙出血
SO6.8	创伤性颅内出血、小脑出血未特指
SO6.9	颅内损伤、脑损伤未特指

2）面分类法　将分类对象按选定的若干个属性或特征，分成彼此之间互不相关的若干"面"，每个"面"又可分为许多彼此独立的若干类目。使用时，可根据需要将这些"面"中的类目组合在一起，形成一个复合类目。例如，医院收费项目"面"可以分为药品费、检查费、手术费、输血费等，付费方式的"面"可分为医疗保险、自费、公费等。在统计时可以将两个"面"组合在一起，形成复合类目，如第一季度"医疗保险支付药品费""自费支付的检查费"等。

线分类法与面分类法优缺点对比见表4-2。混合分类法是将线分类法和面分类法组合使用。

表4-2　信息分类方法优缺点对比

分类法	优　点	缺　点
线分类法	①层次性好，能较好地反映类目之间的逻辑关系 ②较为实用，便于计算机对信息进行处理	①树型的分类结构弹性较差，一经确定，不易改动，使用线分类法要留有一定的扩展空间 ②当线分类层次较多时，会影响数据处理的速度
面分类法	①分类结构柔性好，改变分类体系中的任一个"面"，不会影响其他的"面"，易于添加和修改类目 ②可以根据需要组合任何类目，便于计算机信息处理	面分类法不能充分利用容量，在实践过程中有些类目组合并无实际价值

第二节 医学信息标准

随着医疗卫生信息化进程加快，居民健康档案、区域卫生信息系统、远程医疗等系统的应用，对各系统间信息互联互通要求越来越高，标准化的重要性日益凸显，对医院和区域信息化建设水平，推动医疗卫生机构高质量发展方面起到了十分关键的作用。《"十四五"卫生健康标准化工作规划》明确要求，基本建成有力支撑健康中国建设、具有中国特色的卫生健康标准体系，完善基础类、数据类、应用类、技术类、管理类、安全与隐私类等六类信息标准的制定。聚焦以居民电子健康档案为核心的区域全民健康信息化和以电子病历为核心的医院信息化等两大重点业务标准。推进互联网、大数据、人工智能、区块链、5G、物联网、IPv6（互联网协议第6版）等新兴信息技术与卫生健康行业融合性标准的供给。加强卫生健康信息标准应用效果评价，促进信息共享互认和互联互通。

医学信息标准指在医学信息处理过程中，对信息进行采集、传输、交换和利用时所采用的统一规则、概念、名词、术语、代码与技术。广义的医学信息标准包括处理医学信息的各种标准，如基础标准、技术标准、数据标准、安全与隐私标准、处理流程标准、硬件（介质）的参数标准、接口标准、管理标准等。

一、医学信息标准化机构

目前，我国医学信息标准化管理机构主要由三个部分组成。

一是政府行政机构，包括国家药品监督管理局、国家卫生健康委员会、国家中医药管理局、国家市场监督管理总局、国家标准化管理委员会，以及下属的相关机构和地方政府相关部门等。

二是各级专业学术团体，如国家卫生标准委员会信息标准专业委员会、中国卫生信息学会卫生信息标准专业委员会、中国医院协会信息管理专业委员会、中国医药信息学会、中国中医药信息研究会、中国电子学会医药信息分会，以及地方学会等。

三是国际标准组织的中国机构，包括 HL7 China、IHE-C、国际标准化组织（ISO）、HIMSS大中华区、国际DICOM标准中国委员会等。

标准化机构包括国际性标准化机构、区域性标准化机构和国家标准化机构，下面介绍几个有代表性的机构。

（一）国际标准化组织

国际标准化组织（International Organization for Standardization，ISO）是世界上最大的国际标准化机构，是非政府性国际组织，每个国家只能有一个团体被接纳为成员。

国际标准化组织的前身是国家标准化协会国际联合会和联合国标准协调委员会。1946年10月，25个国家标准化机构（国际标准化组织的始创成员国，中国是创始成员国之一）的代表在伦敦召开大会，决定成立新的国际标准化机构。大会起草了ISO的第一个章程和议事规则，并认可通过了该章程草案。1947年2月23日，国际标准化组织正式成立，总部设在瑞士日内瓦。ISO的宗旨是在全世界促进标准化及有关活动的发展，以便于国际物资交流和服务，并扩大知识、科学、技术和经济领域中的合作。为了推动健康信息数字化、网络化和健康信息全球共享，1998年ISO成立了国际标准组织/健康信息学技术委员会（the International Organization for Standardization's Technical Committee on Health Informatics，ISO/TC 215）；2009年ISO成立了国际标准组织/中医药技术委员会（the International Organization for Standardization's Technical Committee on Traditional Chinese Medicine，ISO/TC 249），标志着中国标准化工作实现了历史性的突破。

（二）欧洲标准化委员会

欧洲标准化委员会［Comité Européen de Normalisation（法文缩写：CEN）］成立于1961年，总部设在比利时布鲁塞尔，以西欧国家为主体、由国家标准化机构组成的非营利性国际标准化科学技术机构，是欧洲三大标准化机构之一。

CEN的宗旨在于促进成员国之间的标准化协作，制定本地区需要的欧洲标准（EN，除电工行业以外）和协调文件（HD），CEN与CENELEC和ETSI一起组成信息技术指导委员会（ITSTC），在信息领域的互连开放系统（OSI），制定功能标准。

（三）美国国家标准学会

1918年，美国材料试验协会（ASTM）、与美国机械工程师协会（ASME）、美国矿业与冶金工程师协会（ASMME）、美国土木工程师协会（ASCE）、美国电气工程师协会（AIEE）等组织，共同成立了美国工程标准委员会（AESC）。1928年，美国工程标准委员会改组为美国标准协会（ASA），1966年8月，又改组为美利坚合众国标准学会（USASI）。1969年10月6日改成现名：美国国家标准学会（American National Standards Institute，ANSI）。美国国家标准学会系非盈利性质的民间标准化团体，但它实际上已成为国家标准化中心，各界标准化活动都围绕着它进行。通过它，使政府有关系统和民间系统相互配合，起到了政府和民间标准化系统之间的桥梁作用；它协调并指导全国标准化活动，给标准制订、研究和使用单位以帮助，提供国内外标准化情报；同时，又起着行政管理机关的作用。

（四）中国国家标准化管理委员会

中国国家标准化管理委员会（Standardization Administration，SAC）是中华人民共和国国务院下属的组织机构，职责划入国家市场监督管理总局。其职责是：以国家标准化管理委员会名义，下达国家标准计划，批准发布国家标准，审议并发布标准化政策、管理制度、规划、公告等重要文件；开展强制性国家标准对外通报；协调、指导和监督行业、地方、团体、企业标准工作；代表国家参加国际标准化组织、国际电工委员会和其他国际或区域性标准化组织；承担有关国际合作协议签署工作；承担国务院标准化协调机制日常工作。

（五）中国卫生信息与健康医疗大数据学会

中国卫生信息与健康医疗大数据学会（Chinese Medical Information and Big Data Association，CHMIA）是国家卫生健康委员会主管的国家一级学会，该学会的前身是中国卫生统计学会，于1984年9月在广西南宁市正式成立。2004年更名为中国卫生信息学会，2017年更名为中国卫生信息与健康医疗大数据学会。CHMIA是由从事卫生信息工作及与其相关的单位和个人自愿结成的学术团体，主要围绕卫生健康事业的发展要求，以医疗健康统计与信息化建设研究和实践为重点，为行政机关和社会公众提供卫生信息技术应用、有关标准研制认证及信息咨询等服务，促进医疗健康统计与信息化建设相关知识的普及与推广，为推进健康中国建设服务。

二、医学信息标准的分类

医学信息标准是一个宽泛的范畴，是指在医学信息中广泛应用到的标准及医疗应用方面的专业技术标准。医学信息标准目前国内实施的卫生信息标准以国家标准（GB）和卫生行业标准（WS）为主，以及引进的HL7、ICD、DICOM等国际标准。按照《"十四五"卫生健康标准化工作规划》中要建成具有中国特色的卫生健康标准体系，分别是基础类、数据类、应用类、技术类、管理类、安全与隐私类，如图4-1所示。

1. **基础类标准**　是制定其他各类标准的基础与支撑，具有指导性和全局性，这类标准包括三方面：①标准体系与标准化指南；②术语标准，包括西医、中医的；③信息模型、文档等。

2. **数据类标准**　指卫生健康信息采集、表达、处理、传输、交换等过程中涉及的相关数据标准，是保证语义层无歧义的重要基础。包括数据元标准、分类与编码标准、数据集标准共享文档规范等，不包括对数据进行处理、分析等过程中使用的技术、方法等标准规范。

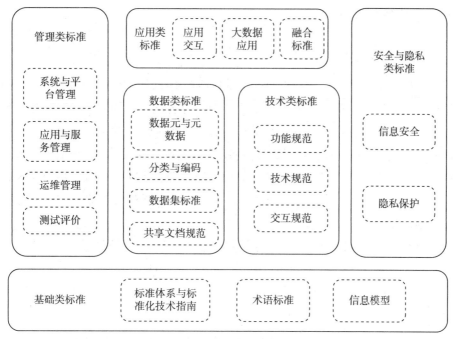

图4-1 标准化体系框架

3. 应用类标准 是《"十四五"卫生健康标准化工作规划》在原来卫生健康信息标准体系五大类基础上新增的标准，在信息化条件和设施都具备的前提下，最关键的是信息化的应用。包括互联网、大数据、人工智能、区块链、5G、物联网、IPv6等新兴信息技术与卫生健康行业融合性标准。

4. 技术类标准 与系统实践密切相关，涉及业务应用系统设计、开发、实施、运行等各建设环节技术类标准，包括功能规范、技术规范、交互规范等。如基于电子病历的医院信息平台技术规范、远程医疗信息系统基本功能规范等。

5. 管理类标准 用于指导业务应用系统合理应用相关标准，包括建设指南、数据管理、信息平台管理、运维管理，以及标准符合性测试规范、测试方案等。

6. 安全与隐私类标准 对相关安全技术、数据安全、个人隐私保护、系统与平台安全、应用过程中的安全和隐私等方面予以规范约束，包括信息安全标准和隐私保护标准。

第三节 常用医学信息标准

医学信息标准是一个宽泛的范畴，类型也有多种，如医学术语标准、医学信息交换类标准等，常用的有国际疾病分类、系统医学术语集、一体化医学语言系统、HL7、DICOM、IHE等。

一、医学术语标准

（一）国际疾病分类（ICD）

国际疾病分类法（International Classification of Diseases，ICD）是世界卫生组织依据疾病特征对疾病进行编码的分类表，是为了对世界各国人口的健康状况和分析死因的差别，面对各种疾病作出的国际通用的统一分类，旨在对不同国家或地区在不同时间维度内收集到的死亡率和发病率数据进行系统地记录、分析、解释和比较。ICD定义了疾病、精神障碍、损伤及其他相关的健康状况，覆盖了疾病领域的各个方面，用于对具有正规诊断的疾病和损伤的分类统计。ICD是临床疾病诊断规范命名的主要参考依据，全面用于病案首页疾病诊断书写与编码、医疗信息化系统的疾病诊断分类和病案统计，以及其他健康问题的记录，便于临床信息系统或流行病学监控。

1. ICD的发展 1853年，法国巴黎的医学统计学家耶克·贝蒂荣（Jacques Bertillon）提出疾病死亡原因统计分类法，在近五十年几经修订，逐步推广使用，它便是1983年世界卫生组织（WHO）出版的第1版，至今已有120余年的发展史。2018年6月，WHO发布第11版ICD，首次将中医药传统医学纳入ICD。同年12月，WHO国际分类家族中国合作中心与中国医院协会医疗质量管理专业委员会共同举办了国际疾病分类第十一次修订本（ICD-11）研讨会，以探讨ICD-11发布带来的机遇和挑战，推动ICD-11在我国的落地实施。ICD-11是根据疾病的病因、解剖部位、严重程度、治疗现状等13类性质将疾病分类编码，形成统一的疾病编码体系。

ICD-10与ICD-11在章节内容、编码体系、编码结构等方面有所改变。以脑梗死为例，脑梗死作为脑血管病的一种，在ICD-10与ICD-11中被分类在不同章节，ICD-10中被分类于第九章循环系统疾病中，类目编码是I63。在ICD-11中被分类于第八章神经系统疾病中类目编码是8B11，并且类目名称改为缺血性脑卒中。ICD-11在对疾病和临床表现的编码上于ICD-10有明显的区别，ICD-10使用双重分类表示，而ICD-11采用多重层级结构编码。ICD-10以剑号代表病因，星号代表临床表现，采用"剑号†星号"的形式组合，ICD-11使用"主干码+扩展码"组合而成。例如，红斑狼疮相关性血管炎在ICD-10中编码为M32.1†D77*（系统性红斑狼疮累及血液系统），ICD-11中编码为4A40.0Y（其他特指的系统性红斑狼疮）/4A44.Y（其他特指的血管炎）。

2. ICD-11的内容 ICD-11共有28章，前面27个章节位主干码，主要用于表示患者的主要健康状况，每一章题名及编码范围如表4-3所示。

表4-3 ICD-11章节名称及编码范围

章节序号	章节题名	编码范围
第1章	传染病和寄生虫病	1A00-1H0Z
第2章	肿瘤	2A00-2F9Z
第3章	血液或造血器官的疾病	3A00-3C0Z

续表

章节序号	章节题名	编码范围
第4章	免疫系统的疾病	4A00-4B4Z
第5章	内分泌，营养或代谢病	5A00-5D46
第6章	精神行为或神经发育障碍	6A00-6E8Z
第7章	睡眠-觉醒障碍	7A00-7B2Z
第8章	神经系统疾病	8A00-8E7Z
第9章	眼和附器疾病	9A00-9E1Z
第10章	耳和乳突疾病	AA00-AC0Z
第11章	循环系统疾病	BA00-BE2Z
第12章	呼吸系统疾病	CA00-CB7Z
第13章	消化系统疾病	DA00-DE2Z
第14章	皮肤疾病	EA00-EM0Z
第15章	肌肉骨骼系统和结缔组织疾病	FA00-FC0Z
第16章	泌尿生殖系统疾病	GA00-GC8Z
第17章	性健康相关情况	HA00-HA8Z
第18章	妊娠、分娩和产褥期	JA00-JB6Z
第19章	起源于围生期的某些情况	KA00-KD5Z
第20章	发育异常	LA00-LD9Z
第21章	症状、体征或临床所见，不可归类	MA00-MH2Y
第22章	损伤、中毒和外因的某些其他后果	NA00-NF2Z
第23章	疾病和死亡的外因	PA00-PL2Z
第24章	影响健康状态和与保健机构接触的因素	QA00-QF4Z
第25章	用于特殊目的的编码	RA00-RA26
第26章	传统医学	SA00-SJ3Z
第27章	功能补充部分	VD00-VW8Z
第28章	扩展码	XS8H-XD6UU3

章节内的疾病子类遵循严格的层级结构，以第8章神经系统疾病（8A00～8E7Z）脑梗死的编码为例，如表4-4所示。

表4-4 脑梗死的ICD-11编码

编码	条目名称
8B11	缺血性脑卒中
8B11.0	颅外大动脉粥样硬化引起的缺血性脑卒中
8B11.1	颅内大动脉粥样硬化引起的缺血性脑卒中

编码	条目名称
8B11.2	栓塞性缺血性脑卒中
8B11.20	心源性栓塞性缺血性脑卒中
8B11.21	主动脉弓源性栓塞性缺血性脑卒中
8B11.22	反常栓塞引起的缺血性脑卒中
8B11.2Y	其他特指的栓塞性缺血性脑卒中
8B11.2Z	未特指的全塞性缺血性脑卒中
8B11.3	小动脉闭塞性缺血性脑卒中
8B11.4	其他已知病因的缺血性脑卒中
8B11.40	伴分水岭梗死的全脑低灌注引起的缺血性脑卒中
8B11.41	其他非粥样硬化动脉疾病引起的脑缺血性卒中
8B11.42	血液高凝状态引起的缺血性脑卒中
8B11.43	蛛网膜下隙出血相关的缺血性脑卒中
8B11.44	夹层造成的缺血性脑卒中
8B11.5	病因不明的缺血性脑卒中
8B11.50	未特指的颅外大动脉闭塞或狭窄引起的缺血性脑卒中
8B11.51	未特指的颅内大动脉闭塞或狭窄引起的缺血性脑卒中
8B11.5Z	未特指的缺血性脑卒中

第28章为扩展码，以X开头，不可单独使用，被用于补充主干码以外的其他信息，必须与主干码搭配的其他信息。主干码可同时关联一个或多个扩展码，从而更详实地描述复杂的疾病。扩展码分为三类，一类是补充主干码细节，例如严重性、时间性、组织病理学、解剖部位等；第二类是描述诊断细节，例如诊断与住院、外科手术的关系及确诊方法等；第三类是说明主干码不是现有的疾病状况，为本次就诊做参考，如既往史、家族史等，如表4-5所示。

表4-5　扩展码类型

类别	类别名称
第一类	严重度
	时间性（病程）
	解剖细节
	组织病理学
	生物学指标
	外部原因细节

续表

类别	类别名称
第二类	就诊原因
	入院原因
	入院时存在情况
	入院后发生的情况
	临时诊断
	排除诊断/鉴别诊断
第三类	既往史
	家族史
	筛查/评估

(二)系统化临床医学术语集

1. 系统化临床医学术语集的发展 系统化临床医学术语集(Systematized Nomenclature of Medicine—Clinical Terms,SNOMED-CT)前身为SNOMED,由美国病理学会于1974年推出第一版。2002年1月,SNOMED与《临床术语集》第三版(Clinical Terms Version 3,CTV3)经过融合、扩充和重组,形成SNOMED-CT,是目前国际上最全面、多语种的临床医学术语体系。历经50余年发展,SNOMED-CT从最初以病理学为基础的4个轴,逐渐发展为目前的19个层级体系,其用途从支持病理学术语的分类检索演变为信息化时代临床医学数据与信息的汇聚处理、交互共享。自2007年4月,国际卫生术语标准开发组织(International Health Terminology Standards Development Organization,IHTSDO)负责SNOMED-CT的维护、发布、知识产权等事宜。SNOMED-CT在每年1月和7月发布国际版,SNOMED-CT已在80多个国家开展了不同程度的应用。

2. SNOMED-CT的内容 SNOMED-CT以概念为中心对疾病、临床发现、解剖结构、有机体、物质、药品、物理对象、物理力、标本等健康记录中的临床医学信息进行组织,概念表、描述表和语义关系表是SNOMED-CT最基本的组成单元。

(1)概念表 2020年1月31日发布的SNOMED-CT国际版包含352567个概念。概念表收录了有明确临床内涵的医学概念规范名称,由每个概念的概念编码(Concept ID)、概念状态(Concept Status,包括"现在使用中的——current""重复的——duplicate""错误的——erroneous""不确定的——ambiguous""有限制的——limited"5种状态)、概念完全指定的名称(Fully Specified Name),英国临床术语集第3版的编码(CTV3ID)、较早版本SNOMED编码(SNOMED ID)及概念是否为初级定义的(Is Primitive,与完全确定的Fully defined相对)等6个字段构成。

(2)描述表 对于同一医学概念,可能存在多个甚至十数个与之对应的术语,SNOMED CT中采用描述表来指定术语与概念的关系。例如,Pain in throat(喉咙痛)是一个属于发现（Finding）轴并完全指定名称的概念。但同是这个概念还可有诸如"Sore throat""Throat pain""pain in pharynx""Throat discomfort""Pharyngeal pain""Throat soreness"等多个术语描述，这时必须要从中指定一个作为对这个概念首选的描述术语，而其他术语作为同义词（术语）标明存在。

（3）语义关系　SNOMED的关系表中提供了大约146万个语义关联。SNOMED CT用加强术语间的语义关联来提供逻辑性强并可直接由电脑处理的医学概念的明确定义，从而保证数据检索的可靠性和连贯性，使医学数据充分地为决策支持、费用分析和临床研究所用。SNOMED CT的应用SNOMED CT涵盖多方面的临床信息，能够灵活地表示医学术语，并反应出临床术语之间的逻辑关系，在世界上多个国家得到广泛应用。

SNOMED-CT组成结构示例如图4-2所示。

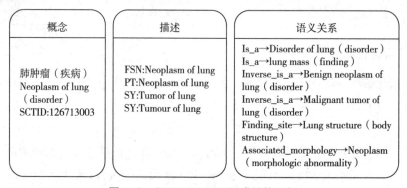

图4-2　SNOMED-CT组成结构示例

3. 观测指标标识符逻辑命名与编码系统（Logical Observation Identifiers Names and Codes，LOINC）　于1994年由美国雷根斯基夫研究院（U.S. Regenstrief Institute）编制，是一套用于在ASTME1238、HL7等医疗信息交换标准中标识实验室和临床检测项目的通用标识符，旨在促进临床医疗护理、结局管理、医疗索赔及研究等临床实验室结果的交换、汇聚、集成与共享。

LOINC标识符分为实验室部分和临床部分，涵盖了血液学、血清学、生命体征、放射医学报告、肿瘤登记码等各类观测指标。LOINC中，每个标准"观测指标"均有一个标准编码和标准命名；标准命名即LOINC全称，基于"六轴"概念表达式生成LOINC，有5或6个主要组成部分，包括成分/分析物名称、检查检验属性类型、时间特征、体系/样本类型、标尺及检测方法，LOINC术语结构与示例如图4-3所示。

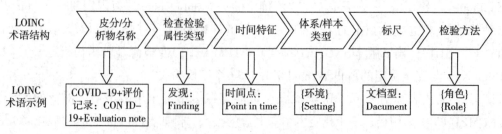

图4-3　LOINC术语结构与示例

4. **医学主题词表（Medical Subject Headings，MeSH）** 为目前国际公认的最权威的生物医学叙词表，由美国国立医学图书馆编制，MeSH于1960年首次出版，经过60余年的发展与推广，已被翻译成中文、法文、德文、日文等16种语言。1979年，中国医学科学院医学信息研究所集成了MeSH中文版和《中医药学主题词表》，形成《中文医学主题词表》（Chinese Medical Subject Headings，CMeSH）。

目前，MeSH广泛应用于全球生物医学文献的主题标引与检索、图书编目、智能检索、数据挖掘、知识发现、热点监测等方面。MeSH由主题词、等级体系、副主题词及增补概念四部分组成。

二、医学交换标准

（一）HL7标准

美国卫生信息传输标准Health Level Seven（简称HL7）是由美国国家标准化组织（ANS–Ameican National Standard Institute）批准颁布实施的医疗卫生机构及医用仪器、设备数据信息传输标准。HL7的主要任务是开发不同医疗信息系统之间各项电子资料的标准以及信息系统之间通信的消息标准。

为了从多种方面、角度应对不同信息系统互操作的问题，HL7汇聚了各个厂家用来设计应用软件间的接口标准格式，HL7制定了一系列标准和规范，用于不同医疗机构在异构系统之间，进行数据交互。在医疗行业的主要内容都有非常详细的标准，HL7标准几乎涵盖了所有的医疗流程，如患者就诊入院/出院/转院信息、预约管理、病历档案、各类医疗服务等。HL7是实现高效数据交换、数据共享、医院信息化建设等要求的基础。

基于HL7标准实现异构系统互联互通，是按照HL7标准的规则，将不同格式的数据信息转换成为每个系统都能识别的HL7标准数据格式，在FTP、TCP/IP等网络传输协议的协调下，把数据传递到接收方。接收方根据对接收到的数据有效性的验证并进行应答，然后再把接收到的数据传送给应用程序，根据HL7语法规则进行解析，变换为应用程序数据，以此来实现异构数据的传输交换，其实现的基本原理，如图4-4所示。

根据异构系统之间的数据传输的基本原理，所有的数据交换都先把数据转换成HL7的标准格式，然后再进行交换和识别的，一般实现的方式有两种方法：一是建立点对点的映射关系，将HL7字段与数据库表的属性字段对应起来；二是使用可扩展标记语言（Extensible Markup Language，XML）技术建立HL7服务器，形成HL7接口的中心数据库，把发送方的XML代码转换成为符合HL7标准的数据，通过数据验证、识别、传输，接收方将接收到HL7标准消息数据转换成XML代码应用到软件系统中。

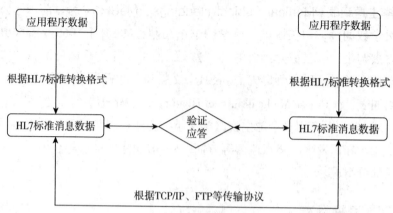

图4-4 基于HL7标准的数据交换的基本原理

（二）DICOM

医学数字成像及通信标准（Digital Imaging and Communications in Medicine，DICOM）是医学图像和相关信息的国际标准，由美国放射学会和美国国家电器制造商协会（ACR-NEMA）组织共同制定的，其涵盖了医疗信息系统产业数字影像医疗技术的归档、通信、采集、显示及查询等几乎所有的信息传输运用协议，定义了很多用于数据信息传递、交换的服务类和命令集以及消息的标准响应。1993年美国国家电器制造商协会发布了医学数字成像及通信标准3.0，DICOM 3.0是全球上第一个被广为医学界内接受的医学数字成像和信息通信标准，采用面向对象的分析方法，也是建立在互联网标准基础上的通信协议。第五章中详细介绍DICOM标准。

（三）IHE规范

IHE最早是由医学专业的专家、医疗服务行业的管理者、医疗行业信息技术专家为改善医疗机构的电子化信息系统之间信息共享为目的而成立。它的基本目的是保证提供给医疗机构人员对患者诊断必需的所有信息的准确性和可用性，以明确给予患者的临床诊疗和处理是最佳的。IHE的最主要的目的是为了实现医院全面医疗信息的集成及医疗事业工作的流程自动化、信息化、数字化，不但能够使医院科室内部能实现内部数据的高效和可靠的信息传输和信息共享，而且不同科室之间也可以实现相关信息流的传输和共享的一致性和完整性。IHE倡议的是支持现有标准的应用，而不是去定义新的标准，现在整合的是DICOM、HL7两大国际标准。

IHE的四大基本概念为：角色（actor）、事务（transaction）、集成单元（integration profiles）和技术框架（technical framework）。

1. 角色 是指系统后台或者信息系统代码中产生、管理或者处理信息的功能单位，是通用化系统进行数据处理和逻辑实现的成员，其代表着医院数字化系统环境中信息系统内部指定的系统运行流程或数据逻辑处理过程的基本功能执行组件和执行模块；角色管理、产生和作用于与系统进行运行操作行为相关的数据信息和信息流。

2. 事务 每一个对应的角色都对应着与之相关联的事务。事务是角色之间的相互沟通或者相互作用时用于信息数据的逻辑处理和信息数据共享和交互的过程，事务包括了多个角色之间遵循通行的标准机制进行数据传输和信息沟通交互行为的细节规范和定义。每一个特定的事务在系统进行逻辑事务执行的时候必定与两个角色相关，这称为角色对相关联，不过同样的事务在执行期间可以发生在不同的角色对之间。

3. 集成单元 是技术框架的基本单位。每一个集成单元都是由多个特定的角色以及相应关联的事务组成的逻辑情景。集成单元为系统的用户和架构厂商提供了一种理解方便和简便引用技术框架功能子集的方式，使用户可以在不涉及角色和事务细节的基础上，能更加精准和完整地描述对 IHE 的支持，而不仅仅是简单地声明与 IHE 相兼容。

4. IHE技术框架 是系统在进行开发和使用过程中制定的一份详细的结构严谨的文档，它将信息系统基于与影像系统很好地结合成为一个全新的完整的实体，从而优化医疗数据信息的共享沟通和医疗流程，是实现 IHE 集成功能标准和指南，它描绘了基于此标准基础上的各个系统（通常被定义为 IHE 角色）之间的信息沟通与交互，而这些系统都要求系统的功能可以支持特殊的医务工作流和系统整合性能。

在遵循IHE标准规范的系统之间进行的通信更加容易实现，而且使得诊疗结果提供者能够更加有效、准确、及时的使用信息。IHE的目标在于通过改善系统集成的状态和清除信息互操作的障碍，提供一种方法让各信息系统之间更好地共享信息，从而实现医务工作者在进行医疗活动时，可以实现对重要医疗信息的无缝传输，从而优化医疗效果的质量。

第四节 中医药信息标准

一、中医药信息标准概述

（一）中医药信息标准建设背景

当前，中医药在世界各地迅速普及，为提升中医药在国际市场上的竞争力，促进中医药知识资源在国际的传播和共享，亟需进一步加强中医药国际标准的研制工作。近年来，我国中医界积极参与ISO和WHO的工作，在中医药国际标准的构建上取得了一系列突破性成果。

2009年，国际标准化组织ISO成立了面向中医药领域的技术委员会（Traditional Chinese Medicine，ISO/TC249TCM），其工作范畴包括中药材、中药产品、中医药医疗器械设备、中医药名词术语和中医药信息等。2014年，ISO/TC249与ISO/TC215成立联合工作组，促进TC215专家参与中医药信息标准的国际标准研制工作，探索建立中医药信息国际标准研制的工作机制，促进中医药信息标准高质量发展。截至2021年12月

31日，ISO/TC249与ISO/TC215已发布中医药信息标准21项，业务领域涵盖中药、针灸、诊疗器械，从信息学要素角度，涵盖了数据、信息模型、系统、分类结构和语义关系，几乎覆盖了中医药信息学学科的所有子领域。在世界卫生组织（WHO）支持的传统医学信息标准化工作中，中国、韩国和日本都是积极参与者。目前主要从三个方面入手研制传统医学信息标准，期望建立相应的《传统医学分类（ICTM）》《传统医学主题词表CJKMESH》《传统医学临床术语（CT2M）》标准。我国在这3个方面均处于领先优势。

（二）中医药信息标准建设现状

现阶段，我国正加强中医药信息标准化建设，这对于促进中医药信息化发展具有非常重要的战略意义。《中共中央国务院关于深化医药卫生体制改革的意见》中提出大力推进医药卫生信息化建设，加强信息标准化和公共服务平台建设，逐步实现统一高效、互联互通；《中医药创新发展规划纲要（2006—2020年）》提出建立国际认可的医疗、科研等中医药标准规范体系；《中医药发展战略规划纲要（2016—2030年）》中提到"完善中医药标准体系，实施中医药标准化工程"等具体中医标准化任务；《中医药事业发展"十三五"规划》中提出"实施中医药标准化工程，重点开展中医基础通用标准、技术操作规范和疗效评价标准的制定、推广与应用"等目标。

随着中医药信息化建设深入发展，中医药信息标准化建设需求明显增加，中医药信息标准化工作取得显著成效。当前，我国中医药信息标准化工作注重与卫生信息标准化的融合发展，重视中医药信息标准化整体规划与体系建设，致力于以标准化解决中医药信息化实际应用中存在的问题。我国中医药标准化管理工作逐步形成以政府为主导，各社会团体负责具体组织实施，各中医药标准化专业技术委员会为技术管理核心，以中医医疗、教育、科研等机构为主体承担标准制（修）订和推广实施任务，统一领导、分级负责、权责清晰、上下结合的标准管理体制。

二、中医药信息标准体系

（一）中医药信息标准体系定义

标准体系是一定范围内，标准按其内在联系形成的科学有机整体。其中"一定范围"指标准所覆盖的范围，中医药信息标准体系的范围就是中医药领域内信息化建设所覆盖的全部范围。标准体系具体表现为标准体系框架和体系表。标准体系框架是由多个相互制约、相互作用互为补充的子体系构成，将大量无序标准转换成有序的子体系；标准体系表是一定范围的标准体系内的标准按其内在联系排列起来的图表，包括现有的、正在制定的和预计制定的标准，由标准体系层次结构图、标准明细表、编制说明和对应的标准统计表组成，如图4-5所示。

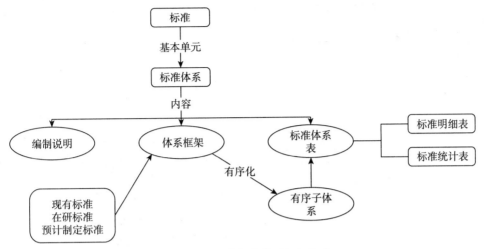

图4-5　中医药标准体系框架构成

（二）中医药信息标准体系表

2013年7月19日，国家中医药办公室颁布了《中医药信息标准体系表（试行）》，它确定了适用范围，标明了规范性引用文件，界定了相关术语和定义，进行了分类原则和编码说明，规定了中医药信息标准体系的层次结构、分类类目、标准代码编制方法和标准明细表。中医药信息标准体系表主要包括两大部分：一是"标准体系层次结构图"，包括"信息基础标准明细表""信息技术标准明细表""信息管理标准明细表""信息工作标准明细表"四个大类目，并在其下按照不同属性和需要确定相关子类目；二是"中医药信息标准体系表和明细表"，收录范围包括国家中医药管理局已经发布实施、正在制定和应予制定的信息标准以及中医药信息化建设必须遵循的相关标准和规范性文件等（图4-6）。

业务活动	临床诊疗	事业管理	中药产业
承担机构	医疗机构	管理部门	中药厂、产销地
信息产出	电子病历	电子政务、统计信息	生产、流通、资源、信息

业务活动	健康保健	文献管理	科学研究
承担机构	社区卫生服务站	中医药图书馆、博物馆	科学实验、临床试验
信息产出	电子健康档案	数字图书馆	电子数据记录

图4-6　中医药信息业务主题域

（三）中医药信息标准体系三维框架的构建

中医药信息标准的三维框架由业务域维、信息化要素维以及特异度维3个维度构成，如图4-7所示。

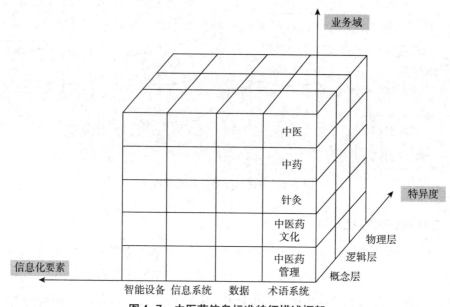

图4-7 中医药信息标准特征描述框架

三维框架具有较大的容量，又避免过于抽象。同时可以体现各个标准构件之间的系统性联系，可用于指导中医药信息标准的规划、开发与推广利用。业务域主要指中医药信息涉及的业务主题域范围，包括中医、中药、针灸、中医药文化、中医药管理等。信息化要素是指中医药信息化中涉及的智能设备、信息系统、数据、术语系统等关键因素。特异度指从抽象概念模型过渡到具体操作规范的水平，分为概念层、逻辑层、物理层。

三、中医药信息主要标准

（一）中医药数据标准

中医药类数据标准化是一个基础的系统工程，中医药信息标准化和信息共享需要数据元规范作为基础。在中医药信息系统的建设中，由于各个数据库开发时采用不同的语言、数据结构、数据定义等，以及伴随中医药信息数据的大量增长，造成信息系统之间数据交换、数据共享障碍。为加强数据建设的顶层设计，实现中医药数据资源的有效整合，迫切需要构建中医药数据标准体系，实现中医药数据资源的标准化。数据标准化，是按照预定规程对共享数据实现规范化管理的过程，其相关标准包括数据集分类与编码标准、元数据标准和数据元标准等。

1. 数据集分类与编码标准 中医药资源可分为5个一级类目（主题域）、40个二级类目（主类），143个三级类目（亚类）。5个一级类目如下。

（1）中医药事业 包括中医药管理、中医药发展、中医药机构、中医药人员、中医药教育、中医药经济等类信息资源。

（2）中医 包括中医基础、中医临床、少数民族医学、中医预防保健等类信息资源。

（3）中药 包括中药材、剂型、方剂、中成药、中药药理、中药化学成分等类信息资源。

（4）针灸 包括经络穴位、针灸方法、针灸临床、针灸器械等类信息资源。

（5）古籍 包括医经、本草、方书、医案医话、针灸、遗失海外古籍等类信息资源。

2. 元数据标准 是指描述某类资源的具体对象时所有规则的集合。作为一种新的信息资源组织和知识管理工具应运而生，它为描述和管理数字化资源提供了有效的方法。其内容包括完整描述一个具体对象时所需要的数据项集合、各数据项语义定义、著录规则、计算机的语法规定等。不同类型的信息资源，会有不同的元数据标准。元数据标准框架是规范设计定制某类特定资源所用的元数据标准时，需要遵照的规则和方法，它是抽象化的元数据。它从更高层次上规定了元数据的功能、数据结构、格式、设计方法、语义语法规则等多方面内容。

3. 数据元标准 即由一组属性规定其定义、标识、表示和允许值的数据单元，是通过定义、标识、表示以及允许值等一系列属性描述的数据单元，是数据库中表达实体及其属性的标识符，由对象类、特征和表示三部分组成。数据元标准为数据交换提供了在"数据"层面上统一的、可以共同遵守的数据交换规范。

（二）中医术语标准

在中医药信息标准的研究与制定工作中，术语标准应符合我国相关法律、法规及政策。应按照统一思想、方法、标准及原则的思路，符合《术语工作 原则与方法》（GB/T10112—2019）、《标准编写规则 第1部分：术语》（GB/T 20001.1—2001）、《标准化工作导则 第1部分：标准的结构和编写》（GB/T1.1—2009）关准的规定。中医药信息标准中术语规范化制定思路，如图4-8所示。

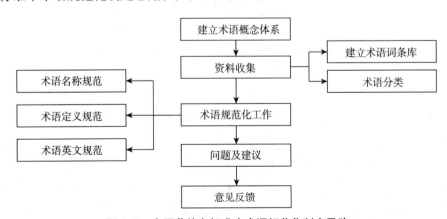

图4-8 中医药信息标准中术语规范化制定思路

1. 术语分类标准　从20世纪80年代开始，我国相继开展了多种与中医行业相关的标准化研究工作，颁布了一系列中医标准。而中医术语标准作为基础标准，更是成为创建中医标准体系的基础。近年来，术语规范研究主要集中在中药类术语、中医证候类术语、症状体征类术语等方面。目前，按照使用范围分类，我国相关的术语国家标准主要如下。

GB/T 15657—2021《中医病证分类与代码》；

GJB791.22—1990《全军后勤物资分类与代码·中药类》；

WS/T118—1999《全国主要产品分类与代码　第1部分：可运输产品（中药部分）》；

GB/T 31773—2015《中药方剂编码规则及编码》；

GB/T 31774—2015《中药编码规则及编码》；

GB/T 31775—2015《中药在供应链管理中的编码与表示》；

GB/T 13734—2008《耳穴名称与定位》；

GB/T 12346—2021《经穴名称与定位》；

GB/T 20348—2006《中医基础理论术语》；

GB/T 16751.1—2023《中医临床诊疗术语·疾病部分》；

GB/T 16751.2—2021《中医临床诊疗术语·证候部分》；

GB/T 16751.3—2023《中医临床诊疗术语·治法部分》；

GB/T 30232—2013《针灸学通用术语》等。

相关国际标准主要有WHO西太区发布的《传统医学名词术语国际标准》、世界中医联合会发布的《中医基本名词术语中英对照国际标准》等。

2. 主题词表　又称叙词表、检索表或词库，是一些规范化、有组织、体现主题内容、已定义的名词术语集合体。在医学领域，由美国国立医学图书馆编制的《医学主题词表》（MeSH）已被国际广泛采用。《中国中医药学主题词表》由中国中医研究院中医药信息研究所编制，1987年第一版，1996年第二版，2008年第三版。2008年第三版共收录主题词13905条，其中正式主题词8307条，入口词5598条，它是为适应中医、中药学文献的特点，在借鉴MeSH词表的基础上编制的中医药方面的主题词表，用于对中国生物医学文献数据库（CBMDisc）中的中医药学文献的标引。适用于中医药学文献数据库主题标引及检索、中医药学文献主题索引编制、中医药学文献主题编目的重要检索语言工具。

3. 结构化术语集　中医药学语言系统（TCMLS）是由中国中医科学院中医药信息研究所联合全国13家中医药科研单位和高等院校于2002年开始研制的大型术语系统。它是在统一医学语言系统（UMLS）的基础上，根据中医药领域的语言特点及学科体系特色，采用本体（Ontology）的设计理念和方法研制而成。经过10余年的研发，TCMLS的技术体系日趋完善，建立了成熟的术语采集系统，收录了约12万个概念、30万个术语和127万条语义关系，涵盖了中医药学科体系及与之相关的生物、化工、哲学等学科的专业术语，在文献检索、文本挖掘、术语集成等方面得到了实际应用。

中医临床术语系统是一个专门面向中医临床的大型术语系统，已收录11万多条概念词、27万多个术语，内容覆盖中医物质、临床所见、病证、操作、治则治法和中药等中医临床知识各个领域。该系统有望成为中医临床信息化建设的基础，在中医临床实践、理论研究和新药发现中发挥重要作用。

传统针灸知识体系语义网络对针灸知识进行梳理，将针灸知识本体分为8个大类：刺灸、形体官窍、治疗、病候、经络、脏腑气血津液、腧穴、针灸用具。目前收录概念术语939条、语义关系16个。

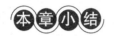

医疗卫生信息跨地区、跨部门共享和传输，使得医疗信息处理、存储和传输的标准及其标准化建设日益重要。本章从标准化的概念和发展出发，介绍了医学信息标准、中医药信息标准。医学信息标准是一个宽泛的范畴，类型也有多种，如医学术语标准、医学信息交换类标准等，常用的有国际疾病分类、系统医学术语集、一体化医学语言系统、HL7、DICOM、IHE等。

思考题

1. 标准化的特征是什么？
2. 什么是信息标准化？
3. 分类与编码的基本原则是什么？
4. 什么是HL7？
5. ICD的应用领域是什么？

1. 掌握医院信息系统的定义；医院信息系统与临床信息系统的联系与区别；HIS的功能结构；电子病历的概念；实验室信息系统的结构与功能；医学影像信息系统和DICOM的概念；PACS的定义及功能；临床决策支持系统的概念及分类。

2. 熟悉HIS的体系结构；电子病历系统应用水平分级评价；护理信息系统的概念与发展阶段；护理信息系统与移动护理信息系统的结构；放射信息系统的功能与工作流程。

3. 了解医院信息系统的发展历程；临床决策支持系统的发展。

1. 通过学习各个系统的构建过程，培养严谨的工作态度和职业道德。

2. 通过护理伦理和对患者的人文关怀，培养奉献精神及大局观念。

3. 通过医学信息采集、处理、挖掘的过程，培养尊重他人知识产权和个人隐私，遵循信息法律与法则，辨别真伪、趋利避害，建立符合社会伦理道德风向的责任感。

第一节　医院信息系统与临床信息系统

医院是运用医学科学理论和技术，对患者或特定人群进行防病、治病，提供医疗保健服务的场所，备有一定数量的病床、医务人员和必要的设备，通过医务人员的集体协作，以达到对住院或门诊患者实施诊疗护理与防病工作的医疗事业机构。根据任务和服务对象的不同，医院又可分为综合医院、专科医院、康复医院、社区医院、门诊部、卫生院所等。医院是一个既专业又复杂的机构，在其实际运营过程中，一方面要为患者提供诊疗与护理等专业服务，另一方面还要维持其自身内部各部门的运行，在这一过程中将产生海量的信息。医院的信息不仅包括患者就诊过程中的诊疗信息，还包括支持患者医疗活动的门诊、病房、药房、医技、设备、后勤等的管理信息。传统人工管理的方式费时费力，且极容易出现差错，无法满足实际工作的需要，医院信息系统（hospital information system，HIS）应运而生。

一、医院信息系统的定义

医院信息系统是一个极为复杂的专业信息系统，在国际学术界已经被公认为是新兴的医学信息学（medical informatics，MI）的重要分支。

1972年，美国南加利福尼亚大学的两位博士GeorgeA.Bekey和Morton DSchwarts在其著作"Hospital Information Systems"（医院信息系统）中指出，一个完整的医院信息系统是一个建立在计算机基础上，能为医院中每一项主要医疗和管理事务服务的通信系统。

1988年，美国的Morris Collen教授给医院信息系统下的定义是：利用电子计算机和通信设备，为医院所属各部门提供患者诊疗信息和行政管理信息的收集、存储、处理、提取和数据交换的能力，并满足所有授权用户的功能需求。

2002年，国家卫生部在《医院信息系统基本功能规范》中对医院信息系统做了定义：HIS是指利用计算机软硬件技术、网络通信技术等现代化手段，对医院及其所属各部门的人流、物流、财流进行综合管理，对在医疗活动各阶段产生的数据进行采集、存储、处理、提取、传输、汇总、加工生成各种信息，从而为医院的整体运行提供全面的自动化管理及各种服务的信息系统。HIS融合了医学、信息学、管理学、计算机科学等多种学科，是现代医院信息化管理不可缺少的基础设施和支撑环境。

二、医院信息系统发展历程

（一）国外的发展历程

最早将计算机应用于医院并开发医院信息系统的是美国，时间可追溯到20个世纪50年代，系统主要是对医院的财务会计和患者信息进行管理。从技术应用与功能实现来看，医院信息系统发展历程大致分成四个阶段。

20世纪60年代初至70年代初，这个时期所开发的医院信息系统的主要功能集中在患者护理、门诊收费、住院收费、住院患者登记等方面，目的是为了满足医疗保险制度运行的需求。如麻省总医院开发了著名的流动护理系统COSTAR（Computer Stored Ambulatory Record），患者的信息可以提供给医疗、财务和管理人员使用；在1971—1974年，美国EI Camino医院成功研究出了在医院内具有管理和临床功能的医学信息系统（technical medical information system）。总体来看，这个阶段的HIS功能简单，覆盖面窄，系统相对单一独立，没有一个覆盖全院的系统。

20世纪70年代中期至80年代中期，由于技术的进步，医院间相互竞争加剧，医院信息系统的发展速度加快，基本覆盖了医院的各项业务，通过局域网连接微机，开发了覆盖全院的整体医院信息系统，如开发出了一个著名的整体集成的医院临床信息系统Omaha系统。同时，ICD-9（国际疾病分类标准）、DRG（诊断相关分组编码）、DICOM（医学数字图像和传输标准）等标准诞生也促进了系统的推广与应用。1985年美国全国医院数据处理工作调查表明：100张床位以上的医院，80%实现了计算机财务收费管理，70%的医院可以支持患者挂号登记和行政事务管理，25%的医院有了较完整的医院信息系统。这个阶段的系统基本覆盖了全院各项业务，但标准化程度不高，不同开发商开发的系统难以兼容，造成医院信息共享困难。

20世纪80年代末至90年代中期，医院信息系统的重点从服务于医院人财物的管理转向以患者为中心，服务于临床诊疗过程。这个阶段的开发重点放在了与诊疗相关的信息系统上，如医嘱系统、实验室系统、医学影像系统等，主要目的是提高医院的医疗和护理质量。同一时期，也诞生了系列卫生信息标准，如：1987年首次公布了著名的HL7（health level7），旨在解决系统之间的接口问题；1989年，为了方便卫生专家和研究者从繁杂的信息资源中提取和集成电子生物医学信息，解决类似概念的不同表达问题，美国国立图书馆发布了统一的医学语言系统UMLS（unified medical language system）；1992年，世界卫生组织发布了国际疾病及健康相关问题统计分类ICD-10。这些标准的相继发布与应用，更进一步促进了医院信息系统的发展。

20世纪90年代末至今，医院信息系统的开发重点开始转向电子病历、计算机辅助决策、统一的医学语言系统等方面，并且开始重视信息系统应用效果的评价。而且，由于很多系统是不同开发商在不同时期完成的，系统的集成与融合也成为研究重点之一。在此阶段，大量的新技术——云计算、大数据、物联网及人工智能等的引入，赋予了医院信息系统更多智能化的服务。

（二）国内的发展历程

我国医院信息系统的发展是从20世纪80年代初开始，至今已走过了40多年的历程。20世纪80年代中期，我国多家医院开发了一批应用系统，包括财务、病案、药品和器械等管理系统，但是大多数仅限于单机作业，功能非常有限。1993年，由国家计委牵头，正式下达了国家"八五"科技攻关课题"医院综合信息系统研究"；1995年，攻关项目中国医院信息系统（CHIS）的问世，标志着我国医院信息系统研制开发应用水平进入了一个新的阶段；1996年，卫生部启动"金卫工程"，医院信息系统、全军远程医疗网络工程和全军卫生机关数据库与网络工程并列为"三大工程"；1997年，国务院制定了《国家卫生信息化建设九五规划及2010年远景目标》，将医院信息系统建设列为重点任务；2002年，《医院信息系统基本功能规范》的颁布，有力地促进了我国医院信息系统的发展。2021年，国家卫生健康委发布了《公立医院高质量发展促进行动2021—2025》文件明确了"建设三位一体的智慧医院"是四大重点建设行动之一，并提出将信息化作为医院基本建设的优先领域，建设智慧医疗、智慧服务、智慧管理"三位一体"的智慧医院信息系统。2022年，国家卫健委出台了《公立医院运营管理信息化功能指引》，提出了医院运营管理信息化建设应用框架及功能设计要求，对医院9大类业务和163个信息功能点进行功能设计。至此，医院信息系统将与医院的运营深度融合，成为支撑医院发展不可或缺的重要组成部分。

三、医院信息系统与临床信息系统

从上述发展历程来看，不同阶段的侧重点不一样。早期的医院信息系统偏重于医院的人流、物流、财流的管理，服务于医院的管理。近年来随着医院实施以患者为中心的服务理念，对患者信息越来越重视，实验数据和医学图像逐渐数字化，电子病历和护理系统的逐渐完善，开发服务于医护人员的临床信息系统成为医院优先选择。至此，从功能及系统上可将完整的医院信息系统分为以院长为中心的医院管理信息系统（hospital management information system，HMIS）和以患者为中心的临床信息系统（clinical information system，CIS）两大部分，两部分又都可以分为若干个子系统。

（一）医院管理信息系统

医院管理是按照医院工作的客观规律，运用管理理论和方法，对人、财、物信息、时间等资源，进行计划、组织、协调、控制，充分发挥运行功能，以取得最佳综合效益的管理活动过程。医院管理信息系统的主要功能则是支持医院的行政管理与事务处理，减轻事务处理人员的劳动强度，辅助医院管理与决策，提高医院的工作效率，从而使医院能够以较少的投入获得更好的社会效益和经济效益。HMIS主要包括门诊挂号系统、门诊患者管理及计价收费系统、住院患者管理系统、药房管理系统、病案管理系统、医疗统计系统、人事管理系统、财务管理与经济核算系统、后勤物资供应系统、固定资产和医疗设备管理系统等子系统等。

（二）临床信息系统

临床信息系统的主要功能是支持医院医护人员的临床活动，收集和处理患者的临床诊疗信息，丰富和积累临床医学知识，提供临床咨询、辅助诊疗、辅助临床决策，提高医护人员的工作效率，为患者提供更多、更快、更好的服务。该类系统主要包括：门诊、住院医生工作站系统，住院患者医嘱处理系统，电子病历系统，医学图像存储与传输系统，护理信息系统，监护信息系统，检验信息系统，手术室管理系统，病理信息管理系统，临床路径系统，临床用药咨询与控制系统等子系统，医院信息系统与临床信息系统的主要区别如表5-1所示。

表5-1　HMIS与CIS的主要区别

	HMIS	CIS
系统中心	以院长为中心	以患者为中心
主要信息	人流、物流、财流	患者的诊疗信息
主要目标	实现医院现代化管理	提高诊疗质量
主要内容	面向医院事务	面向医疗过程
服务对象	医院各级管理人员	医务人员
所需资源	较少	巨大

综上所述，HMIS是面向医院管理的，是以医院的人、财、物为中心，以重复性的事物处理为基本管理单元，以医院各级管理人员为服务对象，以实现医院信息化管理、提高医院管理效益为目的。而CIS是面向临床医疗管理的，是以患者为中心，以基于医学知识的医疗过程处理为基本管理单元，以医院的医务人员为服务对象，以提高医疗质量、实现医院最大效益为目的。

第二节　医院信息系统的结构

医院信息系统的结构可以从其体系结构与功能结构两个角度进行描述。

一、HIS的体系结构

医院信息系统的核心就是一套计算机系统，它是由数据、应用程序及硬件设备组成。为了有效利用计算机，就需要科学合理的在硬件设备中部署程序和数据，使整个系统的性能优化，从而形成不同的体系结构。随着行业需求的变化和科学技术的进步，HIS的体系结构大致有以下三种。

（一）分散式结构

分散式系统属于单机单用户管理系统，用户只需要管理自己的计算机系统，各自独立的系统之间没有资源或信息的交换或共享。这种结构由于存在大量共享数据的重复存储，除了引起数据冗余之外，也很容易导致一个医院内各部门数据的不一致性，同时还会造成硬件支持和运营维护等成本的大量增加。这种结构是医院信息计算机管理建设发展历史过程的中间产物，很快就被替代了。

（二）集中式结构

在集中式环境中，用一台主计算机保存一个组织的全部数据，而用户则通过终端连接到这台主计算机系统并与之通信，从而达到访问数据的目的。终端是包含键盘和显示器设备，通过通信链路发送和接收数据。自20世纪70年代到20世纪80年代末，美国、西欧与日本在开发综合医院信系统时基本上都是选择主机加上终端分时系统。许多成功的HIS都是基于这样的结构开发出来的。

集中式优点是所有运作和管理处于单个部门主持与控制之下，硬件成本低。另外，由于资源集中，既促进和方便了用户间的数据共享，又减少或消除了数据的冗余与不一致性，系统安全性效率和稳定性优势也非常明显。但是，集中式也有其不足之处。首先，可靠性不如分布式，一旦主机出现故障，医院所有系统全部瘫痪。其次，系统的灵活性和可扩充性比较差，这类系统往往存在牵一发而动全身的问题。

（三）分布式结构

自20世纪90年代起，随着局域网、高性能微机服务器和大型分布式数据库等技术的日渐成熟，客户机/服务器（C/S）的网络服务方式备受青睐，分布式结构就是客户机/服务器结构的一种特殊类型。在这种结构中，根据用户的需求和多系统优化的原则，把系统划分成物理和结构上相对独立的子系统，每个独立系统都具有独立处理能力，可以执行局部应用运算，也可通过网络执行全局应用运算。在宽带网、高性能服务器和一体化软件平台的支持下，子系统之间的数据和功能调用几乎是无缝的。分布式结构的优势如下。

（1）服务性能有效提升　服务器端主要负责高效能关系数据库管理系统的运行，支持多用户同时处理相同表、行、列数据，能显著地改善系统运行性能，特别适合医院中高频率更新数据的应用环境。

（2）重要数据集中管理　对患者的医疗数据及医院运行的管理数据进行集中式数据管理，能很好地保障数据的安全性和可靠性，契合医院对重要数据的管理要求。

（3）扩充升级方便灵活　前后台任务的分离使得前端的应用程序不依赖后台的软、硬件平台。无论用户升级更换后台的操作系统还是硬件，应用程序都无须变动。

二、HIS的功能结构

医院信息系统涉及医院各个部门，子系统数量繁多且关系复杂。2002年，国家卫生部公布的《医院信息系统基本功能规范》，根据数据流量、流向及处理过程，将整个医院信息系统划分为以下五部分：临床诊疗部分、药品管理部分、经济管理部分、综合管理与统计分析部分、外部接口部分，如图5-1所示。

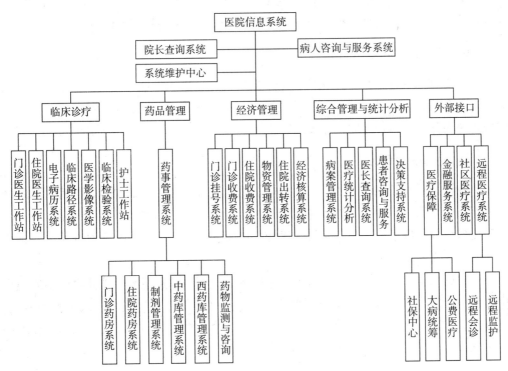

图5-1　医院信息系统功能结构图

（一）临床诊疗部分

临床诊疗部分主要以患者信息为核心，将患者整个诊疗过程作为主线，医院中所有科室将沿此主线展开工作。随着患者在医院中每一步诊疗活动的进行，与患者诊疗有关的各种诊疗数据与信息不断产生并被处理。整个诊疗活动主要由各种与诊疗有关的工作站来完成，并将这部分临床信息进行整理、处理、汇总、统计、分析和利用等。此部分包括门诊医生工作站、住院医生工作站、护士工作站、临床检验系统、输血管理系统、医学影像系统、手术室麻醉系统等。

（二）药品管理部分

药品管理部分主要包括药品的管理与临床使用。在医院中药品从入库到出库，直到患者的使用，是一个比较复杂的流程，它贯穿于患者的整个诊疗活动中。这部分的系统主要处理的是与药品有关的所有数据与信息，共分为两部分，一部分是基本部分，包括药库管理系统、门诊药房管理系统、住院药房管理系统和制剂室信息系统等；另一部分是临床部分，包括合理用药的各种审核及用药咨询与服务等。

（三）经济管理部分

经济管理部分属于医院信息系统中的最基本部分，它与医院中所有发生费用的部门有关，处理的是整个医院中各有关部门产生的费用数据，并将这些数据整理、汇总传输到各自的相关部门，供各级部门分析、使用，并为医院的财务与经济收支情况服务。主要包括：门急诊挂号系统，门急诊划价收费系统，住院患者入、出、转系统，住院收费系统，物资管理系统，设备管理系统，财务与经济核算系统等。

（四）综合管理与统计分析部分

综合管理与统计分析部分主要包括病案的统计分析、管理，并将医院中的所有数据汇总、分析、综合处理供领导决策使用，包括病案管理系统、医疗统计系统、院长综合查询与分析、患者咨询服务系统等。

（五）外部接口部分

社会的发展及各项改革的进行对医院信息系统提出了更高的要求，医院信息系统已不能是一个独立存在的系统，它必须与社会上其他相关系统进行互联互通。因此，外部接口部分提供了医院信息系统与医疗保险系统、银行系统、社区医疗系统、远程医疗咨询系统等关联的接口。

随着信息技术的日新月异和医院的不断发展，医院信息系统的功能也在不断地细化与完善，新的子系统层出不穷，如输液提醒系统、电子签名系统、床边服务系统、院内物流系统和医院资源管理系统等。因此，医院信息系统的五个部分的内容也是动态变化的。

第三节　电子病历

随着医疗卫生事业的发展，对医院信息化的要求越来越高，传统的医院信息系统已经不能满足医院需求，电子病历系统就随之出现，并且成为医院信息系统的核心，在优化工作流程、提高工作效率、降低医疗差错、提高医疗质量以及区域医疗卫生平台建设等方面都具有重要作用。2010年9月，我国卫生部下发了关于开展电子病历试点工作的通知，这标志着我国电子病历迈入了一个新的阶段。电子病历（CPR）作为数字化医院的一个重要组成部分，它是将传统的纸质病历电子化，并超越纸质病历的管理模式，实现个性化诊疗、主动服务、循证决策、互联互通、协同服务等目的，也是现代医学的一个重要发展方向。

一、病历的概述

病历是医务人员对患者疾病的发生、发展、转归，进行检查、诊断、治疗等医疗活动过程的记录，是记录患者疾病和健康状况的档案。病历不仅是疗纠纷处理和医疗费用补偿的依据，而且对医疗、预防、教学、科研、医院管理等都有重要的作用。

（一）病历的发展简史

1. 西方病历发展简史

公元前6世纪，在古希腊一个小村庄矗立着一尊医神阿克勒庇俄斯神像。人们纷纷来到这里，想通过拜神像祈祷疾病得到诊治。于是，庙内的祭司们将诊治的每个患者的病情、症状、治疗结果一一记录在案，作为个人病历妥善保管起来，这就是最早的病历。

公元前5世纪，希波克拉底提出病历书写应该能实现两个目标：反映疾病过程、指出疾病的可能原因；着重疾病的描述。

20世纪60年代，Weed提出了以问题为中心的SOAP病历结构，S（subjective）即主观性资料，包括患者的主诉、病史、药物过敏史、药品不良反应史、既往用药史等；O（objective）即客观性资料，包括患者体格检查、实验室检查等数据；A（assessment）即评估部分，包括临床诊断等；P（plan）即医嘱、治疗方案等。

2. 中国病历发展简史　　汉初著名的内科医生淳于意写的"诊籍"，是我国最早比较完整的病案。他在长期的行医过程中发现患者的相关信息、病症没有记录而光靠医生记忆是不行的。于是，在就诊过程中，他就把患者的姓名、地址、病症、诊疗日期、药方、治愈情况等一一详细记录下来。汉代历史学家司马迁在《史记》中为淳于意作传时，曾摘要记录了他的25份病历，这就是现在所能见到的古人最早的"病历"。

中医病历自创建起，就有着鲜明的特点，"望、闻、问、切"和"辩证分析"这与西医病历有所不同。1992年，我国颁布了《中医病案书写规范（试行）》。2000年国家中医药管理局发布《中医病案规范》，2010年5月国家中医药管理局制定发布的《中医电子病历基本规范（试行）》，2017年4月国家发布《电子病历应用管理规范（试行）》对中西医电子病历的基本要求、书写与存储、使用、封存等方面进行了规定。

（二）病历的内容

病历一般包括门（急）诊病历和住院病历。

1. 门（急）诊病历   主要涉及的内容包括门诊病历首页、门（急）诊病历记录、门（急）诊处方、门（急）诊治疗处置记录、检查、检验记录、抢救记录及知情告知信息等内容。

（1）门（急）诊病历首页   内容包括患者姓名、性别、出生年月、民族、婚姻状况、职业及药物过敏史等。

（2）门（急）诊病历记录   分为初诊病历记录和复诊病历记录。初诊病历记录包括就诊时间、科别、主诉、现病史、既往史、阳性体征、必要的阴性体征和辅助检查结果、诊断及治疗意见和医师签名等。复诊病历记录包括就诊时间、科别、主诉、病史、必要的体格检查和辅助检查结果、诊断及治疗处理意见和医师签名等。急诊病历书写就诊时间应具体到分钟。

（3）门（急）诊处方   分为西医处方和中医处方。

（4）门（急）诊治疗处置记录   指一般治疗处置记录，包括治疗记录、手术记录、麻醉记录、输血记录等。

（5）检查记录   包括超声、放射、核医学、内镜、病理、心电图、脑电图、肌电图、胃肠动力、肺功能、睡眠呼吸监测等各类医学检查记录。

（6）检验记录   包括临床血液、体液、生化、免疫、微生物、分子生物学等各类医学检验记录。

（7）抢救记录   抢救危重患者时，应当书写抢救记录。对收入急诊观察室的患者，应当书写留观期间的观察记录。

（8）知情告知信息   包括手术同意书、特殊检查及治疗同意书、特殊药品及材料使用同意书、输血同意书、病重（危）通知书、麻醉同意书等。

2. 住院病历   主要包括住院病案首页、住院病程记录、住院医嘱、住院治疗处置记录、住院护理记录、检查检验资料、出院记录（24小时内入出院记录、24小时内入院死亡记录或死亡记录）、转诊（院）记录、知情告知信息等内容。

（1）住院病案首页   分为住院病案首页和中医住院病案首页。一般包括患者一般情况、主诉、现病史、既往史、家族史、婚姻史、月经史、生育史、体格检查、专科检查、初步诊断等。

（2）住院病程记录   包括首次病程记录、日常病程记录、上级查房记录、疑难病例讨论记录、交接班记录、转科记录、阶段小结、抢救记录、会诊记录、术前小结、术前讨论、麻醉记录、手术记录、手术护理记录、术后首次病程记录等。

（3）住院医嘱　分为长期医嘱单和临时医嘱单。长期医嘱单包括患者姓名、科别、住院病号或病案号、页码、起始日期和时间、长期医嘱内容、停止日期和实践医师签名、执行时间、执行护士签名。临时医嘱单内容包括医嘱时间、临时医嘱内容、医师签名、执行时间、执行护士签名等。

（4）住院护理记录　分为一般患者护理记录和危重患者护理记录。一般患者护理记录是指护士根据医嘱和病情对一般患者住院期间护理过程的客观记录。危重患者护理记录是指护士根据医嘱和病情对危重患者住院期间护理过程的客观记录。一般包括护理记录、特殊护理记录、手术护理记录、生命体征测量记录、注射输液巡视记录等。

（5）转诊（院）记录　指医疗机构之间进行患者转诊（转入或转出）的工作记录。

（6）出院记录　指主治医师对患者此次住院期间诊疗情况的总结，应当在患者出院后24小时内完成。内容主要包括入院日期、出院日期、入院情况、入院诊断、诊疗经过、出院诊断、出院情况、出院医嘱、医师签名等。

（7）知情告知信息、检查检验记录　与门诊检查检验记录相同。

（三）病历的作用及意义

病历记录了患者疾病的发生、发展、变化、判断、治疗和转归的全过程，既是临床实践工作的总结，又是探索疾病规律及处理医疗纠纷的法律依据。病历对医疗、预防、教学、科研、医院管理等都有重要的作用。

1. **医疗**　病历是对患者诊断、治疗等医疗行为的详细记录，既反映医院医疗工作的实际情况、技术水平，也是患者再次患病时诊断与治疗的重要参考资料，是医务人员正确诊断和决定治疗方案不可缺少的重要依据。通过临床病历回顾讨论，也可以从中汲取经验、教训，提高医疗质量。

2. **教学**　病历是教学的宝贵资料，是最生动的教材。一份内容完整的病历能够系统反映某个病例的全貌，是临床教学过程中生动而极具现实意义的教材。同时，通过病历的书写与阅读，可以使所学的医学理论和医疗实践密切结合起来，培养医务人员和医学生的逻辑思维能力及严谨的医疗作风。

3. **科研**　病历是临床科学研究的主要素材。通过对大量临床病历资料总结分析，寻求疾病发生、发展、治疗转归的客观规律及内在联系，并将其应用于临床预防、治疗与康复，促进临床医疗的发展，从而达到保障人民健康的目的。

4. **医院管理**　病历是重要的医疗管理档案，它能较为客观地反映出医院工作状况、技术水平、医疗质量、管理措施、医德医风等，是检查和监督医院工作可靠依据，是加强医院管理、提高医院管理水平的重要措施。病历是医疗统计重要的原始资料，是医疗业务活动数量和质量统计的可靠依据。

5. **法律**　病历是处理医疗事故、医疗纠纷不可缺少的法律依据。因此，病历是有效地保护患者和医务人员合法权益的重要文件。病历记录是司法鉴定、劳动能力鉴定、保险公司赔付等不可缺少的依据。

二、电子病历的概述

电子病历是一个逐步发展和不断完善的概念。电子病历（electronic medical record，EMR）最初也叫作电子病案、计算机化病案（computer-based patient record，CPR），多数是以纸质病历电子化的形式呈现，现在被广泛地称为电子健康记录（electronic health record，EHR）。电子病历的概念早期并不统一，美国电子病历组织协会（Computer-based Patient Record Institute，CPRI）认为：电子病历是获取、存取、处理、保密、安全、传输、显示患者有关医疗信息的技术，它是一个框架系统，能够实现上述各种的系统功能，并且能够与其他系统进行集成。美国国立医学研究所IOM（Institute of Medicine）所下的定义：CPR是指以电子化方式管理的有关个人终生健康状态和医疗保健的信息，它可在医疗中作为主要的信息源取代纸张病历，满足所有的诊疗、法律和管理需求。美国HIMSS协会在对EMR研究的基础上，提出了对电子健康档案的定义：EHR是一个安全、实时、在诊疗现场、以患者为中心的服务于医生的信息资源。通过为医生提供所需的患者健康记录随时随地的访问能力，并结合循证医学决策支持功能，辅助医生的决策。

从以上的定义可以看出，电子病历不是简单的病历电子化，而是一种包含过去、现在或未来，生理与心理的病患状况记录，是由电子化方式获取、传送、接收、储存与处理的多媒体材料，能自动集成、可提供交互乃至互操作，主要用于协助医疗或相关服务。

（一）电子病历的概念

2017年4月，我国发布《电子病历应用管理规范（试行）》，规范中对电子病历的定义为电子病历是指医务人员在医疗活动过程中，使用信息系统生成的文字、符号、图表、图形、数字、影像等数字化信息，并能实现存储、管理、传输和重现的医疗记录，是病历的一种记录形式，包括门（急）诊病历和住院病历。

（二）电子病历的作用和意义

1. 电子病历能规范医护人员的医疗行为，对医疗行为进行有效监督的重要手段。电子病历相比纸质病历，保证了数据录入的准确性、规范性。

2. 电子病历为医护人员提供完整的、实时的、集成的患者诊疗信息，有助于提高医疗质量。

3. 电子病历能够以文字、图表、视频及动态变化趋势等多样形式展现所存储的病历资料，满足医护人员的不同需求。

4. 电子病历的共享性，优化医院内部的工作流程，提高工作效率。跨机构的医疗信息共享，为远程医疗、双向转诊奠定了必要的数据基础，支持患者在医疗机构之间的连续医疗，也可在一定程度上降低诊疗费用。

5. 结合知识库的电子病历，通过提示、警示、核对等手段，有效降低医疗差错。

6.电子病历的使用提高了医护人员的工作效率与工作质量，将医护人员从繁重的记录书写中解放出来，有更多的时间与患者沟通和交流，将医护人员真正还给患者，在一定程度上改善了医患关系。

7.电子病历的使用有效提高了医疗纠纷的举证能力，从而有效地保障医疗安全。

在获取数据方面，电子病历既保证了数据的准确性和规范性，又加速了患者信息的共享、传输，从而能有效地提高工作效率和提升医疗质量；在存储数据方面，电子病历能够为患者诊疗信息提供实时、动态多样的记录方式，这是纸质病历无法实现的；在信息服务方面，纸质病历信息提供是被动的，而电子病历信息提供是主动的。

（三）电子病历系统

《电子病历应用管理规范（试行）》中指出电子病历系统是医疗机构内部支持电子病历信息的采集、存储、访问和在线帮助，并围绕提高医疗质量、保障医疗安全、提高医疗效率而提供信息处理和智能化服务功能的计算机信息系统。

1.电子病历系统功能要求 《电子病历应用管理规范（试行）》中对电子病历系统的基本功能及操作规范有如下规定。

（1）电子病历使用的术语、编码、模板和数据应当符合相关行业标准和规范的要求，在保障信息安全的前提下，促进电子病历信息有效共享。

（2）电子病历系统应当为操作人员提供专有的身份标识和识别手段，并设置相应权限。电子病历系统应当设置医务人员书写、审阅、修改的权限和时限。操作人员对本人身份标识的使用负责。

（3）有条件的医疗机构电子病历系统可以使用电子签名进行身份认证，可靠的电子签名与手写签名或盖章具有同等的法律效力。

（4）电子病历系统应当采用权威可靠时间源。

（5）医疗机构应当为患者电子病历赋予唯一患者身份标识，以确保患者基本信息及其医疗记录的真实性、一致性、连续性、完整性。

（6）电子病历系统应当对操作人员进行身份识别，并保存历次操作印痕，标记操作时间和操作人员信息，并保证历次操作印痕、标记操作时间和操作人员信息可查询、可追溯。

（7）电子病历应当设置归档状态，医疗机构应当按照病历管理相关规定，在患者门（急）诊就诊结束或出院后，适时将电子病历转为归档状态。电子病历归档后原则上不得修改，特殊情况下确需修改的，经医疗机构医务部门批准后进行修改并保留修改痕迹。

2.电子病历系统结构 电子病历系统能够反映患者诊疗的全流程，并能根据不同专科提供不同的病历模板、质量监控及决策支持等，主要可以包括两大部分：一是临床应用系统，主要是医生工作站、护士工作站及临床路径、临床指南等；二是临床辅助系统，主要是病历质量监控、模板维护、身份认证、统计分析等，如图5-2所示。

除了这两个部分电子病历系统，还与医院信息系统、影像信息系统、实验室信息系统等进行信息的共享与交换，这些都围绕着一个具体的患者进行展开，相关诊疗信息会整合到电子病历中。

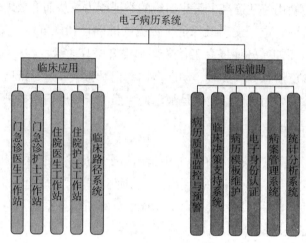

图5-2　电子病历系统的功能结构图

3. 电子病历系统的集成　集成的关键在于如何将医院内普遍存在的多个异构系统数据整合到电子病历中。①可以采用目前国际通用的标准接口，如HL7、DICOM等；②保证数据格式统一；③可以采用具备标准开放式接口的数据服务中间件，其具有的公共标准接口保证数据服务的开放性，各个异构系统和工作站借助它与电子病历系统进行集成；④患者主索引及身份认证服务，患者数据围绕一名患者进行集成，同时实现身份认证、权限管理等功能，既保证数据的准确性，又保障数据的安全性；⑤考虑系统之间事务流程问题。

以门急诊医生工作站为例：门急诊医生工作站系统的业务主线为登录系统→选择患者→修改患者信息→创建病历→下达医嘱→录入药品医嘱→合理用药→打印处方→收费，再进一步细化每个模块。该业务流程不仅涉及各业务子模块，在下达医嘱过程中还涉及与检验信息系统、检查信息系统、收付费系统之间的交互。在录入医嘱过程中对药物禁忌及合理用药进行判定，如图5-3所示。

电子病历系统存储的数据是患者所有诊疗过程、诊疗数据的全记录，可以将其看成一个核心，将其他系统中的数据集成进来。医生工作站和护士工作站主要完成电子处方、检查申请、医嘱、病程记录、护理记录等信息的输入功能，系统中患者基本信息等可以从医院信息系统中获取，检查、检验相关结果可以从LIS、RIS、PACS等中获取，相关用血、手术等信息都可以从相应的信息系统中获取数据，如图5-4所示。

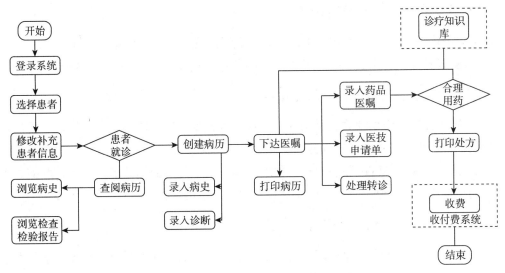

图5-3 门诊电子病历信息处理流程图

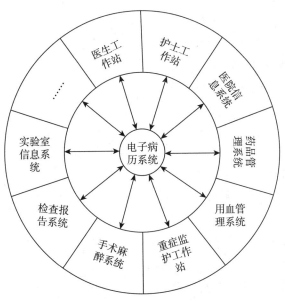

图5-4 电子病历集成

三、电子病历系统应用水平分级评价

2018年12月，为了持续推进以电子病历为核心的医疗机构信息化建设，提高医疗服务、管理信息化水平。国家卫生健康委制定了《电子病历系统应用水平分级评价管理办法（试行）》和《电子病历系统应用水平分级评价标准（试行）》要求二级以上医院按时参加电子病历系统功能应用水平分级评价。《电子病历系统应用水平分级评价标准（试行）》中将电子病历系统应用水平划分为9个等级。每一等级的标准包括电子病历各个局部系统的要求和对医疗机构整体电子病历系统的要求。

（一）0级：未形成电子病历系统

1. 局部要求 无。医疗过程中的信息由手工处理，未使用计算机系统。

2. 整体要求 全院范围内使用计算机系统进行信息处理的业务少于3个。

（二）1级：独立医疗信息系统建立

1. 局部要求 使用计算机系统处理医疗业务数据，所使用的软件系统可以是通用或专用软件，可以是单机版独立运行的系统。

2. 整体要求 住院医嘱、检查、住院药品的信息处理使用计算机系统，并能够通过移动存储设备、复制文件等方式将数据导出供后续应用处理。

（三）2级：医疗信息部门内部交换

1. 局部要求 在医疗业务部门建立了内部共享的信息处理系统，业务信息可以通过网络在部门内部共享并进行处理。

2. 整体要求

（1）住院、检查、检验、住院药品等至少3个以上部门的医疗信息能够通过联网的计算机完成本级局部要求的信息处理功能，但各部门之间未形成数据交换系统，或者部门间数据交换需要手工操作。

（2）部门内有统一的医疗数据字典。

（四）3级：部门间数据交换

1. 局部要求 医疗业务部门间可通过网络传送数据，并采用任何方式（如界面集成、调用信息系统数据等）获得部门外数字化数据信息。本部门系统的数据可供其他部门共享。信息系统具有依据基础字典内容进行核对检查功能。

2. 整体要求

（1）实现医嘱、检查、检验、住院药品、门诊药品、护理至少两类医疗信息跨部门的数据共享。

（2）有跨部门统一的医疗数据字典。

（五）4级：全院信息共享，初级医疗决策支持

1. 局部要求 通过数据接口方式实现所有系统（如HIS、LIS等系统）的数据交换。住院系统具备提供至少1项基于基础字典与系统数据关联的检查功能。

2. 整体要求

（1）实现患者就医流程信息（包括用药、检查、检验、护理、治疗、手术等处理）的信息在全院范围内安全共享。

（2）实现药品配伍、相互作用自动审核，合理用药监测等功能。

（六）5级：统一数据管理，中级医疗决策支持

1. 局部要求　各部门能够利用全院统一的集成信息和知识库，提供临床诊疗规范、合理用药、临床路径等统一的知识库，为本部门提供集成展示、决策支持的功能。

2. 整体要求

（1）全院各系统数据能够按统一的医疗数据管理机制进行信息集成，并提供跨部门集成展示工具。

（2）具有完备的数据采集智能化工具，支持病历、报告等的结构化、智能化书写。

（3）基于集成的患者信息，利用知识库实现决策支持服务，并能够为医疗管理和临床科研工作提供数据挖掘功能。

（七）6级：全流程医疗数据闭环管理，高级医疗决策支持

1. 局部要求　各个医疗业务项目均具备过程数据采集、记录与共享功能。能够展现全流程状态。能够依据知识库对本环节提供实时数据核查、提示与管控功能。

2. 整体要求

（1）检查、检验、治疗、手术、输血、护理等实现全流程数据跟踪与闭环管理，并依据知识库实现全流程实时数据核查与管控。

（2）形成全院级多维度医疗知识库体系（包括症状、体征、检查、检验、诊断、治疗、药物合理使用等相关联的医疗各阶段知识内容），能够提供高级别医疗决策支持。

（八）7级：医疗安全质量管控，区域医疗信息共享

1. 局部要求　全面利用医疗信息进行本部门医疗安全与质量管控。能够共享本医疗机构外的患者医疗信息，进行诊疗联动。

2. 整体要求

（1）医疗质量与效率监控数据来自日常医疗信息系统，重点包括：院感、不良事件、手术等方面安全质量指标，医疗日常运行效率指标，并具有及时的报警、通知、通报体系，能够提供智能化感知与分析工具。

（2）能够将患者病情、检查检验、治疗等信息与外部医疗机构进行双向交换。患者识别、信息安全等问题在信息交换中已解决。能够利用院内外医疗信息进行联动诊疗活动。

（3）患者可通过互联网查询自己的检查、检验结果，获得用药说明等信息。

（九）8级：健康信息整合，医疗安全质量持续提升

1. 局部要求　整合跨机构的医疗、健康记录、体征检测、随访信息用于本部门医疗活动。掌握区域内与本部门相关的医疗质量信息，并用于本部门医疗安全与质量的持续改进。

2. 整体要求

（1）全面整合医疗、公共卫生、健康监测等信息，完成整合型医疗服务。

（2）对比应用区域医疗质量指标，持续监测与管理本医疗机构的医疗安全与质量水平，不断进行改进。

电子病历系统分级评价采用定量评分、整体分级的方法，综合评价医疗机构电子病历系统局部功能情况与整体应用水平。

对电子病历系统应用水平分级主要评价以下四个方面：①电子病历系统所具备的功能；②系统有效应用的范围；③电子病历应用的技术基础环境；④电子病历系统的数据质量。

为了能对电子病历系统的功能、应用、数据质量情况进行分级评价，还制定了具体评分标准。电子病历系统中住院医生应用水平分级评分标准如表5-2所示。

表5-2　住院医生应用水平分级评分标准

项目序号	业务项目	评价类别	主要评价内容	功能评分	数据质量评价内容
1	病房医嘱处理（有效应用按近3个月的出院患者人次比例计算）根据"评分标准表"中各个级别的要求，统计出近3个月达到各个级别要求患者的人次数。计算各级别人次数与全部出院患者数比例		医师手工下达医嘱	0	
		基本	（1）在计算机上下达医嘱并记录在本地 （2）通过磁盘、文件等方式与其他计算机交换数据	1	
		基本	医嘱在程序间通过网络传送给病房护士	2	
		基本	（1）医嘱通过网络同时供护士、药剂等业务使用 （2）能够获得药剂科的药品可供情况 （3）具有全院统一的医嘱项目字典 （4）医嘱下达时能获得药品剂型、剂量，或检查检验项目中至少1类依据字典规则进行的核查与提示	3	医嘱记录中关键数据项与字典的一致性
		基本	（1）医嘱中的药品、检验、检查等信息可传送到对应的执行科室 （2）医嘱下达时能关联项目获得药物知识，如提供药物说明查询功能等	4	医嘱记录中必填项的完整性
		基本	（1）医嘱记录在医院中能统一管理，并统一展现 （2）有医师药疗医嘱下达权限控制，支持抗菌药物分级使用管理 （3）可依据诊断判断传染病情况，并通过系统上报医政管理部门	5	（1）医嘱记录中必填项、常用项的完整性 （2）医嘱与医疗流程上下游环节相关数据的可对照性

项目序号	业务项目	评价类别	主要评价内容	功能评分	数据质量评价内容
1	病房医嘱处理（有效应用按近3个月的出院患者人次比例计算）根据"评分标准表"中各个级别的要求，统计出近3个月达到各个级别要求患者的人次数。计算各级别人次数与全部出院患者数比例	基本	（1）对药物治疗医嘱药物的不良反应有上报处理功能 （2）开医嘱医师能够接收到自己处方的点评结果 （3）下达医嘱时能够参考药品、检查、检验、药物过敏、诊断、性别等相关内容知识库至少4项内容进行自动检查并给出提示 （4）能够实时掌握医嘱执行各环节的状态 （5）支持院内会诊的电子申请与过程追踪	6	（1）医嘱记录中常用项的完整性 （2）药疗医嘱记录与后续药疗流程相关记录时间符合逻辑关系 （3）药疗医嘱记录与药物审核记录时间符合逻辑关系
		基本	（1）下达医嘱时，能够根据临床路径（指南）要求和患者的具体数据，自动对比执行与变异情况，提示输入变异原因并进行记录 （2）根据检验结果、用药等情况，对传染病、医院感染暴发等自动预警并给出提示，支持对确认的传染病、医院感染暴发等情况补充信息并上报医政管理部门 （3）下达医嘱时可查询到患者本机构内的全部医疗记录和外部医疗机构的相关医疗记录 （4）自动根据以往医疗机构内外的诊治情况和医嘱，自动进行医嘱核查并给出提示 （5）依据医嘱、执行情况和知识库，自动判断不良事件情况并给出提示 （6）支持医师在院外浏览医嘱记录	7	（1）临床路径记录（临床路径入组状态，变异记录）的完整性 （2）委外检查或检验医嘱记录与委外检查申请的可对照性
		基本	能共享患者医疗及健康信息并能够进行集中展示，包括机构内外的医疗信息、健康记录、体征检测、随访信息、患者自采健康记录（如健康记录、可穿戴设备数据）等	8	
2	病房检验申请（有效应用按住院检验项目人次比例计算）统计出近3个月达到各个级别要求检验项目的人次数。计算各级别人次数与全部检验人次数比例		医师手工下达检验申请	0	
			（1）在计算机单机中选择项目，打印检验或检查申请单 （2）可通过文件等方式传输方式与其他计算机共享数据	1	
			（1）从字典中选择项目，产生检验申请 （2）下达申请同时生成相关的医嘱	2	
		基本	（1）检验申请能以电子化方式传送给检验科室 （2）检验标本种类信息在申请中同时记录	3	病房检验申请关键数据项与字典的一致性

项目序号	业务项目	评价类别	主要评价内容	功能评分	数据质量评价内容
2	病房检验申请（有效应用按住院检验项目人次比例计算）统计出近3个月达到各个级别要求检验项目的人次数。计算各级别人次数与全部检验人次数比例		（1）下达申请时可获得检验项目和标本信息，如适应证、采集要求、作用等 （2）检验项目来自全院统一检验项目字典	4	病房检验申请必填项的完整性
			（1）检验申请数据有全院统一管理机制 （2）有全院统一的检验标本字典并在申请中使用 （3）开写检验申请时，可以浏览患者重要病历信息	5	（1）病房检验申请必填项、常用项的完整性 （2）临床的检验申请记录与检验科室检验登记记录的主要关联项目能够完善对照
		基本	（1）下达申请医嘱时，能查询临床医疗记录，能够针对患者性别、诊断、以往检验申请与结果等进行申请合理性自动审核并针对问题申请给出提示 （2）形成完整的检验闭环，可随时查看标本状态、检验进程状态 （3）下达申请时可根据临床路径或指南列出所需检验项目	6	（1）病房检验申请常用项的完整性 （2）申请下达与标本采集时间符合逻辑关系
		基本	（1）在申请检验时能够查询与获得历史检验结果和其他医疗机构检验结果和报告作参考 （2）下达申请时，可根据诊断、其他检查与检验结果及知识库提出所需检验项目建议	7	（1）区域协同有关检验申请数据的可对照性 （2）检验申请项目与其他医疗机构检验申请项目编码可对照性
		基本	（1）在申请检验时，可查看患者自采健康记录内容作为病情了解参考 （2）可以利用患者医疗及健康数据，为患者制定持续的检验计划	8	
3	病房检验报告(有效应用按住院检验项目人次比例计算）统计出近3个月达到各个级别要求检验项目的人次数。计算各级别人次数与全部检验人次数比例		未使用电子化方式传送检验报告	0	
			能通过磁盘或文件导入或查看检验结果	1	
		基本	能通过界面集成等方式查阅检验科室的检验报告	3	检验报告关键数据项与字典的一致性
		基本	（1）可获得检验科室报告数据 （2）医师工作站中可查阅历史检验结果 （3）查阅检验报告时能够给出结果参考范围及结果异常标记 （4）查看检验报告时，可获得项目说明 （5）检验报告与申请单可进行关联对应	4	病房检验报告必填项的完整性

续表

项目序号	业务项目	评价类别	主要评价内容	功能评分	数据质量评价内容
3	病房检验报告（有效应用按住院检验项目人次比例计算）统计出近3个月达到各个级别要求检验项目的人次数。计算各级别人次数与全部检验人次数比例	基本	（1）检验报告来自全院统一医疗数据管理体系 （2）查阅报告时，对于多正常参考值的项目能够根据检验结果和诊断、性别、生理周期等自动给出正常结果的判断与提示 （3）可根据历史检验结果绘制趋势图 （4）对于危急检验结果，医师、护士能够在系统中看到 （5）浏览检验报告时，可以浏览患者重要病历信息	5	（1）病房检验报告必填项、常用项的完整性 （2）检验科室检验报告记录与临床查看检验结果的数据记录具备完善的数据对照关系
			（1）检验结果和报告各阶段的状态可实时获得 （2）对于危急检验结果，能够主动通知（如系统弹窗）医师、护士	6	病房检验报告数据整合性、数据及时性
			（1）能够查看历史检验结果和其他医疗机构的检验结果 （2）对于危急值通知具有按时效管控、按接收人员分级通知、处理记录反馈功能 （3）委托外部机构完成的检验结果，可直接浏览报告结果，并与检验申请关联 （4）可根据检验结果，提示选择临床路径（指南）的后续诊治方案的制定	7	区域协同有关机构检验结果数据的可对照性，医疗质量管理相关数据内容的完整与及时性
			可利用患者医疗机构内外的医疗及健康信息提出处理建议，患者自采数据有明显标示，可与本机构数据进行比较、绘制趋势图等	8	
4	病房检查申请（有效应用按住院检查项目人次比例计算）统计出近3个月达到各科各个级别要求检查项目的人次数。计算各级别人次数与全部检查人次数比例	基本	医师手工下达检查申请	0	
			（1）在计算机单机中选择项目，打印检查申请单 （2）可通过文件传输方式与其他计算机共享数据	1	
			（1）从字典中选择项目，产生检查申请 （2）申请检查同时生成必要的医嘱	2	
			（1）检查申请能以电子化方式传送给医技科室 （2）申请时能够提示所需准备工作等内容	3	病房检查申请关键数据项与字典的一致性
			（1）下达申请时可获得检查项目信息，如适应证、作用、注意事项等 （2）申请能实时传送到医技科室 （3）检查项目来自全院统一字典	4	病房检查申请必填项的完整性

项目序号	业务项目	评价类别	主要评价内容	功能评分	数据质量评价内容
4	病房检查申请（有效应用按住院检查项目人次比例计算）统计出近3个月达到各科各个级别要求检查项目的人次数。计算各级别人次数与全部检查人次数比例		（1）检查申请数据记录在统一管理机制中 （2）开写检查申请时，可以浏览患者重要病历信息	5	（1）病房检查申请必填项、常用项的完整性 （2）医嘱记录与检查申请关键关联项目的对照
		基本	（1）检查申请可利用全院统一的检查安排表自动预约 （2）形成完整的检查闭环，检查执行状态可实时查看 （3）下达申请医嘱时，能够针对患者性别、诊断、以往检查结果等对申请合理性进行自动检查并提示 （4）下达申请时可根据临床路径和指南列出所需检查项目	6	（1）病房检查申请数据与检查科室登记记录中相关时间符合逻辑 （2）临床路径中定义的检查项目编码与检查科室的项目编码内容一致性等
		基本	（1）能够查询历史检查结果、其他医疗机构检查结果和报告 （2）下达申请时可根据诊断、其他检查检验结果等提出所需检查项目建议	7	区域医疗协同有关检查申请数据记录的可对照性
		基本	（1）可查看其他医疗机构检查情况、患者自采健康记录内容 （2）可以利用患者医疗及健康数据，为患者制定持续的检查计划	8	
5	病房检查报告（有效应用按住院检查项目人次比例计算）统计出近3个月达到各科各个级别要求检查项目的人次数。计算各级别人次数与全部检查人次数比例		手工传送检查报告	0	
			能通过磁盘或文件导入或查看检查报告或检查图像	1	
		基本	能通过调用检查科室系统或界面集成方式查阅医技科室的检查报告和图像	3	病房检查报告关键数据项与字典的一致性
		基本	（1）能在医师工作站查阅检查报告和图像 （2）查看检查报告时，能够按照项目查看说明等 （3）检查报告与申请单可进行关联对应	4	病房所看到检查报告必填项的完整性
		基本	（1）检查报告来自全院统一医疗数据管理体系 （2）查阅报告时，能够显示测量结果，对于有正常参考值的项目能显示参考范围及自动产生异常标记 （3）对于检查危急值，医师、护士能够在系统中看到	5	（1）病房检查报告必填项、常用项的完整性 （2）检查危急值记录中重要的完整率等 （3）检查科室报告与病房申请中重要项目具备完善的数据对照

续表

项目序号	业务项目	评价类别	主要评价内容	功能评分	数据质量评价内容
5	病房检查报告（有效应用按住院检查项目人次比例计算）统计出近3个月达到各科各个级别要求检查项目的人次数。计算各级别人次数与全部检查人次数比例		（1）检查结果和报告各阶段的状态可实时获得 （2）查阅报告时，对于有多正常参考值的测量项目能够根据测量结果和患者年龄、性别、诊断、生理指标等，自动给出正常结果的判断与提示 （3）对于检查危急值，能够主动通知（如系统弹窗）医师、护士	6	病房看到检查报告记录的数据完整性。检查报告记录与上下游数据的及时性
			（1）对于危急值通知具有按时效管控、分级通知、反馈功能 （2）能够获得、显示其他医疗机构的检查结果、图像等 （3）可根据检查报告，提示选择临床路径（指南）的后续诊治方案的制定	7	区域协同有关检查报告数据可对照
			（1）可利用患者医疗机构内外的检查结果及健康信息提出处理建议 （2）患者自采健康记录数据有明显标示	8	
6	病房病历记录（有效应用按出院患者人次比例计算）统计近3个月书写病历功能达到各个级别的病历数。计算各级别病历数与全部出院人次数比例		医师手工书写病历	0	
			（1）有用计算机书写的病历 （2）病历记录在本病房内能够检索与共享	1	
			（1）能够有专用软件书写入院、查体、病程记录、出院记录等病历记录 （2）能够获得护士生成的患者入出转记录	2	
			用计算机书写的病历记录能被其他科室共享	3	病房病历记录关键数据项与字典的一致性
		基本	（1）病历记录可按照病历书写基本规范列出的基本内容项目进行结构化存储、有可定义的病历格式和选项 （2）病历记录能够全院共享	4	（1）病房病历记录必填项的完整性 （2）描述性病历书中的主诉、现病史、体格检查等内容有合理的数据量
		基本	（1）可自定义病历结构与格式，支持结构化病历的书写 （2）提供插入检查检验结果功能 （3）可按照任意病历结构化项目进行检索 （4）病历数据与医嘱等数据全院一体化管理 （5）对于已由医师确认病历的所有修改，有完整的痕迹记录 （6）书写病历的时限可设置并能提示	5	（1）病历修改记录的完整性

续表

项目序号	业务项目	评价类别	主要评价内容	功能评分	数据质量评价内容
6	病房病历记录（有效应用按出院患者人次比例计算）统计近3个月书写病历功能达到各个级别的病历数。计算各级别病历数与全部出院人次数比例	基本	（7）电子病历内容应存储为通用格式，可被经过医院方授权的第三方调用 （8）历史病历完成数字化处理并可查阅，并可与其他病历整合		（2）病历记录与质控记录具备完善的数据对照
		基本	（1）病历具有分块安全控制机制和访问日志 （2）有法律认可的可靠电子签名 （3）病历书写有对书写内容有智能检查与提示功能 （4）支持院内会诊记录电子处理，并能与会诊申请对照。会诊记录与纳入电子医疗记录体系	6	（1）病房病历记录常用项的未完整性 （2）会诊记录常用项的完整性 （3）会诊记录、病历记录时间关系符合逻辑性 （4）病历内容术语、描述的逻辑符合性
		基本	（1）能够浏览医疗机构内外病历记录的内容 （2）能够接受病案质控意见并修改后反馈 （3）支持医师在院外浏览病历记录 （4）可根据患者情况智能推荐模板	7	区域协同有关病历数据内容的可对照性
		基本	（1）可进行本院病历内容与其他医疗机构病历内容的联合检索 （2）病历书写过程中，能够引用机构内外的医疗信息、健康记录、体征检测、随访信息、患者自采健康记录等内容 （3）本院病历记录内容可提供给其他医疗机构的浏览，浏览具备权限管理、操作记录	8	

第四节 护理信息系统

在整个患者诊疗过程当中，护理工作占据着非常关键的位置，护士不但是执行医嘱的主要工作人员，而且直接面向患者提供护理服务，还需要对患者的身体、心理需求进行全面照顾，实时观察和记录患者情况。因此一套完整的护理信息系统，将有助于提高护理的工作效率，减少护理差错，让护士有更多的时间投入到对患者的直接护理中。

一、护理概述

护理英文名称是nursing，源于拉丁文Nutricius，原意为"抚育、扶助、保护、照顾"。护理学发展为一门学科是从19世纪中叶开始，护理学是以自然科学和社会科学理论为基础的研究维护、促进、恢复人类健康的护理理论、知识、技能及其发展规律的综合性应用科学，是医学科学中的一门独立学科。

（一）护理学发展历史

1. 古代护理学　公元前后，一些文明古国已有了早期的医学和护理活动，被古希腊誉为"医学之父"的希波克拉底（Hippocrates）就很重视护理，他教患者漱洗口腔，指导精神病患者欣赏音乐，调节心脏病、肾脏病患者的饮食——从现代观点看，这些都是有益于患者康复的护理。19世纪以前的护理以家庭照顾为主，欧洲建立了医院，但条件差，患者和医务人员的交叉感染率和死亡率高，护理工作多为修女，她们出于爱心和宗教观念对患者提供一些生活照顾和精神安慰，但得不到任何科学的、正规的护理训练和教育机会。

我国传统医学专著中并无"护理"两字，但中医治病的一个重要原则是"三分治，七分养"，这可以说是我国古代对医学与护理学的关系所作出的高度概括。中医把人体看成作是统一的有机体，它包括改善患者的休养环境和心态，加强营养调理，注重动、静结合的体质锻炼等，把人的健康与内在心理状态和外在生活环境紧密联系起来，中医药学为护理学的起源提供了丰富的理论和技术基础。历代名医如华佗——他擅长外科，医术高明，且医护兼任。明代中药学巨著《本草纲目》的作者李时珍，他虽然是著名的药学家，也能医善护，为患者煎药、喂药，被传为佳话。我国最早的医学经典著作《黄帝内经》中记载着"不治已病，治未病"的保健思想，以及"闭户塞牖系之病者，数问其性，以从其意"，强调了解、关心患者疾苦，进行针对性疏导的整体观点；孙思邈《备急千金要方》提出"凡衣服、巾、栉、枕、镜不宜与人同之"的预防、隔离观点。还创造性的用葱叶去尖插入尿道，引出尿液的导尿术；明清时期记载了蒸汽消毒衣物、焚烧艾叶、喷洒雄黄酒等方法消毒空气。

2. 现代护理学　近代护理学与护士教育的创始人之一南丁格尔（Florence Nightingale，1820—1910年），为护理成为一门科学、一种专业，作出了重大贡献。

现代护理学经历了三个发展阶段，如图5-5所示。

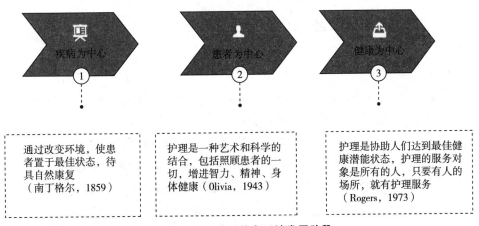

疾病为中心 ①	患者为中心 ②	健康为中心 ③
通过改变环境，使患者置于最佳状态，待具备自然康复（南丁格尔，1859）	护理是一种艺术和科学的结合，包括照顾患者的一切，增进智力、精神、身体健康（Olivia，1943）	护理是协助人们达到最佳健康潜能状态，护理的服务对象是所有的人，只要有人的场所，就有护理服务（Rogers，1973）

图5-5　现代护理信息系统发展阶段

第一个阶段是以疾病为中心的发展阶段（19世纪60年代—20世纪50年代）。在这个阶段，护理人员的工作重点是协助医生诊疗，消除身体的疾患，恢复正常的功能。护理工作的主要内容是医师助手，执行医嘱，护理常规及技术操作，护理工作还没有形成自己独立的理论体系。

第二个阶段是以患者为中心的发展阶段（20世纪50年代—70年代）。科技发展迅速，疾病与健康的概念发生变化，人们开始重视心理和社会环境对健康的影响，护理工作的重点由疾病转向患者。1955年美国的莉迪亚·海尔提出责任制护理的概念。1943年，奥立维尔（Sister Olivia）提出护理是一种艺术和科学的结合，包括照顾患者的一切，增进其智力、精神、身体的健康，制定相应的护理计划，对患者进行全方位的照顾。

第三个阶段是以人的健康为中心的发展阶段（20世纪70年代至今）。1970年，罗杰斯（Rogers）提出护理是协助人们达到其最佳的健康潜能状态，护理的服务对象是所有的人，只要有人的场所就有护理服务。1973年，国际护士学会（ICN）提出护理是帮助健康的人预防疾病保持健康、患病的人恢复健康或平静死去的活动。1980年，美国护士学会（ANA）提出护理是诊断和处理人类对存在的和潜在的健康问题的反应。此时，护理不再是从属于医疗的技术性职业，形成一门独立的现代医学应用学科。护理是以整体人的健康为中心，以系统论为基础的护理程序，护士要具有"诊断"和"处理"的能力，护理工作的范畴已超出原有对患者的护理，服务范围扩展到从健康到疾病的全过程的护理，护理对象从个体到群体，护理场所从医院到家庭、社区。

（二）护理信息学

护理信息学（nursing informatics，NI）属于现代护理学的范畴，是应用信息科学理论和技术方法来研究解决护理学科所提出问题的一个专门学科。它是以护理学理论为基础、以护理管理模式和流程为规范、以医疗护理信息为处理对象、以护理信息的相关关系和内在运动规律为主要研究内容的新兴交叉学科。

二、护理信息系统概述

（一）护理信息系统定义

护理信息系统（nursing information system，NIS）是利用信息技术、计算机技术和网络通信技术对护理管理和业务技术信息进行采集、存储、处理、传输、查询，为患者提供全方位护理服务，以提高护理管理质量为目的的信息系统，是医院信息系统的一个重要子系统。护理信息系统的功能主要包括医嘱处理、护理质量控制、整体护理、护士技术档案、护理教学科研、物品供应、排班安排等护理信息。通过护理信息系统能对护理工作进行有效的管理，提升服务效率，减少护理差错，同时使管理者能有效地掌握护理工作状况，充分发挥资源整合和指挥协调等功能。

（二）护理信息系统发展

护理信息系统发展可以概括为三个阶段。

1. 单机版护理信息系统　这一阶段没有完整的的护理信息系统，护士根据护理流程规范化记录护理文档包括体温单、护理记录单等护理文书的填写，最后对纸质护理文档进行归档封存。后期出现了简单的护士站系统，可以直接对接医生工作站，完成对医嘱的处理、打印，免于护士的重复填写，但是较少涉及护理相关的信息管理。

2. 护士工作站系统　这一阶段护理有了专门的护理信息系统，一般称为护士工作站，所有护理记录、护理文档都有电子文档，护理人员不用在填写纸质的文档。这种方式患者的护理信息容易保存和调阅。这一阶段相较于传统的护理阶段，具有很大的优势。但是该阶段对于减轻护理人员的工作、提高护理质量方面还是有一定局限性，护理人员还是要在床边完成护理工作，回到护士工作站在电脑上完成护理记录。药品、患者核对工作基本还是需要人工方式进行。

3. 移动护理信息系统　随着无线网络、物联网技术、移动设备等的普及和使用，这一阶段护理人员从医嘱核对、医嘱执行、操作时间记录以及护理记录单的填写和记录，均可在床边完成，这在很大程度上减轻了护士的工作，提高了护理效率，也减少了护理差错的产生。

（三）护理信息系统结构

护理信息系统一般包括临床护士工作站、护理管理及系统维护三个部分：临床护士工作站包括门急诊护士工作站和住院护士工作站；护理管理一般可分为护理人力资源管理、护理质量管理、物资管理、人员培训及护理教科研管理等；系统维护主要是参数设置、数据备份等。图5-6为护理信息系统的框架结构图。

（四）移动护理信息系统

移动化的护理方式是对传统护理固定模式的一种突破，传统的摆药、配药、执行医嘱等行为实现条码化，并实现移动化。保障医嘱信息准确性和用药安全。移动护理信息系统能够在患者床边实现护理记录、护理工作的执行。让护理诊疗医嘱的整个流程到达质的改变，让护士配液、核对、执行更加高效，并实现了全程"无纸化"操作。同时，减轻了护理人员的工作压力，节约了护理文书填写时间，护理人员可以将更多的时间投入在如何提高护理水平上，很大程度上提高临床服务满意度。

移动护理信息系统是护士工作站在患者床边的扩展和延伸，以医院信息系统为支撑基础，以无线局域网为传输交换信息平台，以移动设备为工具，对护理工作的高效运行起到了很重要的作用。移动护理信息系统为患者建立标识系统，规范了文书书写，减少护理差错，优化护理工作流程，有效提高护理人员工作效率，同时加强了医护有效配合，提高患者满意度。移动护理信息系统流程如图5-7所示。

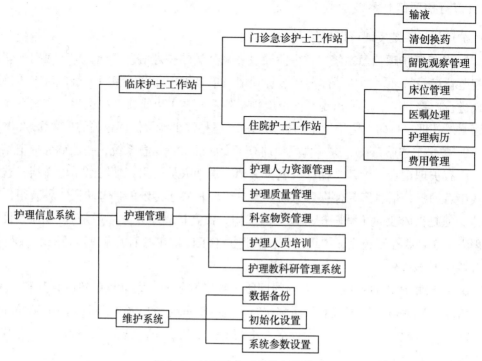

图5-6 护理信息系统框架结构图

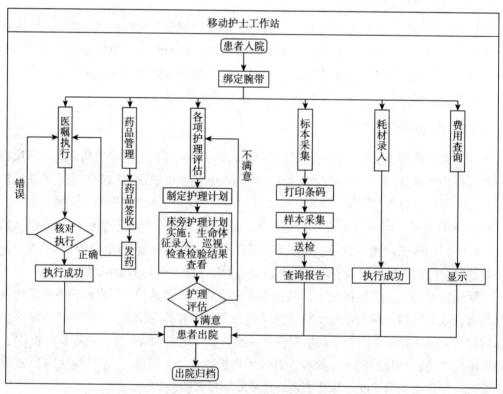

图5-7 移动护理信息系统流程图

（1）绑定腕带，确认患者身份　患者入院后，打印以住院号编码的条形码腕带，用于确认患者身份。护士在对患者护理、治疗前，使用移动PDA扫描患者手上的腕带，识别和确认患者身份，护士通过扫描患者腕带，来核对患者信息。如果扫描与患者信息不符的话，PDA会通过安全卫士发出报警提醒。

（2）医嘱查询、执行与统计　无线护士工作站可通过PDA查询医嘱，移动护理信息系统可以对医嘱进行拆分，只显示当前班次需要执行的医嘱，并对护士执行医嘱时间进行提醒，同时可对医嘱进行统计。

（3）药品管理　护士通过PDA扫描核对领药后，对全科患者药品进行统一配药。药品配置完成后把打印的药品标签贴在输液袋上。药品发放和输液时，同时确认患者给药单的条形码与患者腕带上的身份标识条形码的信息相关联，保证用药的安全。

（4）系统化整体护理　护士在患者床边进行健康宣教，生命体征的实时采集、出入量的录入、累加和查询、检查检验结构查看、护理过程记录等工作，形成患者归档护理文书，完成护理评估工作。

（5）标本采集　解决床旁标准采集容易出错问题，试管条形码和患者腕带识别进行关联，省去人工对照的麻烦，保证了标本和患者信息的一致性。

（6）耗材录入　护理过程中使用相关耗材，可以随时点击耗材对话框完成耗材录入，有效避免遗漏。

（7）费用查询与显示　可以随时查询和显示患者费用，便于通知患者及时缴纳费用和做好费用支出的解释工作。

第五节　实验室信息系统

一、实验室信息系统概述

（一）实验室信息系统的概念

随着临床检验诊断技术的快速发展，医院检验设备越来越多，越来越自动化，临床检验项目也日趋复杂。为了更好地适应检验技术和仪器设备的发展，提高检验工作效率和质量，目前大多数医院已建立了实验室信息系统，同时实现了与医院信息系统之间的数据共享。实验室信息系统已成为医院信息化建设的一个重要组成部分。

医院临床检验信息系统也称为实验室信息系统（laboratory information system，LIS），是指利用计算机网络和信息技术，实现临床实验室业务信息和管理信息的采集、存储、处理、传输、查询、统计等，并提供分析及临床诊断支持的信息系统。

（二）实验室信息系统的意义

1. 减少差错　由于临床实验室检测的间接性，样本在整个检验过程中多个环节容易发生申请单和报告的关联错误，LIS能有效减少人为差错，提升检验工作的质量。

2. 提高检验结果的质量　LIS对检测过程如标本采样、接收、检验检测以及结果审核等进行了标准化和规范化。同时，LIS还提供了内部核查和质量控制管理程序，可以有效减少人为误差，提高检验结果的质量。

3. 实现数据共享，提高工作效率　LIS实现了系统与检验仪器之间、系统与HIS之间的数据共享，使检验操作指令发送、检验数据的读取、检验报告发布、历史资料的保管和查询等环节更加的方便高效，有效提高了工作效率。

4. 提高管理效益　LIS能够准确及时对工作量进行统计及检测试剂的管理工作，还可为医院收费和预算提供基础数据，有效控制漏费检查，增强管理能力。

二、实验室信息系统结构与功能

实验室信息系统主要由硬件部分、操作系统、数据库管理系统、应用软件及计算机网络组成。LIS不是一个单一的信息系统，要与医院信息系统、临床信息系统协同工作，实现不同的服务和功能。

实验室信息系统主要实现对标本的接收、检验、审核、报告发布、报告查询与打印等功能，其功能可以分为四个部分：检验业务处理子系统、实验室管理子系统、智能决策支持子系统及系统维护，具体如图5-8所示。

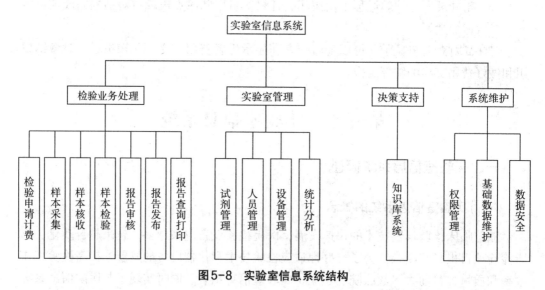

图5-8　实验室信息系统结构

（一）检验业务处理

1. 检验申请、计费　将HIS中的检验信息转化为检验申请单，根据检验项目智能判定样本类型和数量，核对是否已经计费，如未计费，可以进行费用收取。

2. 样本采集　打印标签或者条码，记录采集详细信息如采集者、日期、时间等，如图5-9所示。

3. 样本核收　按照执行科室、日期、患者标识等对比核收检验申请。

4. 样本检验　能够与检验仪器进行通信，发布检验指令，接收检验结果，检验结果检查、判断等功能。

5.报告审核、发布 对单个或者多个报告进行审核，审核后对报告进行发布。

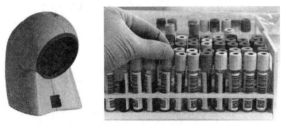

图5-9 条码打印和条码扫描设备

（二）实验室管理

1.试剂管理 对试剂进行入库、出库登记，报告失效和停用试剂清单，估算试剂消耗量等。

2.人员管理 登记人员基本信息、变化信息，查询统计人员信息。

3.设备管理 登记设备基本信息、设备维修保养信息等。

4.统计分析 统计样本量、工作量，分析检验结果，能将结果进行报表或图形输出等功能。

三、实验室信息系统与医院信息系统的联系

LIS和HIS相互数据共享，LIS需要从HIS中获取患者基本信息、检验申请信息、缴费信息，LIS向HIS发布检验状态、检验结果和检验报告等信息，如图5-10所示。

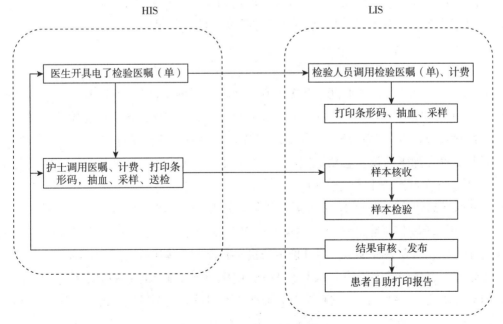

图5-10 HIS与LIS之间联系

第六节 医学影像信息系统

一、医学影像信息系统概述

（一）医学影像信息系统定义

医学影像信息系统是以计算机和网络为基础，与各种影像成像设备相连接，利用海量存储和关系型数据库技术，以数字化方式收集、压缩、存储、管理、传输、检索查询、显示浏览、处理、发布、远程会诊医学影像信息；以计算机化的方式预约登记影像学检查，管理影像检查机房、初写报告、审校签发报告，发放胶片和诊断报告；以利用计算机辅助诊断结果的方式支持临床决策。

医学影像信息系统（medical imaging information system，MIIS）主要由各影像业务科室的放射信息系统（radiology information system，RIS）和医学影像存储与传输系统（picture archiving and communication system，PACS）组成，并与影像后处理系统、计算机辅助诊断系统、远程放射学系统等系统融合、集成共同组成医学影像信息系统，整体系统架构如图5-11所示。

（二）医学图像信息系统发展历史

PACS的概念提出于20世纪80年代初。1982年1月国际光学工程协会（SPIE）在美国主办的第一届国际PACS研讨会正式提出了PACS这一术语。在20世纪80年代初期，欧洲、美国等发达国家基于大型计算机的医院管理信息系统已经基本完成了研究阶段而转向实施，研究工作在80年代中就逐步转向为医疗服务的系统。在欧洲、日本和美国等相继建立起研究PACS的实验室和实验系统。随着技术的发展，到90年代初期已经陆续建立起一些实用的PACS。

美国最早的PACS研究是美国军方1983年主持的远程放射项目，该项目后来发展为美国军方资助的数字成像网络和图像存储及通信系统项目（DIN/PACS），于1985年投入使用。1990年10月，在法国的Evain召开了一次对于PACS发展有重要意义的会议，这次会议由北大西洋公约组织高级研究院（NATO ASI）举办，来自17个国家的近百名专家参加了会议。会议概述了当时国际PACS研究和发展的概况，同时促使了PACS系统在美国军方中大规模使用。

从医学影像信息系统的技术发展来看可以分为三个阶段。

1. 第一阶段（20世纪80年代中期—90年代中期） 计算机自身性能有限，CPU主频仅几十兆，内存只有64M，而且价格昂贵。研究主要集中在如何利用有限的计算机资源处理大容量的数字图像，如用各种算法优化、硬件加速等。而显示技术也不能保证图像显示的一致性。因为没有统一的标准，不同设备的图像交换困难，DICOM标准开始出现。

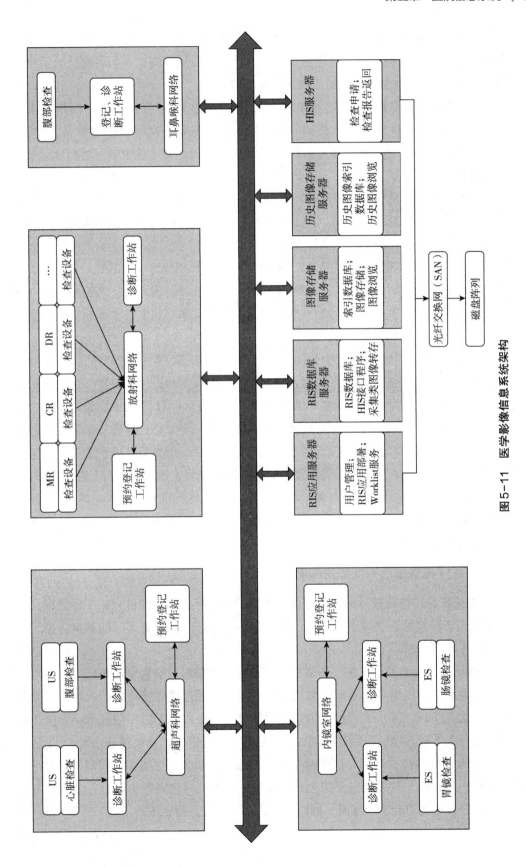

图 5-11 医学影像信息系统架构

　　这一时期的PACS系统主要是将放射科的一些影像设备进行连接，以胶片的数字化为目标，实现医学影像传输、管理和显示。由于显示质量不高，人们普遍认为不可能用软拷贝代替胶片。PACS显然不能满足临床的需要。

　　2. 第二阶段（20世纪90年代中期—90年代末期）　计算机技术、网络技术的发展，特别是PC机性能的大大提高，使PACS用户终端的速度和功能得到了加强。DICOM标准的形成促进了商用和大型PACS系统的发展。而显示技术的发展和显示质量控制软件的出现，图像显示质量基本达到读片要求，PACS的诊断价值开始得到临床认可。应诊断报告和信息保存的要求，RIS开始出现。临床的应用使人们关注工作流问题，即在检查登记、图像获取、存储、分发、诊断等步骤中PACS如何与RIS沟通，提高工作效率。随着DICOM3.0标准的逐渐形成，自1995年以来，商用的PACS系统相继问世，突出表现在以实现整个医院所有影响网络为目标的全院级PACS系统上。它逐渐将各类非放射科影像，如超声、病理乃至心电图等纳入PACS范围之内；开始同HIS、RIS等其他医疗系统相互共享信息；进一步提高了读片的效率，并方便了临床其他科室的应用。

　　3. 第三阶段（20世纪末至今）　DICOM3.0标准被广泛接受，PACS、RIS开始与HIS全面整合，PACS被用于远程诊断。质量控制软件技术的进一步发展，新的显示设备的出现，淡化了温度、寿命对显示器显示质量的影响。PACS系统中引进临床专用软件，以利于辅助诊断和治疗。医院无胶片化进程的进一步深化，也进一步迫使人们开始花大量精力研究PACS系统的安全性。PACS系统和RIS、HIS等其他系统的集成与融合，趋势越来越明显，相互间的界限逐步变得模糊，并开始在工作流程上进一步整合，更强调医疗整体化的保健解决方案，注重资源的充分共享和流程运作一体化。另外，不同地域的PACS也开始尝试相互连接，以在更大的区域氛围内共享医疗信息，实现真正意义上的远程会诊。

　　（三）医学图像信息系统作用和意义

　　1. 优化影像工作流程　医学影像信息系统的使用可提高影像科室的工作效率，减少甚至取消影像技师和医师手工录入、签字和整理等环节，将更多时间和精力用于影像摆位、采集与诊断等工作。

　　2. 优化影像档案管理　医学影像信息系统可以管理海量的医疗影像档案，随时快捷地调阅患者在不同时期的影像资料以及诊断报告；通过报告模块简捷的生成医疗影像报告；进行费用、医生工作量、申请部门的统计；提取医学影像信息系统中医学影像对其进行二维或三维的影像后处理、重组重建，以及进行计算机辅助诊断。

　　3. 推动数字化胶片应用　医生通过医学影像信息系统，对患者的医学影像进行显示，处理以及诊断。这样可以使医生突破胶片的局限，对患者的影像进行全方位的处理和观察，以得出更准确的诊断，同时节省大量的胶片，降低成本。

（四）医学图像信息系统发展趋势

1. 专科化 PACS系统从早期的放射、超声等影像系统发展到内镜、核医学、介入、口腔、眼科等，产品进一步细分，各种专科化（如心脏、骨科）的影像处理应用也越来越多。

2. 智能化 以影像深度学习建模为核心的AI专病辅助诊断、分析产品已经由小范围技术验证进入预商用规模验证应用阶段，基于医学影像的AI研究成为行业研究的新方向。

3. 结构化 专科化影像分析和数据利用需求日渐增加，结构化报告越发受到重视。放射、病理等影像报告结构化后，可将分析、测量的数据直接提取出来，有助于辅助临床决策。

4. 区域协同 在医疗改革大环境下，医联体、医共体、多院区之间的影像协同诊断应用场景显著增多，医学图像信息系统需要对影像检查结果实现互联互通互认。

5. 互联网服务 以云胶片为代表的移动互联网医学影像调阅快速发展。这类服务直接面向患者，患者跨区就医不用再携带传统纸质胶片，医生也可以调取不同医院的影像，实现了让数据多"跑路"，患者少"跑路"。

二、医学数字成像和通信标准

（一）DICOM标准

医学数字成像及通信标准（Digital Imaging and Communications in Medicine，DICOM）是由美国放射学会和美国国家电器制造商协会（ACR-NEMA）组织共同制定的，DICOM标准涵盖了医疗信息系统产业数字影像医疗技术的归档、通信、采集、显示及查询等几乎所有的信息传输运用协议，定义了很多用于数据信息传递、交换的服务类和命令集以及消息的标准响应，使得医学影响信息在各医疗设备和异构系统之间的传输和存储更加高效。

1993年美国国家电器制造商协会发布了医学数字成像及通信标准3.0，DICOM 3.0是全球上第一个被广为医学界内接受的医学数字成像和信息通信标准，采用面向对象的分析方法，也是建立在互联网标准基础上的通信协议。

（二）DICOM数据结构

在DICOM标准中，定义了患者Patient、检查Study、序列Series、影像Image 4个资料结构。在Patient结构定义了患者的所有资本资料（如性别、姓名、年龄等）和医生指定的检查Study；在Study中包含了检查种类（DX、MR、CT等）和指定检查的Series；在Series中包含了检查的技术条件（毫安、层厚、FOV等）和图像Image，DICOM数据结构如图5-12所示。

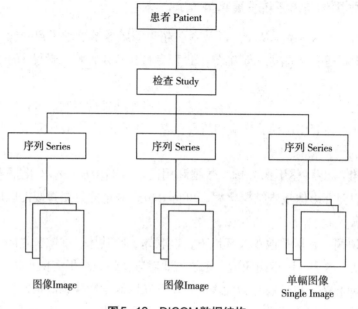

图5-12　DICOM数据结构

（三）DICOM的信息对象

DICOM 3.0协议是一种基于TCP/IP的上层网络协议，通过"服务类"（service class）实现特定的功能，服务类描述对信息对象（information object definitions，IOD）所做的具体操作。每个IOD分成像素数据和影像属性两部分，像素数据通过描述图像上每一个图像的点的值来组成一个医学图像，即具体的检查图像；而在影像属性里面，则包含了患者就诊的相关信息，如患者的名称、当天的检查日期和对应的放射学编号等。

IOD是DICOM对信息组织的逻辑模型，在实际的数据通信和存储过程中，要相应的通信协议（如TCP/IP）和标准。DICOM通过将IOD的每个属性编码为一个固定格式的数据元素单元，以达到交换DICOM信息的目的。DICOM文件结构如图5-13所示。

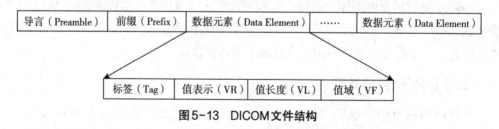

图5-13　DICOM文件结构

DICOM文件组成包括导言、前缀和多个数据元素；导言共128个字节，导言中可存放文件的有关说明；前缀有4个字节，规定为"D""I""C""M"4个字符，可用于判断该文件是否为DICOM文件；数据元素有4个域，分别是标签、值表示、值长度和值域。标签是数据元素的唯一标识；值表示反映出现的全部数据种类，一共有27种值表示；值长度用来表示数据元素的长度；值域中存放患者的相关信息或文件的像素值数据。

（四）DICOM的服务-对象对

DICOM的基本单元由服务类和信息对象结合组成，被称为服务-对象对（service-object pair，SOP）。服务-对象对是成对出现，一个SOP服务类有两种角色，服务类的提供者（service class provider，SCP）和服务类的用户（service class user，SCU），如在DICOM查询与检查服务中，当系统A向系统B请求查询列表时，系统B就是SCP，系统A就是SCU，表5-3列举了一些常见的服务类及其功能描述。

表5-3　常见DICOM服务类

服务类名称	功能描述
Image Verification	通信验证服务
Image Storage	图像的存储服务
Image Query/Retrieval	图像的查询与检索
Image Print	图像打印
Base Worklist Management	工作列表，实现成像设备和信息系统的集成

（五）DICOM的工作过程

DICOM协议要求在数据编码传输之前，进行连接校验，确认双方都满足特定的条件之后，才能进行特定的通信。DICOM将连接协商成功成为建立一个"关联"，只有在建立"关联之后"才能进行DICOM命令的发送和接收。

如果系统A要和系统B进行DICOM方式的通信，首先要放出一个信息，包含以下内容：①系统A本身支持的SOP有哪些；②针对每个支持的SOP，系统A必须说明它是如何编码这些资料的；③在SCU/SCP的角色扮演之后，A可以扮演什么角色。

系统B在接收到这些初始信息后，了解了系统A能支持DICOM的哪些部分，将这些信息和系统B自身支持的部分进行对比，整理出两个系统共同的SOP 和Transfer Syntax，然后将所有对应部分包装为一个信息返回给系统A，然后两个系统根据相通的部分来进行信息交换。

在通信起始设定完成之后，系统A和系统B即可进行信息传输。

三、放射信息系统

（一）放射信息系统定义

放射信息系统（radiology information system，RIS）为各影像业务科室管理放射科医疗流程的任务执行过程而设计的信息系统。

RIS是基于医院影像科室工作流程的任务执行过程管理的计算机信息系统，主要实现医学影像学检验工作流程的计算机网络化控制、管理和医学图文信息的共享，并在此基础上实现远程医疗。

（二）放射信息系统功能

1. 实现放射科内部管理 在放射科内部，RIS系统需要满足放射科的日常业务和管理的需求，包括患者和检查登记、拍片记录、诊断报告、数据统计和分析等工作。

在数据集成方面，RIS系统需要和检查设备进行数据交换，在RIS登记的患者和检查信息能够发送到检查设备上；也能接受检查设备完成检查的状态信息。

2. 实现与医院信息系统的集成 RIS系统和医院其他信息系统集成的重要应用在于诊断报告的电子化，在临床医生工作站可以快速查阅患者的诊断报告，以及历史报告。

临床系统给患者下检查医嘱时，通过发送电子申请单到RIS系统，可以省略患者在临床科室、放射科以及收费处等多处来回排队等候的流程，简化患者就诊的流程，节约就诊时间，提高医院的工作效率。

3. 实现影像远程诊断 在远程诊断的应用模式下，中心医院的RIS系统会接收来自不同医院的诊断请求，RIS系统需要能够接收多个HIS系统的远程诊断信息，而且数据格式不只是HL7 socket连接，包括XML文件、数据库视图、web service接口等多种形式的数据格式和接口。RIS系统在设计远程诊断接口的时候，需要提供足够的方法，满足不同数据格式的请求。

（三）影像检查工作流程

1. 检查患者依据申请单和发票或诊疗卡到分诊台进行登记，由登记医生将检查部位、检查设备类型和检查房间、费用等信息输入RIS系统，登记信息自动进入排队叫号系统发布显示。

2. 检查患者到指定的检查房间，检查医生在检查设备上通过DICOM标准中的Worklist功能取得待检患者的基本资料，并通过叫号终端呼叫患者进入检查室进行检查。

3. 检查完成后，检查医生在设备控制台上将图像传送到归档服务器保存。

4. 报告医生在诊断工作站根据登记信息打开图像进行诊断并编写诊断报告。

5. 报告审核医生在诊断工作站上直接审核报告（电子签名）并打印签名，住院检查报告通过审核后会自动发送到申请科室。

6. 登记人员在收到已经检查完成的检查报告后，呼叫患者领取检查结果，发放打印的诊断报告。

影像检查工作流程如图5-14所示。

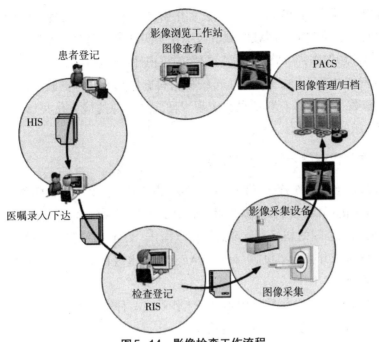

图5-14　影像检查工作流程

四、医学影像存储与传输系统

（一）医学影像存储与传输系统定义

医学影像存储与传输系统（picture archiving and communication system，PACS）是医学影像信息系统的重要组成部分，PACS与各种医学影像成像设备相连接，以数字化方式获取、压缩、存储归档、管理、传输、查询检索、显示浏览、处理、发布医学影像信息和相关病历资料的信息系统。

PACS主要任务是将当前医疗水平前提下日常产生的各种医学影像图像资料（包括CT、核磁、各种X光机、超声、显微仪各种红外线等设备产生的图像）通过各种网络设备或者网络虚拟接口（网络、DICOM、模拟）以数字化的传输方式海量地将这些数据保存起来，它在医疗信息系统的各种影像设备间传输数据和组织存储数据具有很重要的作用。

（二）医学影像存储与传输系统主要功能

1. 互联和管理　连接医学影像成像设备（例如，DR、CT、MR、DSA、超声等），并传输、存储与管理DICOM医学影像，实现去胶片化、数字化的医学影像管理。

2. 实现"软读片"　改变阅读影像胶片"硬拷贝"的传统工作模式，替代为医用DICOM显示屏上阅读数字化影像"软拷贝"的数字工作模式，也称为"软读片"工作模式。

3. 影像的处理分析和对比 通过数字化影像处理技术，实现影像的窗宽窗位调节、三维后处理以及对重点区域的测量与统计，实现治疗前与治疗后医学影像的同时对比，大幅提高影像医师和临床医师对影像的可视性和可读性。

4. 影像资料共享 PACS改变了传统放射科影像私有化存储胶片形式，以网络形式存储、传输数字化影像资料信息，实现影像信息资源的最大化共享。便于跨科室、跨医院、跨区域的影像会诊。

（三）医学影像存储与传输系统分类

PACS经过社会各地医疗人员的努力和多年的发展，已经由最初的单台影像设备的对影像信息数据的影像归档和数据管理，扩展到了将医院内全部影像设备甚至不同医院之间影像的信息之间的相互通信及数据信息操作。PACS系统从系统的应用范围去分类，可将PACS系统分类为单机版（Mini-PACS）、科室级PACS、全院级PACS、区域级PACS这四种类型。

1. Mini-PACS系统 指的是用于单机工作站或一种类型的影像设备，如DR设备、CT设备、MRI设备等影像归档及阅片系统。

2. 科室级PACS系统 是在影像科室内部使用的PACS系统，用于科室内部所有设备的归档及通信，实现多台影像设备、诊断报告共享等。

3. 全院级PACS系统 是指医学影像数据可以在全院范围内使用，从最初CR、DR等数字化影像归档通信，扩展到B超、牙科、病理、核医学、心脏科、眼科、内窥镜等各领域的综合医学影像发展，PACS归档的医学科室愈来愈多，其应用越来越广，不再局限于影像图像的归档、传输，而涉及医院更多的工作流程等信息化管理。PACS系统与医院其他信息系统如HIS、EMR、LIS等系统进行信息集成，PACS可以直接获取到HIS、EMR、LIS等医院信息系统中关于预约登记或诊断所需辅助信息，登记更为简单方便，影像诊断更为准确全面。临床医生可以在全院级PACS直接调阅影像，且能及时查看到影像科的诊断意见，为患者提供及时有效的治疗。

4. 区域级PACS 是全院级PACS发展到更高阶段的产物，基于区域网络平台，建立标准化数据中心，为区域内所有的医院、社区医疗等医疗点提供数据服务，实现区域内数据的安全共享。医院信息共享驱动了区域PACS的发展，目前主要实现方式是以VPN方式建立区域内网络。

目前，PACS系统已经覆盖了临床涉及的所有医学影像领域。目前提到的PACS普遍是指RIS-PACS集成的信息系统，即医学影像信息子系统。在该集成系统的辅助下能够更加高效、便捷地开展日常医疗、科研、教学与管理工作。

第七节 临床决策支持系统

随着价值医疗的不断发展及可用临床数据的增长，临床决策支持系统迅速成为医疗系统的重要工具，其被广泛应用于电子健康病历和其他电子化的临床流程中成为提高患者安全和医疗质量的关键因素。

一、临床决策支持系统的概述

（一）临床决策支持系统的定义

医疗工作者面临着各种各样复杂的挑战，如诊断复杂的疾病、避免医疗错误的发生、保障医疗质量、提高医疗工作效率以及降低成本等，此时临床决策支持系统便应运而生。计算机在医疗健康领域最早自动化应用尝试开始于20世纪50年代。随着计算机技术和网络技术的不断发展，利用不同背景下、不同设备采集的各种数据或知识的能力得到了大大的提高，因而应用这些数据和知识于解决医疗问题、进行医疗决策的能力也得到了大大地提高。

临床决策支持系统（clinical decision support system，CDSS）是指充分运用可供利用的、合适的计算机技术，针对半结构化或非结构化医学问题，通过人机交互方式改善和提高决策效率，加强医疗相关的决策和行动，提高医疗质量和医疗服务水平的计算机应用系统。它能辅助临床工作人员、患者以及其他潜在用户智能化地获取或筛选临床医学数据和知识，进行专项问题的辅助判断，以达到改善医疗服务和提高医疗质量的目的。

（二）临床决策支持系统的目的和作用

CDSS的核心是提供决策支持，而非简单的信息支持。CDSS是基于知识库，自然语言处理，逻辑推理和机器学习等人工智能方法，根据患者的基本信息和疾病状况，采用警告提醒、信息按钮、医嘱推荐等表达形式，为医生在临床过程中提供诊断、治疗、风险评估、患者管理等方面的决策支持。

CDSS将医学专家的丰富知识和经验与计算机大容量存储及高速推理能力相结合，利用计算机辅助临床决策，可以极大减轻临床医生的负担，提高工作效率，降低治疗成本，减少医疗差错。

（三）临床决策支持系统的发展

1. **国外发展情况** 临床决策支持系统的医学研究始于1950年，早期最具代表性的CDSS是犹他大学开发的HELP（Health Evaluation through Logical Processing）系统和斯坦福大学研发的MYCIN系统。HELP系统在1967年投入使用，基于医学知识库和医学文献进行呼吸系统疾病诊断和异常检验结果判断，能够帮助医务人员分析临床数据达到提高医疗质量的目的，同时还能支持管理、教学和研究工作。MYCIN是1975年研发，该系统是对细菌感染疾病的诊断和治疗提供咨询意见的专家系统，它使用基于规则的推理机建立推理控制策略。此类CDSS仅能被动地为用户使用，未能很好地与临床环境相整合，无法进行主动地决策提示；且系统使用效率低，患者数据完全需要用户手动输入，系统才能进行疾病的诊断或治疗。这类所暴露出的诸多问题促进了第二代临床决策支持系统的诞生。

1967年美国Latter Days Stants（LDS）医院开发的系统就是将临床决策支持很好地集成到医疗信息系统的一个半主动系统。它是一个基于主动式的事件驱动和数据驱动的系统，系统中每次患者病历的更新都会激活决策支持模块的运行。这类CDSS中的决策支持主要是自动触发机制，主动向医务人员提供决策建议。但是，此类CDSS难以进行临床知识的管理和维护，在进行系统维护时无法分离知识和代码，各临床信息系统间的配置问题也日益凸显，系统的共享性变差，利用率变低。

20世纪90年代早期，一些综合性的医疗机构和研究机构开始基于当时医院的信息系统研发具有更加复杂功能的CDSS。这些系统所提供的决策支持服务更加直接针对于一线临床医生的工作，并且成功应用于药品不良事件监测、药物剂量、抗生素药物处方、异常化验结果警报、医疗质量监控、诊断和治疗咨询服务等各个方面。后期，又将临床决策支持与医疗信息系统分离，临床诊疗决策的知识推理引擎以独立接口的形式，提供决策支持服务供不同的临床信息系统使用。2002年美国Stanford大学医学院与多个组织共同研究发布了医学SAGE模型，该模型与临床工作流相结合，能够从临床信息系统中检索患者病历信息及共享医疗模型，是当前比较合适的医学知识表达模型。

2. 国内发展情况　　直到20世纪70年代末，我国才逐渐开始对临床决策支持系统展开相关研究，但是发展速度相当快。1978年，北京中医医院著名教授关幼波与一众科研人员共同研制了"关幼波肝病诊疗系统"，该系统的最大特点在于我国首次将传统的中医学与现代计算机技术相融合，开启了我国医学专家系统的先河。随后，白求恩医科大学与吉林大学通过对妇科临床决策支持进行不断的探索和研究，最终开发完成"中医妇科专家系统"。南京大学与中国人民解放军八一医院肺癌研究中心联合研制了肺癌早期细胞诊断系统，北京医科大学第一医院肾脏病研究所和国家航天部710所联合研制了急性肾功能衰竭专家诊断系统等。国内各研究人员逐渐开始研究和开发不同疾病的医疗诊断支持系统，例如心功能辅助诊断系统、胃病诊断系统、肺源性心脏病辅助诊断系统、外周神经系统疾病诊断系统、针灸专家系统以及疾病诊疗用药专家系统等。

临床决策支持系统的研究中相对成熟的领域有糖尿病、肺炎、心脏病、乳腺癌等疾病的检测，这几类医学领域相关的理论和应用研究都比较充分。随着研究的深入，临床决策支持系统逐步涉及更多的医学领域。

二、临床决策支持系统的类型

临床决策支持系统按照不同的分类维度可以分成不同的类型，详见表5-4所示。

表5-4 CDSS的分类

分类维度	CDSS分类
数据类型	（1）基于知识型的（knowledge-based）：数据主要来源于医学知识库，临床指南，文献等知识类数据 （2）数据驱动型（data-driven）：数据主要来源于电子病历等真实世界大数据
决策原理	（1）基于本体（ontology based）的决策系统 （2）基于规则（rule based）的决策系统 （3）基于机器学习模型（model based）的决策系统 （4）基于案例推理（case based）的决策系统
涵盖疾病类型	全科CDSS（面向全部疾病）和单病种CDSS（面向特定疾病）
应用场景	辅助诊断、辅助治疗、医嘱审核、风险预测，以及其他场景
推荐方式	被动查询（医生主动）和主动推荐
产品类型	（1）知识库查询类：这类CDSS本质上是知识库的电子化，医生根据对问题的理解输入查询条件 （2）支持患者信息交互的独立的Web应用：这类CDSS允许用户输入患者的信息，根据知识库和决策引擎输出决策支持信息，未与医院业务系统结合，使用成本较高 （3）系统嵌入类：根据应用类型，与医院内不同业务系统进行深度结合，自动抽取患者信息，主动或者被动地提供决策支持

（一）基于知识的临床支持决策系统

基于知识的临床支持决策系统中一般是基于临床指南、文献或其他类型的知识，将其表示为计算机能够识别的知识库，这里的知识库主要包括两种：基于医学本体的知识图谱和规则库。

1. 基于医学本体的临床决策支持系统　基于医学本体的CDSS目的是构建包括疾病、症状、用药、检查、检验等在内的本体及其之间的关系，然后基于图谱进行推理形成辅助决策系统，这种系统一般称为基于本体的（ontology-based）临床决策支持系统。

2. 基于规则的临床决策支持系统　基于规则的（rule-based）CDSS是按照预定义的规则进行决策推荐，比如MYCIN系统和在线健康诊断MEDgle平台等均是利用规则推理提供相关诊疗方案。大部分基于规则的CDSS可分为三部分：知识库、推理引擎和用户交流机制。

知识库是将医学知识转换为计算机规则语言（IF-THEN语句），除了IF-THEN规则，知识库也可能包括诊断与症状体征之间的概率关联，或已知药物之间、药物与食物之间、药物与过敏症之间的相互反应等。推理引擎将患者的信息与知识库中的规则相结合，获得对应的推理结果。交流机制为用户提供一个良好的交互界面，供用户输入信息及查看系统的反馈结果。如果是独立的CDSS，患者数据需要由用户直接输入；

如果是CDSS与电子病历集成在一起，患者数据已经由医生输入或者从LIS、RIS等系统集成并存在于电子病历中，则不再需要额外输入。CDSS的推荐形式也可以是多种多样的，如在输入医嘱时产生推荐意见或者警告等。

（二）基于数据驱动的临床决策支持系统

基于数据驱动的CDSS是指基于大量的电子病历数据构建的决策系统。根据方法不同又可以划分为基于案例推理的（case-based reasoning）系统和基于机器学习模型（model-based）的系统。它是利用数据挖掘等人工智能的方法，从过去的经验或者临床数据中识别或者学习，以提供决策支持。随着数据挖掘和大数据在医疗健康领域越来越广泛，基于数据驱动的CDSS将是未来重要的发展方向。

1. 基于案例推理的临床决策支持系统 基于案例推理的CDSS可分为三部分：案例库、推理引擎和交流机制。其与基于规则CDSS区别在案例库存储完整的临床案例，而不是规则。推理引擎会将患者的信息与案例库中的信息相匹配，通过检索临床案例库中病例，根据相似程度分析进行推荐。基于案例推理的CDSS具有自主学习的能力，减少知识获取的瓶颈问题，其结论易理解、更具可信度。缺点是因果关系、相似的定义等都要体现在检索条件中，检索条件的设计比较复杂且面向不同场景检索条件都不同。另外，它无法脱离原始数据。

2. 基于机器学习模型的临床决策支持系统 基于机器学习模型（model-based）的CDSS是利用机器学习的方法从数据中学习，通过从数据中提取个性化特征，总结出模式，形成决策模型，决策模型工作时将不再依赖原始数据，并能获取较高的预测准确率。近年来，由于医院积累的大量病历数据和机器学习算法的快速发展，基于机器学习模型的方法目前正受到广泛关注。

三、临床决策支持系统的新发展

近年来，新技术的迅速发展以及其在医疗领域的广泛应用，推进了医院信息化建设从数字医院向智慧医院转型，临床决策支持系统是未来医疗信息化建设趋势与核心，其使用覆盖将会越来越广泛。

1. 加强临床决策支持系统与临床的有效融合 近年来，随着计算机科学飞速发展，人工智能、大数据等新技术在临床疾病诊疗中的大量应用，降低了误诊率及漏诊率，同时能有效分析数据关联性，较为准确地进行疾病预测，开创疾病诊疗研究的新领域。未来CDSS与临床流程两者之间的有效融合还需要进一步加强，这将会成为影响CDSS能否真正落地应用的一个重要因素。CDSS与临床流有效融合，需要系统开发人员加强与临床医护人员的沟通合作。

2. 不断更新完善知识库，与新的临床研究进展同步 近年来，医学知识更新迅速，CDSS中的推理模块需要不断更新，与新的临床研究进展同步。同时，匹配医院数据库，方便自动和定期地获取与更新患者的健康信息，进一步完善CDSS，提高诊疗决策的科学性及可靠性，为患者提供安全可靠的临床诊疗服务。同时，有利于改善临床诊疗决策系统医务人员的使用接受度。

3. 完善和优化电子病历系统 电子病历系统是临床大数据库建设中尤为关键的一环。电子病历以数据的形式记录患者诊疗信息数据。充分利用电子病历系统的数据信息，可优化和改善临床决策支持系统，简化诊疗流程，提高诊疗效率。进一步完善和优化电子病历系统，提升电子病历中数据的结构化、标准化，也是推动CDSS发展的因素之一。

临床决策支持系统具有驱动疾病循证治疗，提升医疗护理质量及潜在节省医疗费用的作用。随着大数据分析及人工智能等技术不断发展，越来越凸显出临床决策支持系统在患者健康管理中的地位。未来，在价值医疗、数字化革命及大数据多重因素影响下，临床决策支持将成为医疗机构提升医疗质量不可缺少的部分。

案例5.1

核磁共振仪器被誉为"尖端医疗设备皇冠上的明珠"，对于心脑血管、神经和肿瘤等多种重大疾病影像诊断有重大意义，但生产技术长期被国外封锁。经过不懈努力，我国自主研发的核磁共振仪器研制成功，开始量产。将核磁共振仪器搬上生产线并不是一件容易的事情，这其中不光要解决"卡脖子"的技术难题，还有如何解决科技成果转化的问题。

由于技术壁垒，以往国产核磁共振设备的关键技术部件如磁体、射频线圈等技术难度极大，尤其是高场强磁共振系统对磁体、屏蔽系统和冷却系统等方面的技术还不够完善，只能依赖进口，国外进口设备不仅价格昂贵，预定设备周期时间也长。而近年来，针对射频线圈制作、磁体国产化和新序列技术等磁共振关键技术的自主研发等方面都有了明显的技术突破和提升。此外，人工智能的发展也驱动了空间数据和时间分辨率数据处理的提升，使得数据处理的速度和图像分辨率都有很好的运用。由中国科学院深圳先进技术研究院研发的最新一代的国产核磁共振仪器，已经完全达到了医院提出的图像质量要求。这款设备可以获得人体的全身影像，不仅分辨率更高，还加速了成像速度。有了快速成像技术之后，即使组织发生移动照片也不会模糊，可以看到组织动态过程。

由于国内高场强磁共振成像系统产业供应链的相关企业规模小、工艺技术水平和质量缺乏统一标准，部分关键部件仍需要进口，因此难以形成高质量的市场规模化优势，极大地增加了国产化磁共振市场普及难度。国产自研核磁共振仪器实现量产后，会极大降低医疗成本，进一步增加国产化磁共振市场普及程度。国产技术的不断进步，打破了原有进口医疗器械的垄断格局，同时促进了民族品牌的高质量发展。

案例 5.2

医疗智能语音输入系统

科大讯飞利用医学语音识别、医学图像识别等技术，通过医疗定制麦克风阵列和智能鼠标套件，帮助医护人员在各种场景下使用语音录入信息，并将语音准确转写成文字上屏至光标定位处，解放医护人员双手。该系统旨在准确、实时、高效地帮助医护人员完成医学文本录入，提高医护人员的工作效率，优化医护人员的工作体验。

2022 年，智能语音系统已经在武汉中南医院耳鼻喉科，妇产科，骨科，急救中心等多科室试用。图 5-15 所示医生的衣领上，人工智能小助手"输入法"正在同步将她口述的混合了医学专业术语的字节自动转写并准确完整录入报告结果。完成诊疗后，医生只需最后检查一遍即可完成诊疗。大大提高整个诊疗流程效率。

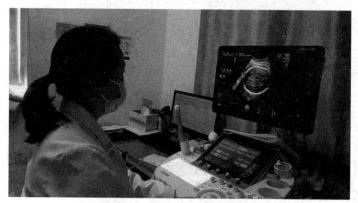

图 5-15　智能语音系统的应用

根据香港德信在 2016 年的调查结果，40% 以上的医师每天进行文字录入时间约为 4 小时，一半以上的医师每天文字录入时间占工作总时间的 40% 左右。在就诊高峰期，患者等待文字录入的时间越长，越会影响患者就医体验同时也会降低临床工作效率。讯飞超声语音助理的语音录入一分钟可达 400 字，比正常键盘录入节省 4~6 倍的时间效率。且在快速完成录入工作的时候，识别准确率高达 98%，大大减少医生额外回退校对的工作，切实提高了医生的工作效率，减轻了医生的工作量。

人工智能小助手"输入法"是讯飞医疗智能语音输入系统。该系统内部集成了医学 AI 能力平台，包括语音识别、语音合成以及自然语言理解等人工智能技术的服务平台，内置百万级医学专有名词、覆盖医院各科室病历术语和相关医学文献资料，可协助相关业务系统进行语音应用集成开发，并为其提供专业语音服务支持。

实践证明，医疗智能语音输入系统推动了院内 AI 和医疗融合，让技术成为医护人员的得力助手，真正为医疗行业创造价值，助推了医疗健康高质量发展。

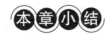

医院信息系统是医院信息化管理的重中之重，作为医院信息化产物其重心逐步从临床信息系统、管理信息系统转变为数字化产品，为医院的整体运行提供全面的、自动化的管理及各种服务。完整的医院信息系统应该包括医院管理信息系统和临床信息系统。国内医院信息系统的发展已有几十年的历史，从最早的单机版应用系统，到现在的区域医疗信息化建设阶段，并且逐步向智能化方向发展，帮助医护人员更好地收集、分析和使用患者数据，以进一步提高医疗服务质量。电子病历系统、护理信息系统、医学影像与检验信息系统等的建立促进了医疗信息化建设，推进了医院信息化建设从数字医院向智慧医院转型。医院信息化建设将成为未来临床发展的核心，信息系统使用覆盖越来越广泛，将提升医院整体业务水平，强化医院信息化管理的质量，为医护人员的临床工作提供更为便捷的服务。

本章介绍了医院信息系统与临床信息系统的内容，主要介绍了医院信息系统的结构、电子病历、护理信息系统、实验室信息系统、医学影像信息系统，对各个系统信息处理的流程和功能进行了详细讲解。

思考题

1. 什么是医院信息系统？医院信息系统的基础功能包括哪些？
2. 什么是电子病历？电子病历的优势有哪些？
3. 简述移动护理信息处理的流程。
4. 什么是DICOM？它有什么功能？

第六章 社区卫生信息系统

信息爆炸时代，计算机作为信息获取的触角已经延伸到各行各业。在医疗卫生领域同样发挥重要的价值，医疗信息管理系统在诸多医疗机构广泛应用，对业务管理、教学和科研起到了越来越重要的作用。同样，建立社区卫生信息系统，以居民个体为服务中心，以家庭为单位，以社区为范畴，开展公平面对社区所有居民的医疗服务工作，内容包括医疗、预防、保健、康复、医疗保险计划生育、教育与卫生监督管理等方面。本章将论述有关社区卫生信息系统的概念、结构、组成以及功能。

第一节 社区卫生服务

一、社区与社区卫生

（一）社区

自从人类出现，社区就开始形成。1887年滕尼斯的《社区与社会》中提出社区与社会这两个概念，主要是用来表征近代社会的整体变迁趋势。他认为从传统的乡村社会向现代的商业化社会过渡后，人际关系的特征以及社会整合方式发生了很大的变化。因此，他提出"社区"与"社会"这两个概念来分别表征人类共同生活的两种表现形式。"社区"主要存在于传统的乡村和现代小区群之间，它是人与人之间关系密切、守望相助、富有人情味的社会团体。与社区截然不同的是，"社会"则是以个人的意志、理性契约和法律为基础，所形成的缺乏感情交流和关怀照顾的社会团体。社区是社会有机体最基本的内容，是宏观社会的缩影，社区的基本单位是家庭。

我国著名的社会学家费孝通则定义为：社区是若干社会群体或社会组织聚集在某一地域里所形成的生活相互关联的大集体。现代对社区（community）的概念是由一定数量的人群组成的，有共同地理环境、共同文化背景的生活方式、共同利益与需求的区域共同体。构成社区要具备五个要素：人口、地域、生活服务设施、特有文化背景和生活方式的认同、一定的生活制度和管理机构。我国的社区实际上是以行政单元划分的，社区在农村指的是行政村或自然村，在城市社区是指街道办事处辖区或居委会辖区以及一些社区委员会辖区。

（二）社区卫生

社区卫生（community healthy care）是一个广义的概念，包含社区医疗和社区保健两部分，美国统称为（primary care），即"初级保健"。美国的医学协会（Insti-tute of Medicine）对社区卫生的定义是：为患者提供整合的便利的医疗保健服务；医生的责任是满足绝大部分个人的医疗需求，与患者保持长久的关系，在家庭和社区的具体背景下工作。

二、社区卫生服务概述

（一）社区卫生服务概念

社区卫生服务是每个居民的健康保证，在社区开展卫生信息系统是居民的第一道健康保障。由国家卫生健康委等多部门联合印发的《医疗机构检查检验结果互认管理办法》于2022年3月1日起正式实施，明确了医疗机构应按照相关原则，开展检查检验结果互认工作，这就意味着此前每换一家医院就要重复做一次检查，这种极大困扰患者的问题，将会得到解决。社区与医院之间也存在信息共享的问题，使得很多患者往返医院和社区之间，做了重复性检查，因此实现医疗信息共享显得尤为重要。社区卫生信息化为解决共享问题提供了基础，社区卫生信息化是以患者信息的共享为核心，最大限度地方便居民就医、方便社区一线医护人员工作、方便各类管理人员分析决策。

社区卫生服务信息是能对社区卫生服务各项具体活动产生影响的数据的集合。从广义上讲，社区卫生服务信息是与社区卫生服务有关的任何形态的信息，它是反映社区卫生服务系统的活动特征及其发展变化情况的各种消息、情报、数据和资料的总称，其中既包括社区卫生服务体系内部的管理信息、业务信息、医疗活动记录、医学科技信息、医学图像信息和医学标本信息等，也包括社区卫生服务体系外部的医学科技文献信息、卫生政策信息、国情和卫生状况以及通过有组织、有目的调查获取的卫生信息等。

社区卫生服务（community health care）是社区建设的主要组成部分，在政府领导、社区参与、上级卫生机构指导下，以基层卫生机构为主体、全科医生为骨干，合理使用社区资源和适宜技术，以健康为中心、以家庭为单位、以社区为基础、以需求为导向，以妇女、儿童、老年人、慢性患者、残疾人等为重点，以解决社区主要卫生问题、满足基本卫生服务需求为目的，融预防、医疗、保健、康复、健康教育、计划生育技术服务等为一体的，有效、经济、方便、综合、连续的基层卫生服务。

我国社区卫生服务的雏形可追溯至1981年中美两国专家在上海市进行的卫生服务调查。但直到1988年，世界家庭医生组织（WONCA）主席 PeterLee 和前主任 Dr.RaJakumar 和 Dr.DonRae 访问我国并建议我国开展全科医疗，我国的卫生服务工作才有了实质性的进展。1996年底，全国卫生工作会议作出了《中共中央国务院关于卫生改革与发展的决定》，提出在全国实施社区卫生服务。该决定指出，要"改革城市卫生服务体系，积极发展社区卫生服务，逐步形成功能合理、方便群众的卫生服务网络"。1997年底，国家在济南召开了社区卫生服务工作会议，全面拉开了社区卫生服务的序幕。1999年在全国卫生厅局长会议上，讨论和制定了《关于发展城市社区卫生服务的若干意见》，对有关社区卫生服务的准则、内容、政策等进行了界定。年底，国家十部委出台了社区卫生服务的有关政策，同时卫生部组织了4个考察组对全国的社区卫生服务进展情况进行了调研。2000年初，卫生部又对社区卫生服务的有关政策进行了规定，从而形成了社区卫生服务的全新局面。2006年，国务院召开全国城市社区卫生工作会议，通过了《国务院关于发展城市社区卫生服务的指导意见》，指出：发展社区卫生服务是政府履行社会管理和公共服务职能的一项重要内容，主要责任在地方政府。地方政府要充分认识发展社区卫生服务对于维护居民健康、促进社区和谐的重要意义，认真贯彻落实国家有关方针政策，将发展社区卫生服务作为优化卫生资源配置，纳入政府年度工作目标考核，缓解群众看病难、看病费问题的突破口和切入点。2006年社区服务中心机构达到22 656个，2007年启动社区卫生服务重点联系城市，发展了29个联系地区，各级政府及相关部门积极响应，共同努力完善社区卫生服务建设，使得社区卫生服务得以快速发展，进入了崭新的阶段。至2010年底，全国社区卫生服务机构数 3.27万个。2018年，国家卫生计生委、人力资源社会保障部、财政部联合印发的《关于完善基层医疗卫生机构绩效工资政策保障家庭医生签约服务工作的通知》加强基层医疗卫生机构完善内部考核机制，在国家基本公共卫生服务经费拨付和分配方面体现多劳多得、优劳优酬。

（二）社区卫生服务的特点及服务对象

我国城市社区卫生服务工作是以社区为基础的，在提供基本医疗和公共卫生服务时是按照目前中国社区现状划分的。社区卫生服务机构的设立以政府的街道办事处和居委会的行政管辖范围或行政乡村来规划。在社区卫生服务工作中包含着完善社区除了地域以外的其他内涵，发挥联系社区居民的纽带和桥梁作用。因此社区卫生服务的对象主要是儿童、孕产妇、妇女、计划生育人群、老年人、疾病康复期人群、亚健康人群、患者等。社区卫生服务与医院服务的主要区别如下。

1. 公益性服务　社区卫生服务的公益性比大中型医院更加明显，因为它除了基本医疗服务以外，许多是公共卫生的服务范围，公共卫生是公共产品，公益性比医院更加明显。比如备孕女性可免费在社区领取叶酸，孕妇可在社区免费进行唐氏症筛查等服务。

2. 主动性服务　与大医院相比，它是主动性服务。医院是由患者上门，社区卫生服务是主动性服务，电话主动咨询或上门服务，以及可以提供家庭病床服务。

3. 全体性服务　它是为社区全体居民提供服务，医院主要为上门求助的患者提供服务，社区卫生服务对象不仅是患病群体，还有亚健康人群和健康人群同样享受社区卫生服务。

4. 全程性服务　医院主要是医疗服务，社区卫生服务机构作为基层卫生体系，承担着医疗、预防、保健、康复、健康教育、计划生育"六位一体"的综合性服务。

5. 连续性服务　医院是一病一看，大部分都不会回访追踪，但社区卫生服务对一个患者来说，要全程提供服务。对居民来说，从出生到临终，人生每个阶段对应的健康问题，全程都提供服务。

6. 可及性服务　社区卫生服务是办在社区，办在家门口，居民步行即可到达，比较方便，尤其适合老年人。

7. 便民性服务　社区卫生服务的价格是在居民可承担范围内的。它提供基本医疗服务，药品是基础药品，技术是适宜技术，价格比医院要低。

综上所述，社区卫生服务的特点主要是公益性、主动性、全体性、全程性、连续性、可及性和便民性。

（三）社区卫生服务的管理目标

1. 推进和发展社区卫生服务　这是管理存在的最基本的原则。社区卫生服务的发展要与我国社会经济发展水平和适应。使城市居民能够享受到与经济社会发展水平相适应的卫生服务，提高人民健康水平。

2. 协调各部门在社区卫生服务上的工作　由于社区卫生服务的复杂性，只有各部门通力合作才能积极推进其发展，另一个原因是现在我国社区卫生服务处于发展阶段，经验较少，只能在借鉴国外发展经验的同时，在社区卫生服务实践中探讨我国社区卫生服务的发展方向和发展模式。这都需要社区卫生服务的主管部门协调各方来推动。

3. 资金的筹措和社区卫生服务的评价功能　世界各国在社区卫生服务项目上的资金筹措都有所不同，主要以国家出资为主，但是美国却主要是以私人资金为主。我国社区卫生服务的发展带来的明显问题就是资金缺口大，这必然要求管理部门加强资金的管理工作。地方政府要根据本地实际情况进一步加大力度安排社区公共卫生服务经费，并随着经济发展逐步增加。社区卫生服务的评价主要是指管理部门在政策和制度上的安排，建立完善的目标体系和评价体系，对社区卫生服务进行全方位的考察，从而引导社区卫生服务健康、有效地发展。

发展社区卫生服务具有十分重要的意义。它是提供基本卫生服务，满足人民群众日益增长的卫生服务需求，提高人民健康水平的重要保障，实现"人人享有卫生保健"的重要基础。它是深化卫生改革，建立与社会主义市场经济相适应的城市卫生服务体系的重要基础。它是建立城镇职工基本医疗保险制度的迫切要求，是优化卫生资源配置的可靠保证。它是加强社会主义精神文明建设，密切党群干群关系，维护社会稳定的重要途径。

第二节　社区卫生信息系统

一、社区卫生信息系统概述

社区卫生信息系统是利用计算机软硬件技术、网络通信技术等现代化手段，对社区卫生服务过程中产生的数据进行采集、存贮、处理、提取、传输、汇总和分析，对社区卫生机构的业务和管理工作提供全面的、系统的、自动化管理的信息系统。

（一）社区卫生信息系统的定义

社区卫生信息系统以居民健康档案信息系统为核心，以医疗、保健、预防、康复、健康教育、计划生育为重点，以基于电子病历的社区医生工作站系统为枢纽，以全科诊疗、收费管理、药房（品）管理等为主要的功能模块，城乡各级社区卫生服务中心，服务站，诊所、村卫生室等为使用对象，满足居民健康档案管理（图6-1）、经济管理、监管管理和公共卫生信息服务管理等基本需求。

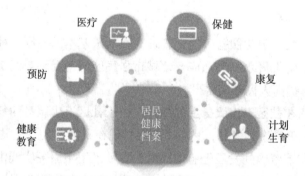

图6-1　居民健康档案

（二）社区卫生信息系统的目标

1. 以社区民居为中心，以家庭为单位，以社区医生为主体，融医疗、预防、保健、康复、计划生育指导，健康教育为一体，实施长久有效、经济便捷的社区卫生服务，实现"人人享有健康保健"。

2. 以经济活动为轴线，通过自动划价，出具明细账等方法，支持城镇职工社会医疗保险、公费医疗的严格经费管理，支持社区医疗机构的成本核算及经济管理。

3. 以行政管理为基础，通过对社区医疗机构的人员、物质、财务等信息化管理，促进社区医院的现代化管理。

4. 通过对社区卫生信息资源进行统计处理和智能分析，对整个社区居民的健康水平作出评估，向政府及卫生行政部门提供决策支持依据，提高全体居民的健康水平。

（三）社区卫生信息系统的发展

20世纪80年代起，一些医院开发了单机应用的小型微软件用于管理工资；90年代医院开始出现局域网环境下的应用软件。随着计算机网络和信息技术发展，Windows 95、Windows NT 和大型数据库的面市，城市等级医院信息化发展迅速，同时也影响着广大的基层医疗卫生机构。信息化初步激活了基层机构。这个时期的基层医疗卫生机构信息系统主要以财务核算为核心，支持办公打字、工资管理、药事管理、防疫保健、计划免疫、健康体检、门诊收费和单机新农合报账结算。初期，应用集中在我国东部和沿海地区卫生院，逐步向中西部地区渗透，软件功能简单，硬件设施简陋。尽管如此，信息化给基层医疗卫生机构带来的显著变化和潜在影响，也悄然改变着基层医生和管理者的传统观念。

随着互联网技术和大型数据库技术的成熟，互联网技术逐步深入医药卫生领域。2006—2015年，不仅是我国医药体制改革关键的10年，也是基层医疗卫生信息化发生巨大变化的10年。基层医疗卫生信息化的发展始终伴随着我国医药制度改革，没有医改，基层卫生信息化仍在迷失中徘徊。同时，基层卫生信息化的不断发展，又助推了医改的深化。2003年，中央明确提出"建立新型农村合作医疗制度"（新农合制度）。2005年5月，卫生部出台了《新型农村合作医疗信息系统基本功能规范（试行）》，要求各地按规范建立新农合信息系统。新农合制度催生了新农合就地报账结算系统。湖南省、安徽省、江苏省、四川省、南京市等省市在这方面做了大量艰苦的探索。如湖南省长沙县最初使用单台计算机，配以简单程序完成参加新型合作医疗的出院患者信息完成结算，又通过非对称数字用户线路（asymmetric digital subscriber line，ADSL）把定点卫生院的计算机与县经办机构服务器联接，在定点机构录入参加新型合作医疗的出院患者信息后结算。安徽省南陵县新农合报账结算系统覆盖了新农合所有业务，并与医院信息系统（HIS）对接，实现了出院结算和新农合结算一体化。新农合结算信息化虽然解决了患者报账跑路问题，但多数卫生院没有HIS，人工录入又给基层人员增加了新的工作量。结算系统与HIS对接成为基层医疗卫生机构急迫需求，没有HIS的基层医疗卫生机构多方筹集资金，建立自己的HIS系统。2009年，在新一轮医改中确立了公共卫生服务、医疗服务、药品供应保障和医疗保障4大医药体系，信息化成为深化医改的"四梁八柱"之一。中央财政拿出专项资金，支持中西部地区实施"基层医疗卫生机构管理信息系统"和"村卫生室信息化"两个信息化建设项目，要求东部地区自筹资金开展建设。基层卫生信息化从之前主要支持办公打字、工资管理、药事管理、防疫保健、计划免疫、门诊收费和单机新农合报账结算，逐步扩大到门诊管理、住院管理、药库管理、人事档案管理、妇幼保健护理管理、网络化财务监管等，业务应用领域不断扩大，也有较大规模的中心卫生院建立了影像归档和通信系统（PACS）和实验室信息系统（LIS），逐步形成了基层医疗服务信息化体系。2011年《国家基本公共卫生服务规范（2011）》明确规定了基本公共卫生服务13大类服务内容和服务规范。2012年，国家发改委和卫生部出台了《基层医疗卫生机构管理信息系统建设项目指导意见》等，要求试点省规范化建设基层医疗卫生机构的信息系统，增加了基本公共卫生服务管理功能，整个系统趋于规范。2014年，为贯彻《中共中央关于全面深化改革若干重大问题的决定》中"完善合理分级诊疗模式，建立社区医生和居民契约服务关系"精神。2015年，国务院下发了《关于推进分级诊疗制度建设的指导意见》，分级诊疗、家庭医生签约服务，加速了基层医疗卫生机的信息系统进入新一轮迭代和更新，充分支撑基层医改的基层卫生信息系统逐步形成。

2017年以后，国务院和国家卫生健康委下发了系列深化医改文件，促使基层卫生信息系统全面优化和更新，全国基层卫生信息化进入一个全新有序的发展时期。2017年国家卫生计生委（原）发布《"十三五"全国人口健康信息化发展规划》，确定到2020年"基本实现城乡居民拥有规范化的电子健康档案和功能完备的健康卡"，"覆盖全人口、全生命周期的人口健康信息服务体系基本形成"的目标。近年来，国家卫生健康委等出台了《全国基层医疗卫生机构信息化建设标准与规范（试行）》（国卫规划函〔2019〕87号）和《全国公共卫生信息化建设标准与规范（试行）》（国卫办规划发〔2020〕21号）等，全面规范了我国基层卫生信息化建设的主要内容和要求。

随着计算机在我国的普及和社区卫生服务工作的不断深入，我国不少地区已经开发实施了一些各具特色的社区卫生信息管理信息系统。据相关资料调查，我国开发的社区卫生信息系统已有若干项，如：由南京市鼓楼区卫生局和天津泰达航辰信息产业技术开发有限公司共同开发的我国第一套社区卫生服务信息管理系统——"南京市社区卫生信息系统"；湖北汽车工业学院计算机中心与东风公司花果医院合作开发的"社区服务信息管理系统"、深圳罡正电脑有限公司研制的"罡正社区卫生服务管理信息系统"、杭州创业软件集团负责开发的"基于中国健康档案的社区卫生服务信息系统"、宁夏西部电子商务股份有限公司开发的"万康"社区医疗卫生信息系统、广西南宁里昂商务信息技术有限公司开发的广西壮族自治区社区卫生服务信息系统等。

二、社区卫生信息系统的构成

社区卫生信息系统（图6-2）是指以健康信息为核心、管理信息为纽带、分析决策系统信息为主导的全面信息化系统。主要由三个子系统组成，分别是社区医疗管理子系统、社区医院行政管理子系统和社区卫生服务管理子系统。

（一）功能

社区医疗管理子系统是为社区医院和保健站的医疗服务而设计的信息管理子系统，

主要任务是进行社区医疗事务管理、社区医疗经费管理和社区医疗质量管理。

社区医院行政管理子系统是为社区医院和保健站的行政事务而设计的信息管理子系统，主要任务是进行人事、财务、物资、设备管理，向院长、站长提供统计分析资料，向上级卫生行政部门提供各项汇总报表，支持社区卫生事业的可持续发展。

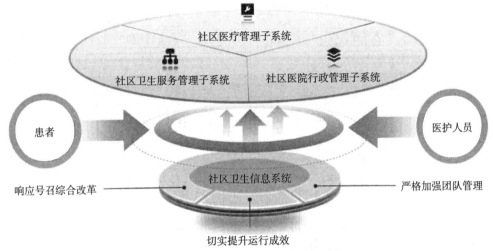

图6-2 社区卫生信息系统的结构图

上述两个子系统可以视为通用型医院信息管理系统的"简化版"和"微型版"。

社会卫生服务管理子系统是为社区居民卫生服务设计的信息管理子系统，主要任务是进行儿童保健、妇女保健、计划生育指导、老年人保健、患者康复、慢性病防治、传染病预防以及健康教育等。它是社区卫生服务的重要内容，也是不同于HIS、CIS、NIS的根本所在。

（二）社区卫生服务管理子系统

1. 儿童保健信息管理 为社区内儿童提供完整的、全程的保健，对儿童进行定期的体检、疫苗接种、随访、提供生长发育评价和指导，促进每位儿童的健康发育成长。例如社区卫生服务中心对辖区内的新生儿开展家访，提倡母乳喂养，指导合理膳食、营养搭配等。这方面的信息包括儿童的身高、体重、头围、囟门、五官、视力等体检信息，儿童营养体格发育评估信息，体弱儿管理信息等。

2. 妇女保健信息管理 根据女性青春期、孕产期、更年期等不同时期的生理特点，提供健康咨询、妇科普查、心理指导等，以促进妇女健康。包括青春期性教育、定期妇科检查信息、更年期心理指导信息、常见妇女病筛查信息及妇科疾病统计信息等。孕产妇保健，通过对育龄女性提供孕前检查、孕期保健、围产期建卡、产前保健、产后保健等服务，以促进孕产妇健康。包括孕产妇档案信息，孕产妇一般体检信息、实验室检查（血常规、白带常规、B超等）信息、家访信息等（图6-3）。

3. 计划生育信息管理 计划生育是我国的基本国策，它通过生育健康知识的教育，普及已婚育龄夫妻的生育知识，做到计划生育，提高人口素质。社区内育龄男女

（包括已婚、未婚及适龄群体）的个人信息，包括节育措施、节育手术和避孕药具发放等相关信息。

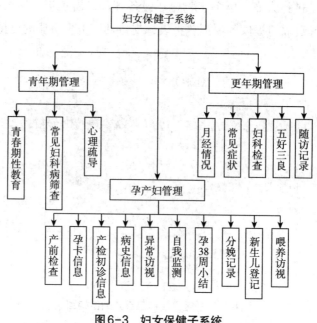

图6-3　妇女保健子系统

4. 老年人保健信息管理　根据老年人的生理特点提供健康体检和健康咨询服务，指导老年人进行疾病预防与自我保健。包括生活方式和健康状况评估、体格检查、辅助检查、健康指导和家访信息等。

5. 患者康复信息管理　社区康复是指充分利用社区信息，帮助患者或残疾者通过康复训练达到好转或痊愈，恢复全部或部分生理功能，解除心理障碍，重新获得生活和工作的能力，包括慢病康复、肢体功能障碍康复、精神病康复以及脆弱人群的康复。社区根据不同群体的特征，通过建立健康档案、家庭病床、出诊随访、康复指导、心理咨询等提供全面的康复服务。这方面的信息包括社区患者的疾病信息、肢体障碍患者档案信息、康复训练信息、生理功能和心理测试信息、康复状况评估信息等。

6. 亚健康信息管理　据研究表明，中国约70%的人口处于亚健康状态。亚健康状态是介于健康、急慢性疾病两种状态之间的状态，因现在工作压力大、饮食习惯不好、作息不规律等原因，亚健康状态越来越年轻化。高血压、高血糖、高脂血症在居民中较为常见。针对亚健康人群主要服务项目和内容：①检查发现；②随访评估和分类干预；③体检；④健康教育，开展健康讲座，发放健康宣传册。

7. 慢性病防治信息管理　一般常见病、多发病的诊疗、护理和诊断明确的慢性病治疗，社区医疗是全科性质、覆盖面广，超过很多专科医院，但它还是初级的，不包括一些高精的检查技术。因此社区医疗又称为基础医疗，对于危重症患者、疑难病患者，社区将其转入大型医院或者专科医院进行治疗。例如诊断明确的冠心病患者可以在社区看病、取药，但如果病情进一步发展演变成急性心肌梗死时，就必须向上转诊至大型综合性医院进行抢救，当病情稳定好转后，再转回社区进行康复治疗和长期随访。

8. 传染病防治信息管理 社区医疗在传染病防治方面发挥重要作用，例如新冠疫情、甲流等突发公共卫生事件，医院医疗资源紧张，社区医疗就承担了初级治疗，通过社区诊断、健康普查等方式，建立社区居民健康档案，采取"早发现，早隔离，早治疗"原则，按照有关规范要求，对传染病患者、疑似患者采取隔离、医学观察等措施，对突发公共卫生事件患者进行急救，及时转诊，书写医学记录及有关资料并妥善保管，开展传染病学调查，疫点处理等。

三、居民健康档案

居民健康档案是记录有关居民健康信息的系统化文件，是社区卫生服务工作中收集、记录社区居民健康信息的重要工具。它是以健康为中心，以生命为主线，是一个人从出生到死亡整个过程中健康状况的发展变化情况以及所接受的各项卫生服务记录的总和，也是一个连续、综合、个体化的健康信息记录的资料库。

（一）居民健康档案的组成

居民健康档案主要由个人基本信息、健康体检记录、重点人群健康管理及其他卫生服务信息组成。居民健康档案一般由社区卫生服务中心、社区卫生服务站和乡镇卫生院、村卫生室等城乡基层医疗卫生机构具体负责。基层卫生服务人员可以通过开展国家基本公共卫生服务、日常门诊、健康体检、入户服务等多种方式建立居民健康档案。目前大多数省市基本投入使用全民健康信息平台，以电子居民健康档案为核心，为智慧医疗奠定基础。例如安徽省部分地区使用的是卫宁健康科技集团股份有限公司开发的基本公共卫生管理系统，包含健康档案、健康体检、慢性病管理、传染病管理、老年人管理等板块，但是目前只能与本地个别医院建立连接，慢性病、传染病管理没有全面实现，居民个人终端尚未开启查询功能，所以还不能为居民个人精准健康管理提供有效的数据支持。

居民健康档案的成功建立，让人们对自身的健康信息有了总体掌握，同时也为就医时医护人员对于个体的病程进展以及疾病诊断多了一些依据。健康档案在社区卫生信息系统中的录入，极大地方便了社区医生以及相关机构对于社区居民整体健康状况信息的了解，同时社区卫生信息系统与专业部门建立联系，及时交流。针对慢性病防治，社区通过筛查，诊断可以及时将发病居民的情况与医院沟通，在最短的时间内给予居民最为合理有效的治疗，减少了时间的浪费。另外，对于传染病，通过社区卫生信息系统在疫情早期发现上报，在初期进行合理的救治，医护人员可及时取样诊断检测。及时消除疫情暴发的可能，避免造成恐慌。

（二）居民健康档案的优势

因此居民健康档案的建立相较于传统的纸质档案具有如下优势。

1. 节约时间，方便记录 将医生从繁重的书写工作中解放出来，有更多的时间用于诊疗，为患者提供更多的优质服务。同时方便就诊记录病史的调取，为医护人员节约时间，方便阅读。

2. 海量信息 除了传统的医疗档案中的文字描述，还可以添加图片和影像资料，便于管理、使用方便。居民健康档案更有针对性。城镇化、工业化以及人口老龄化都对人们的生活方式以及疾病谱产生不同影响。大部分居民对于自身健康状况知晓率偏低，不健康的生活方式（如酗酒、吸烟、缺乏锻炼等）普遍存在，个人健康管理可有效促进居民健康状况的改善，建立健康档案也变得尤为重要。

居民个人健康管理的实现需要实时、全面、准确的数据作支撑，才能了解和掌握自身健康的动态变化情况，对自身的健康状况作出综合评估，采取相应的干预措施，更好地控制疾病的发生、发展。但是居民健康档案管理现状还不能提供精准的数据支持，目前主要存在几个方面的问题，阻碍了个人健康精准管理的实现。①居民对其认知较少，重视程度不够；②管理人员专业素养较低，管理水平低下，档案信息更新不及时；③平台标准化体系不健全，各平台间标准未统一，由于平台的局限性或者工作人员的疏忽会造成信息泄露；④地域间利用率差异较大，居民健康档案数据库与医疗卫生、全员人口等数据库没有形成一体化网络，互联互通尚未完全实现。

居民健康档案管理经过二十多年的发展，逐步走向成熟的管理模式。但仍需继续加大宣传教育，提高居民的思想重视程度，扩充人才投入，组建专业居民健康档案管理队伍，完善居民健康档案管理制度，健全平台标准化体系，推进居民健康档案管理现代化、信息化，实现省、市、区（县）三级平台数据共享交换，三级医院、区级医院、社区卫生服务中心的互联互通、数据共享、业务协同，建立完善的全民健康信息平台，每一位居民才能拥有真正意义上的健康档案，实现居民个人健康管理。

第三节 社区卫生信息系统建设

一、社区卫生信息系统技术

社区卫生信息系统是利用云计算、大数据等新兴信息技术，在一定区域范围内以数字化形式提供医疗卫生数据采集、存储、传输和处理的业务运维和技术服务平台，满足现代医疗卫生事业应用和管理的要求，实现区域医疗卫生信息资源的统一集成管理、调配以及按需服务。

（一）主要技术

SOA是一种面向服务的具有松耦合特征的体系结构，服务之间通过中立的方式定义的接口相互通信，在这种体系结构中，应用程序根据不同业务的需要可以更加灵活，同时，基于SOA的服务体系架构还具有良好的可扩展性和维护方便等特点。

云计算是一种商业计算模型，主要包含基础设施服务、平台云服务与应用软件云服务。它可以将计算任务分配到由大量计算机组成的资源池中，通过专门的软件进行无需人工干预的自动化管理，用户可以动态地申请部分资源，来支持各种应用程序的运转，更加专注于自己的业务，将有利于提高效率、降低成本和技术创新。

（二）建设方式

社区卫生信息系统建设涉及市卫生健康委、社区卫生服务中心、妇幼保健中心和疾病控制中心等部门的多个业务系统数据。在社区卫生信息系统的设计中，为了理顺和简化对系统的理解，把系统分解为五个层次结构：部门业务系统、数据交换平台、数据中心平台、统一应用平台以及贯穿整个系统的系统管理维护平台。

（三）技术架构

社区卫生服务中心信息系统基于云计算技术研发，采用SOA架构体系，支持集中部署模式，一个区域只需设立一个云应用中心和云数据中心，并支持私有云和公有云两种模式，同时结合云虚拟化和SaaS模式，形成了可落地应用的"医疗服务云"（图6-4）。

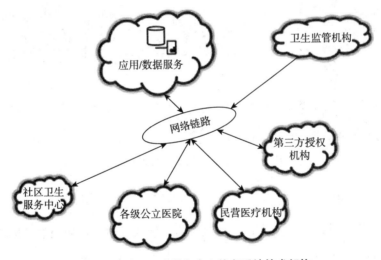

图6-4　社区卫生服务中心信息系统技术架构

（四）功能架构

社区卫生服务信息系统（图6-5）主要提供四个方面的服务。

1. 面向社区居民的便民服务　主要包括预约挂号、信息咨询、自助缴费和服务评价等内容。

2. 面向医生的医疗应用　主要包括药品管理、门诊医疗、住院医疗、临床检验、医学影像、电子病历、健康体检、家庭诊疗和外部接口等内容。

3. 面向管理机构的监管服务　主要包括医疗服务、药品情况和服务情况等内容。

4. 面向各医疗机构的协同服务　主要包括双向转诊、远程会诊、病例共享、智能提醒、医疗情况、药品使用、服务质量和卫生资源等内容。

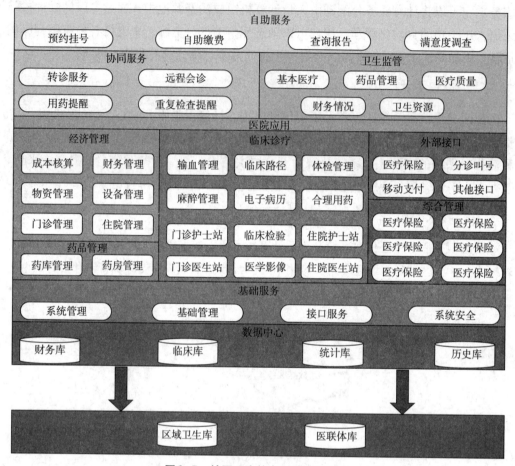

图6-5　社区卫生信息系统功能架构

（五）系统应用场景

社区卫生信息系统支持多机构、多租户运维模式，适合区域卫生、医联体、医疗集团等多种用户应用场景。

1. 区域卫生　以区县为卫生信息服务单元，由区县卫计委牵头建立统一的云HIS服务平台，利用区县卫生专网，将区域内卫计委管理的社区卫生服务中心、社区卫生服务站、乡镇卫生院、村卫生室和部分二级医院接入，并统一运维、维护和管理。特点是医疗与疾控、预防保健及公共卫生一体化，同时可建立区域检验、区域影像、区域心电等临检中心，实现检查化验资源集中管理。

2. 医联体　一般由一所大型综合性医院联合多所中小医疗机构组成联合体，具有很强的互依托性。在这个联合体中，大型综合性医院信息资源最强，可以在它的数据中心建立医联体云HIS服务平台,为医联体内其他中小型医疗机构提供卫生信息服务,从而实现不同区域、不同规模、不同类型的医疗机构可以使用统一的云HIS。其主要特点是统一基础设施、统一数据中心、统一信息系统、统一运维队伍,并且可借助医院资源建立影像诊断中心、临检诊断中心、病理诊断中心、心电诊断中心及远程教学培训中心,从而充分发挥医联体的人才、学科和医疗设备等优质资源,并可实现与各地区域卫生信息平台的无缝接入。

二、分级诊疗

(一)概述

分级诊疗是指根据疾病的轻、重、缓、急和治疗难易程度对就诊人员进行分级,针对不同疾病程度的患者由不同级别的医疗机构进行接待诊治,其目的是达到急症、重症患者可优先治疗、上下联动系统连通的效果。2009年《中共中央国务院关于深化医药卫生体制改革的意见》明确提出了"推动基本诊疗下沉到基础,进一步实行社区首诊、分级治疗和双向转诊制度"的概念,但是这一概念的定义尚未形成统一的标准。2018年,国家卫生健康委员会提出推进分级诊疗需要做好以区域医疗中心建设为重点,推进分级诊疗区域分开,统筹辖区内医疗资源,规划建设省级医疗中心和省域内区域医疗中心,力争在省域或国家区域医疗中心解决疑难危重患者看病就医问题。我国在分级诊疗中做了很多尝试,比如重庆市已有20多个区县(自治县)依托区县级医院着力建设"五大中心",分别是远程医学检验中心、医学影像中心、心电诊断中心、病理中心、消毒供应中心。区域内基层医疗机构将部分检验项目样本、影像病例等送到各自所在的医疗资源共享中心。

(二)分级诊疗现存在的问题

1. 不同地区医疗信息共享水平差异较大 不同地区医疗资源配置不一致,农村医疗资源欠缺,三级甲等医院,经营发展好,患者来源广,医疗信息化建设发展完善,信息共享效果好。而二级医院,经济水平较低,信息共享不太完善。社区卫生院,老年患者居多,沟通障碍大,信息共享差。因此致使大量区县医院患者涌入市区三级医院,导致"小疾病、大医院"问题日益严峻。究其原因还是地区之间经济发展水平、机构重视程度和资金投入不同。医疗水平发展参差不齐,缺乏全市的统一规划建设。

2. 未建立完善的信息反馈机制 信息共享双方充分地互动能够提升数据共享的意义,而单向的信息共享则会造成机构间信息不对称,共享信息的价值不能得到充分发挥。普遍存在患者的医疗健康信息仅在各医疗机构内部信息系统流动,且流动不连续。而且目前在医疗报销比例上各级医院间差别很小,患者转入上级医院后,很难再次转到下级医院,因此医疗信息也是有去无回。究其原因是医疗机构之间利益的纠葛、转诊标准的不明确、信息传递的不畅通、医疗保险制度的不配套。

3. 患者的医疗信息共享意识不足 医疗信息中的个人信息与个人的隐私存在高度关联性，患者担心个人隐私泄露不愿意提供支持。患者作为医疗服务的受供者，由于医患双方信息不对称，患者对医疗业务协同的环节、方式、收费和相关的信息需求不熟悉，导致患者在医疗活动中处于劣势状态。患者信息共享意识不足的原因主要有政府及相关机构的宣传力度不够和缺乏政策性法律的保护。

4. 区域各医疗机构间合作机制有待加强 存在医疗信息共享不连续、上下级医院联系较少、制度不完善、各部门间协同合作不紧密等问题。业务协同制度会驱动信息共享的行为，由于各机构之间的业务合作内容、合作环节和功能定位的不明确，导致了机构之间互不相通的现象。究其原因是政府未统筹全局和建立共享平台，个人和社会也未能发挥各自作用以推进某市区域医疗信息共享建设。

医疗信息共享的实现应以满足实际需求为最终目的。需求是动力，能加快共享的实现，不断丰富共享方式，可逐步增加远程会诊、远程咨询等服务。在已有共享平台的基础上扩大信息共享规模，建立全市统一信息共享平台。为实现信息资源的有效整合与利用，应当以详细的建设蓝图为依据，坚持顶层设计，规划先行，科学引导，有序推进。卫生行政机构应成立信息化标准机构，实施统一领导，即由卫生行政机构建立统一标准，并在各层面机构不断推广，促进卫生机构之间的协同配合。制定方案时要树立全局观念，结合不同地区、不同医疗机构的实际，注重规划的灵活性与适用性。完善法律制度，注重医疗信息安全保障建设是保护个人医疗信息安全的重要前提。在实现医疗信息共享的过程中，必须需要以保护各方面权利为核心内容，通过法律法规建立切实可行的医疗信息保护体系。

📋 案例

AI诊疗助理

AI诊疗助理利用临床数据后结构化，病历语义理解，依托权威医学知识库，深度融合医疗机构数据体系，形成临床辅助决策支持、VTE防治、科研平台三大系统，将辅助诊疗、医嘱审核、VTE智能防治、DRG辅诊、科研数据集成等功能无缝赋能至门诊、住院两大诊疗场景，全面提升医护人员工作效率和医疗质量。AI诊疗助理具有以下两大优势。

（1）漏诊诊断检测与决策引擎 利用临床数据后结构化、病历语义理解等技术，将患者的全病历信息转化为决策支持所需的结构化数据，当医生进行出院小结诊断填写时，系统基于DRG规则，智能提示可能的遗漏诊断，并自动识别该漏诊诊断是否属于有效的MCC/CC，为医生提供相关的分析依据。

（2）国内权威知识库 知识来源于国内权威版权方，其中包含疾病数量1.5万+、临床路径1100+、药品库15万+、症状1.5万+、体征3万+，覆盖检查29大类1000小类、检验197大类2000小类等海量医学知识，以此辅助医院建立权威医学知识库，提升医生专业知识水平。

　　为进一步创新基层医疗卫生健康服务模式，提升基层医疗卫生健康服务能力，2022年底，张家港市卫健委依托"国家家庭医生能力提升试点项目"，逐步在港城186家基层医疗机构上线"AI诊疗助理"系统，协助540位基层医生开展日常诊疗工作。在社区医生开展诊疗服务过程中，系统结合患者病历、健康档案、检验检查等多维度信息，为基层医生提供智能辅诊、检查检验、用药开方、病历规范等决策支持，可有效提升医生诊疗效率和患者就医体验。在不改变医生既有工作流程和习惯的前提下，为基层医生提供辅助问诊、辅助诊疗、用药建议、智能随访、慢病管理等服务，既提高了诊断准确性，又为基层医生减负。

　　"AI诊疗助理"系统的疾病病种涵盖了国家卫生健康委要求基层医生掌握的100多种常见病。通过该系统，基层医生可以及时获得最专业、全面的诊断结果和相关诊疗建议推荐，从而改善基层医疗卫生服务质量，使城乡居民在基层医疗卫生机构享有同质化、规范化的卫生健康服务。

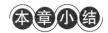

本 章 小 结

　　本章首先概述了社区与社区卫生的相关知识，并介绍了社区卫生的发展过程以及服务的特点及对象。然后对社区卫生信息系统进行概述，通过社区卫生信息系统的定义、发展及构成，充分了解社区卫生信息系统。重点阐述了社区卫生服务管理子系统的功能和内容，主要介绍了居民健康档案的组成和优势，并进一步介绍了社区卫生信息系统建设的技术及功能作用，最后介绍了分级诊疗概述以及存在的问题。

思考题

1. 为什么要进行社区卫生信息系统的建设？
2. 社区卫生信息系统的构成、对象以及目标是什么？
3. 居民健康档案的组成及优势有哪些？
4. 什么是分级诊疗？

区域卫生信息系统

学习目标

1. 掌握区域卫生信息化相关概念；居民健康档案的三维架构；健康档案的基本内容；区域卫生信息平台的总体架构；区域卫生信息平台的功能。

2. 熟悉区域卫生信息平台的建设目标和设计原则；区域卫生信息平台的业务结构。

3. 了解区域卫生信息化的建设背景和意义；健康档案的信息来源；居民健康档案电子化的意义；区域卫生信息平台的信息安全保护。

情感目标

1. 通过介绍我国区域卫生信息化的发展，培养和激发爱国热情和制度自信。

2. 通过区域卫生信息平台的设计和建设，培养积极探索、勇于创新的科学精神。

3. 通过区域卫生信息平台的信息安全保护的学习，树立正确的价值观、道德观和职业观。

区域卫生信息平台是在一定的区域范围内，通过网络和信息技术自动地采集、传输、存储、处理所辖的各个医疗卫生机构的卫生数据，实现信息资源的共享与利用，以支持医疗服务、公共卫生以及卫生行政管理的计算机软件系统数据交换与共享的平台。它是区域内各个信息系统之间的进行信息整合的基础与载体，包括居民电子健康档案、双向转诊、社区服务、远程医疗、电子政务、医保互通、网络健康咨询等子系统。通过区域卫生信息平台，可以实现卫生信息共享，从而提高医疗服务效率，提升医疗服务质量，增强医疗服务的可及性，降低医疗成本，减小医疗风险。

第一节　区域卫生信息平台概述

一、区域卫生信息化的建设背景和意义

（一）国外发展现状

人类社会已经进入信息化阶段，医疗卫生事业也进入一个全新的发展时期。20世

纪中期以来，西方发达国家的卫生事业发展迅速，新技术、新设备发展日新月异。在医疗卫生机构、各级政府部门的内部具备医疗数据共享和交换的基础上，使得广大患者多向转诊，在更大范围内实现医疗共享成为可能。为了最大限度保证公民的医疗质量和安全性，提升整体医疗服务质量，降低医疗费用、减少医疗分享，美国、英国等一些国家先后斥巨资开展以电子健康档案（electronic health records，EHR）和电子病历数据共享为核心的区域卫生信息化建设。

美国的区域卫生信息化建设主要分为两个阶段，预热阶段是2000年开始的区域医疗信息网（regional health information organization，RHIO），主要目的是实现区域医疗信息的共享。由于美国医疗机构的松散、医院制度的多元化和私人医院多而散，造成了医疗信息的分散率很高，只有把这些医疗信息资源集合起来才能使患者进行连续性的治疗。第二阶段是美国在2004年启动的国家健康信息网络项目（nation health information network，NHIN），正式开启了国家级的区域卫生信息化项目。NHIN项目的目的是将分散在各医疗信息系统平台的医疗信息联系起来，共享医疗机构信息，从而降低医疗成本，提高医疗质量。美国国家医疗信息协调办公室（Office of the National Coordinator for Health Information Technology，ONC）的主要工作之一就是通过协调医疗领域的医疗标准和技术规范，来达到医疗机构间可靠互操作性的目的。

2004年，美国总统布什在美国众议院发表国情咨文时提出，要在10年内为美国公民建立电子健康档案。2005年，美国国家卫生信息网络选择了四家全球领先的信息技术厂商作为总集成商，在四大试点区域分别开发全国卫生信息网络架构原型，研究包括电子健康档案在内的多种医疗应用系统之间互通协作能力和业务模型。截至2011年，已建立300余个州、区域或地方性的卫生信息组织。2010年，美国总统奥巴马提出投资500亿美元发展电子医疗信息技术系统，以减少医疗差错、节约开支。2010年全美医疗信息技术协调办公室全面部署"全美医疗网"，按当时预算，政府需要在未来10年内投入2760亿美元。

1998年，英国在国家医疗服务体系中成立了信息管理局，主要负责全国卫生信息化架构、电子健康档案建设。2002年，英国国家医疗信息化项目启动，旨在建立统一且集中一体化的电子卫生保健服务记录系统。2010年投入62亿英镑建立全英电子病历系统。

加拿大政府于2001年投资成立了名为Infoway的机构，以推动加拿大的卫生信息化建设。2002年，Infoway获得政府10亿美元资金，主要用于全国性的电子健康档案、临床信息系统、公共卫生信息系统进而远程医疗系统的建设；建立用户、医疗服务机构的统一识别系统以及基础架构和标准。

20世纪90年代以来，美国、英国、日本等国家先后开展了国家级以及地方级的区域卫生信息化建设。通过卫生信息共享来提高医疗服务效率、提高医疗服务质量、提高医疗服务可及性、降低医疗成本的作用已经得到充分验证，并被公认为未来卫生信息化建设的发展方向。

（二）国内发展现状

我国的区域医疗信息化主要受2001年加拿大启动的Infoway项目影响，我国区域医疗信息化的最终目的是实现全民电子健康档案的共享。这和Infoway项目是一致的，从20世纪80年代迄今，我国医疗信息化发展历程包括三个阶段。

第一阶段是从20世纪80年代开始，主要以大型医疗机构的信息化建设为主，医疗保险成为医疗建设的推手。

第二阶段是以2003年"非典"为动因，国家为提高业务管理水平，加大公共卫生信息化建设投入，一大批信息系统如卫生应急指挥系统、卫生统计直报系统、妇幼卫生保险系统及新农合管理信息系统先后上马，解决了某个特定业务管理需要的问题。

第三个阶段是以2009年国家出台的"新医改"为推手，信息化作为重要支撑体系写入报告当中，居民健康档案、电子病历作为中心被提上日程，而"十二五"卫生信息规划为"3521"建设指明了总体建设路线的蓝图。

2009年国务院审议通过了《关于深化医药卫生体制改革的意见》《2009—2011年深化医药卫生体制改革实施方案》，提出要大力加强国家卫生信息标准化工作，建立标准化居民电子健康档案。2009年新医改把建立实用共享的医药卫生信息系统列为"八大支柱"之一，卫生信息化被提到前所未有的高度。同年，卫生部发布《基于健康档案的区域卫生信息平台建设指南》《基于居民健康档案的区域卫生信息平台技术规范》，为各地的区域卫生信息系统建设提供了业务和技术标准，让区域建设有据可依，高质高效地完成区域卫生信息系统的建设工作。卫生事业发展"十二五"规划中进一步明确了要加强区域信息平台建设，推动医疗卫生信息资源共享，逐步实现医疗服务、公共卫生、医疗保障、药品供应保障和综合管理等应用系统的互联互通。2011年国家提出以省市县三级医疗卫生信息平台建设为核心推动"十二五"期间区域卫生信息化发展，我国的卫生信息化建设迎来了高速发展的新时期。

党的十八大以来，贯彻落实习近平总书记重要讲话精神，以保障全体人民健康为出发点，推动政府医疗信息系统和公众健康医疗数据互联融合、开放共享，消除信息壁垒和信息孤岛，大力促进健康医疗大数据应用发展。2015年，国家发布了一系列有关大数据的政策文件，如《促进大数据发展行动纲要》《全国医疗卫生服务体系规划纲要（2015—2020）》等。2016年，国务院办公厅颁布《关于促进和规范健康医疗大数据应用发展的指导意见》，进一步提高了公共卫生健康大数据平台建设意识。之后，各区域的公共卫生健康大数据平台陆续开始建设。党的十九大明确提出"实施健康中国战略"，深化医疗卫生体制改革，全面建设中国特色基本医疗卫生体制、医疗保障制度和优质高效的医疗卫生服务体系。2021年，国家卫健委指出在新型冠状病毒感染疫情期间，互联网医疗服务在保障患者医疗服务需求、缓解医院线上线下医疗服务压力、降低交叉感染等方面发挥了积极作用。

（三）建设的意义

通过区域卫生信息化建设，政府部门对各种资源进行整合，加强对公共卫生突发事件的监测和预警，提高对突发公共卫生事件的反应和处理能力，提高政府部门的决策效率和管理水平。同时，政府部门还可以通过网络加强宏观管理，提高对区域卫生资源的调配能力。

通过区域卫生信息化建设，各级疾控中心可以对区域内卫生状况进行有效的评估和检测，为公共卫生管理部门提供全面有效的信息；还可以加强对疾病和疫情的监测和控制，提高应变能力和对突发公共卫生事件的监测水平。

通过区域卫生信息化建设，各级各类医院和社区卫生服务机构可以通过居民健康信息系统进行医疗、健康信息共享，增强医疗健康资源的利用效率，并优化服务质量，提高医疗水平和工作效率。

通过区域卫生信息化建设，普通居民的各种健康资料能够实现共享，有利于对疾病的诊断和治疗，避免重复检查，可以使患者得到更高效、准确、便宜的医疗服务。同时，居民还可以自主查询个人的健康信息，了解各医疗机构和卫生部门提供的健康服务。

通过区域卫生信息化建设，各级医疗和卫生部门的交流将更加便利，科研和教学将变得更加广阔，以促进医疗卫生事业的发展。

总之，区域卫生信息化的建设和发展在改善医疗资源分配不均、控制医疗费用增长、提高医疗质量、提供公共卫生防疫水平、促进教学和科研等方面都有重要的意义。区域卫生信息化不仅是社会发展的必然趋势，也是医疗卫生信息化建设向纵深发展的必然趋势。

二、相关概念介绍

（一）区域

区域是一个地理学概念，通常是指一定的地域空间，具有一定的面积、形状、范围或界线有其特定的地理、气候和环境特征。而地域又有其人口结构、经济发展、行政体制、文化传统和生活方式的特征。2009年，卫生部信息化工作领导小组办公室发布了《基于健康档案的区域卫生信息平台建设指南》，其中界定了适用于我国区域卫生信息化的区域定义：区域是指具有独立财政支撑，具有完整的医疗卫生体系的行政区划地域。一般来说，区域至少是区、县，也可以是更大范围的地市、直辖市、省，甚至是全国、全世界。独立的财政支撑是指具有独立的税收和财政预算。这里的区域主要指行政区划中的地区（地市或者副省级城市及直辖市的区）。街道和乡镇由于不具备独立的财政体系，或者不具有完整的疾病控制、卫生监督、妇幼等公共卫生机构，因而不是区域。

（二）区域卫生信息化

区域卫生信息化是指在一定区域内，应用计算机信息技术，为医疗卫生服务提供方、医疗卫生服务接收方、医疗卫生服务支付方、医疗卫生服务管理方以及医疗卫生产品提供商，提供卫生信息的采集、传输、存储、处理、分析、表达，以支持区域卫生管理，为人民群众提供最佳的医疗卫生服务。

（三）区域卫生信息平台

区域卫生信息平台，其本质上是一个多方面、多维度的架构网络，是以区域内健康档案信息的采集、存储为基础，连接区域内各类医疗卫生和公共卫生业务应用系统，实现互联互通、信息共享和联动协同工作的区域卫生数据中心和公共服务信息平台。通过共享和互通达到优化卫生资源配置，提高工作效率，促进居民健康水平提升的目的。从业务角度看，平台可支撑多种业务，而非仅服务于特定应用层面。从用户的角度来看，区域卫生信息平台的用户包括以下几类。①居民个人。②医疗卫生服务提供机构，如医院、社区卫生服务中心、妇幼保健院、专科医院等。③公共卫生专业机构，如疾病预防控制中心、卫生监督所等。④卫生行政部门，如各级卫生健康委员会等。⑤其他相关部门，如保险公司、药品监督管理部门、公安部门、民政部门等。

不同的用户对基于健康档案的区域卫生信息平台需求有不同的关注点。

（1）居民个人主要关注的是如何能够获得可及的、优质的卫生服务；获取连续的健康信息、全程的健康管理等。

（2）卫生服务提供机构主要关注的是如何保证服务质量、提高服务效率；如何有利于针对性服务的开展；健康管理的系统化等。

（3）公共卫生专业机构主要关注的是如何加强疾病管理、卫生管理、应急管理、健康教育等方面。

（4）卫生行政部门主要关注的是如何提高卫生服务质量、强化绩效考核、提高监督管理能力、化解疾病风险等方面。

（5）其他相关部门主要关注的是风险管理、业务协同等方面。

（四）区域卫生信息系统

原国家卫生部颁发的《全国卫生信息化发展规划纲要2003—2010年》中，对区域卫生信息系统进行了如下的论述：区域卫生信息系统包括电子政务、医保互通、社区服务、双向转诊、居民健康档案、远程医疗、网络健康教育与咨询，是实现预防保健、医疗服务和卫生管理一体化的信息化应用系统。

第二节 居民健康档案

从2009年开始，全国逐步建立统一居民健康档案。居民健康档案是居民健康管理（疾病防治、健康保护、健康促进）过程的规范、科学的记录。电子健康档案是以居民个人健康为核心，贯穿整个生命过程，涵盖各种健康相关因素，实现多渠道信息动态收集，满足居民自我保健、健康管理和健康决策等需要的信息资源。居民健康档案一般由社区卫生服务中心、社区卫生服务站和乡镇卫生院、村卫生室等城乡基层医疗卫生机构具体负责。基层卫生服务人员可以通过开展国家基本公共卫生服务、日常门诊、健康体检、入户服务等多种方式建立居民健康档案。

居民健康档案共享能够提高医疗服务效率、服务质量、医疗服务的可及性，降低医疗成本和医疗风险。通过区域卫生信息平台，将分散在不同机构的以人为核心的居民健康档案整合为一个逻辑完整的信息整体，满足与其相关的各种机构和人员的需要。因此，需要建立以居民电子健康档案为核心的区域卫生信息共享平台作为支撑。

社区卫生服务是公共卫生和基本医疗的底层，同时社区卫生服务又与医院之间有转诊、支援等关系，因此社区卫生信息化不仅涵盖社区机构，同时也将公共卫生、医院等部分内容包含在内。区域卫生信息化主要包括医院、社区、公共卫生等的信息化。因此，社区卫生信息化是区域卫生信息化的重要组成部分。社区卫生信息化建设目标的实现，有助于向区域卫生信息化目标迈进。电子健康档案是社区卫生信息化建设的核心，通过建立居民生命全周期的动态电子健康档案，可为居民提供连续的和主动的服务，在社区卫生信息化建设中，电子健康档案的规划、存储、交换、整合等问题的解决，是对区域卫生信息化的贡献。社区卫生信息化建设也会在一定区域内建立信息平台，该平台除了支持社区卫生服务和管理以外，还在区域内整合与社区卫生服务相关的内容。因此，社区卫生信息平台的建设为区域卫生信息化打下很好的平台基础。

一、健康档案的三维架构

居民电子健康档案是记录居民生命全周期健康情况的数字化档案，是医疗卫生信息的主要载体，是区域卫生信息化的核心。它通过一定的时序性、层次性和逻辑性，将个人一生中面临的健康和疾病问题，针对性的卫生服务活动或干预措施及所记录的相关信息有机等关联起来，并对所记录的海量信息进行科学分类和抽象描述，使之系统化、条理化和结构化。

健康档案以人的健康为中心，以生命阶段、健康和疾病问题、卫生服务活动或干预措施作为三个维度构建的一个逻辑架构，用于全面、有效、多角度的描述健康档案的组成结构和复杂信息之间的内在联系。

第一维是生命周期。按照不同的生理年龄，将人的整个生命进程划分为若干个连续性的生命阶段，可以划分为9个周期：新生儿期（出生~1月龄）、婴儿期（1月龄~1岁）、幼儿期（1~3岁）、学龄前期（3~6岁）、学龄期（6~12岁）、青春期（12~20岁）、青年期（20~45岁）、中年期（45~60岁）和老年期（60岁以上）。也可以根据实际基层工作的需要，将人群划分为儿童、青少年、育龄人群、中年和老年。

第二维是健康和疾病问题。每个人在不同的生命阶段会面临不同的健康和疾病问题，确定不同生命阶段的主要健康和疾病问题及其优先领域，是客观反映居民卫生服务需求、进行健康管理的重要环节。

第三维是卫生服务活动或健康干预措施。针对不同的健康和疾病问题，医疗卫生机构开展了一系列预防、医疗、保健、健康教育等卫生服务活动或健康干预措施，这些活动反映了居民健康需求的满足程度和卫生服务利用状况。

居民电子健康档案的三维空间结构模型如图7-1所示。坐标轴上的某一点或某一块是一个"记录项"，意味着一个人在某一生命阶段，由于某种健康或疾病问题而产生的相应的卫生服务活动或保健干预措施。

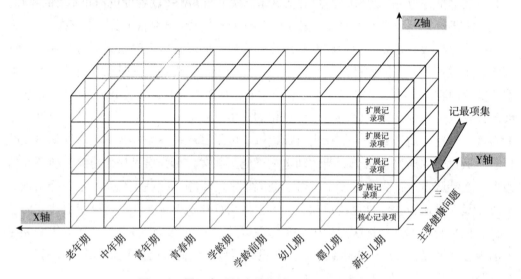

图7-1　居民电子健康档案的三维空间结构模型

健康档案的三维概念模型为健康档案内容的规划和实际提供了一个科学、合理、灵活的指导框架。由于人的健康状况及健康危险因素很大程度上受到社会经济和环境因素条件的影响，因此，在不同的社会经济发展阶段，不同的地区和环境条件下，所需要重点关注的主要健康问题和需要记录的主要健康信息也会存在差异。在进行健康档案的规划设计时也要因地制宜，在三维概念模型的指导下，根据不同环境条件和关注的重点选取适合本地需求的主要健康问题和记录项集；并根据实际情况进行灵活的调整，使有限的卫生资源得到合理的分配和充分利用。

同时，与特定健康问题和卫生服务活动相对应的记录项集的内容也不是一成不变的，在所关注的健康问题及卫生服务活动的深度和广度不断调整完善的过程中，健康记录的内容也可以随着居民健康管理需求或干预措施的变化与改善而进行适当的调整。

二、健康档案的基本内容

健康档案在内容上可以分为个人健康档案、家庭健康档案和社区健康档案三部分。

(一)个人健康档案

居民的个人健康档案是由个人的基本信息和主要卫生服务记录两部分组成。

个人基本信息是居民电子健康档案的基础，包括人口学和社会经济学等基本健康信息，这些基本信息是贯穿整个生命过程能反映个人固有特征的信息。

1. **人口学信息**　包括姓名、性别、出生日期、身份证号、文化程度、婚姻状况等。

2. **社会经济学信息**　包括户籍信息、联系方式、职业类别等。

3. **社会保障信息**　包括医疗保险类别、医疗保险号码等。

4. **基本健康信息**　包括血型、过敏史、既往病史、手术史、家族遗传病史等。

5. **建档信息**　健康档案编号等。

主要卫生服务记录是从居民个人一生中所发生的重要卫生事件的详细记录中动态抽取的重要信息。居民的健康体检、慢性病和预防保健档案以及居民个人在卫生医疗机构或社区门诊的检查记录、检验证明、健康登记及相关健康签约信息等，有的还包含根据居民健康需要开展的一些随诊跟踪观察和治疗效果、建议等健康信息数据等都属于重要的卫生服务记录。从业务领域角度来看，与健康档案相关的主要卫生服务记录包括儿童保健、妇女保健、疾病预防、疾病管理、医疗服务等。

(二)家庭健康档案

家庭健康档案是以家庭为单位，个人健康与家庭背景有着直接的联系，医护人员在对患者诊治的同时也需对其家庭背景信息进行思考，因此，需要了解家庭成员的健康状况。家庭健康档案是个人健康档案在家庭这个横断面上的体现，是个人档案的补充和完善。

(三)社区健康档案

社区健康档案是指针对社区内的居民所形成的各类健康档案的总和，社区健康档案也包括个人健康档案和家庭健康档案及其他类型档案。

健康档案不同于电子病历，2009年颁布的《健康档案基本构架与数据标准(试行)》中明确指出，"病历"是健康档案的主要信息来源和重要组成部分，健康档案中很多信息来源于居民的病历，但病历与居民健康档案又有一定的区别。总之，居民健康档案是能够反映居民身体健康状况的重要信息记录，是实现公共卫生服务均等化的保障性工具。

三、健康档案的信息来源

健康档案信息量大、来源广并且时效性较强，因此健康档案的信息收集应与医疗卫生机构的日常服务工作相结合，随时产生，主动推送，一方采集，多方共享。实现日常卫生服务记录与健康档案之间的动态数据交换和共享利用，避免成为"死档"。

由于人的主要健康问题和疾病问题一般是在接受相关卫生服务（预防、保健、医疗等）的过程中被发现和记录，所以健康档案的内容主要来源于各类卫生服务记录。这些卫生服务记录主要来源于卫生服务过程中的各种服务记录、定期或不定期的健康体检记录和专题健康或疾病调查记录。

四、居民健康档案电子化的意义

（一）为居民疾病诊疗提供快速准确的信息

居民健康档案记载了与居民健康密切相关的各种信息，是医生了解患者健康状况的一个重要的信息来源。通过电子健康档案，医生可以快速全面掌握患者的整体健康情况、家族病史、过敏史等情况，辅助医生诊断。

（二）为居民日常保健提供更具针对性的指导

通过对居民电子健康档案的查阅统计分析，有助于社区卫生服务机构及时掌握辖区范围内居民的健康问题及其变化情况，有利于社区医生对居民整体健康情况以及健康发展趋势作出科学的预判，以便更好地给予更具针对性的健康指导，从而提升居民生活质量。通过对居民个人的健康信息进行分析，也可以对个人健康状况进行预判，对可能存在的健康隐患作出提示，形成个性化健康干预方案，避免疾病的发生。

（三）更好地为重点人群提供高质量卫生服务

社区卫生服务的重点人群包括妇女、儿童、老年人、慢性患者、残疾人等。目前，很多社区卫生服务机构在儿童健康管理、孕产妇健康管理、慢性病管理等方面已经实现了信息化管理，极大地提高了卫生服务的质量。

第三节　区域卫生信息平台设计与应用

2009年"新医改"方案把"建立实用共享的医药卫生信息系统"列为"八大支柱"之一，信息化被提到前所未有的高度，遇到了难得的发展机遇。基于健康档案的区域卫生信息化解决方案是以区域卫生信息共享为基础，以居民个人健康为核心，贯穿整个生命过程，涵盖各种健康相关因素、实现多渠道健康信息的动态、智能化采集，满足医疗、保健、居民自我保健和健康管理、健康决策的需要。

区域规划的引进，共享医疗的需求，使探索如何构建以区域为范畴，涵盖社区卫生、大中型医疗卫生机构和各种公共卫生服务的共享架构，成为新的课题。为了实现这一目标，需要建立以居民健康档案为核心的区域信息共享平台作为支撑。通过区域卫生信息平台的建立，将分散在不同机构的健康数据整合为一个逻辑完整的信息整体，满足与其相关的各种机构和人员的需要。这种新的卫生信息化建设模式已经成为许多发达国家卫生信息化发展的重要战略方向。

一、区域卫生信息平台的建设目标

随着经济的发展和人民生活水平的不断提高，人民群众对医疗卫生服务也提出了更高的要求。特别是在大数据、云计算的背景下，利用电子政务网和公用网络，初步建立覆盖城乡居民，服务于公共卫生、医疗服务、医疗保障、药品监管与供应保障以及综合卫生管理各主要环节，整合区域内卫生信息资源、实现区域内医疗卫生部门数据共享与交换、挖掘医疗数据背后有价信息的区域卫生信息共享平台迫在眉睫。

区域卫生信息平台统一了医疗和卫生，包括社区卫生服务、医改区域内的医院、疾病预防控制、妇幼保健、卫生管理部门及其他卫生信息。推行区域卫生信息化，对促进医疗和卫生之间的信息共享和整合具有重要作用、实现医疗卫生各业务部门数据资源的互相连通、高效高质处理医疗卫生业务具有重要作用。

构建区域卫生信息平台的目标如下。

（1）能规范和统一本地区卫生信息化建设，实现医疗服务业务数据的采集共享和医疗卫生机构间的信息共享。

（2）能为群众提供最直接和快速便捷的服务，支持辖区内各级各类医疗卫生机构、疾控机构开展业务活动。

（3）能为省级、国家级综合卫生管理信息平台提供基础信息，对于构建统一高效、资源整合、互联互通、信息共享、使用便捷、实时监管的医药卫生信息系统起着基础性、关键性的作用。

（4）建立全民健康档案系统。建立全民健康档案系统是区域卫生信息化建设的重点，建立健全的居民健康档案有助于衡量区域内居民的健康水平，客观评价区域内医疗费用负担和卫生服务工作的质量和效果。全面的健康档案系统应当覆盖家庭、社区、各个医疗卫生机构、一定行政区域以及整体国家，使每一位居民都可以调动自己完整的终生健康管理信息。

二、区域卫生信息平台的设计原则

区域卫生信息平台是构建一个信息集成、数据共享的数据交换平台，通过统一的标准形成一种医疗服务信息化体系，形成与公共卫生信息化体系相结合的医疗业务信息共享体系。区域卫生信息平台的基本设计原则主要包括以下几个方面。

（一）科学性原则

科学性原则是指对区域卫生信息平台的建设要进行综合、全面、科学的衡量，遵循科学发展观，通过对建设平台进行科学深入的研究分析，为平台发展提供科学、客观、准确的评价分析，保障整体体系建立的科学性。

（二）标准性原则

标准化是信息化建设的基础保障，是信息共享和交换的基本原则。遵循标准性原则意味着区域卫生信息平台的设计要与国家卫生信息化相关法律、规范、标准保持一致，平台建设的建设应在统一标准、统一规范的指导下开展。系统的业务流程、安全体系、相关技术、信息表达和交换、网络协议、软件接口等都必须遵循国家颁布的相关技术标准，如《电子健康档案共享文档规范》《基于居民健康档案的区域卫生信息平台技术规范》等。不同医疗机构的业务数据也要进行规范化处理，以保证不同机构之间的信息相互交换和操作，以达到相关联通、信息共享的目的。

（三）可扩展性原则

随着社会的不断发展，区域卫生信息平台的业务也会不断扩展，覆盖面也会不断加大。因此，系统不仅要能够满足当前各个医疗卫生机构的业务需要，还要具有很好的延伸性，要预留足够的数据和功能接口，以满足今后业务量增加以及与更多的业务系统融合的需要，不断完善区域卫生信息平台。

（四）可靠性原则

区域卫生信息平台应具有较强的数据处理能力，在系统设计时要考虑大规模并发和系统长期运行的可靠性要求，要能够满足医疗卫生机构7*24小时的服务要求，保证区域内各单位数据交换和资源共享的需要。

（五）可操作性原则

区域卫生信息平台的建设应紧密结合我国区域卫生信息化建设发展实际，要摒弃一切不合实际的信息化建设高标准、高要求，对平台的规划、建设和发展都要给予客观评价和指导。

（六）总体规划，分步实施的原则

区域卫生信息化建设是一项规模巨大、过程繁杂的工程，需要进行充分细致的整体规划，确定整体目标，明确需求，制订统一的规划，保证系统建设的各个方面目标一致、标准一致。要在总体规划的基础上，分阶段分地区逐步实施推进，不能急于求成、一蹴而就。

三、区域卫生信息平台的总体架构

基于健康档案的区域卫生信息平台是以区域内健康档案信息的采集、存储为基础，能够自动产生、分发、推送工作任务清单，为区域内各级各类卫生机构开展医疗卫生服务活动提供支撑的卫生信息平台。

区域卫生信息平台的建设应该是在现有医疗卫生机构信息化体系和公共卫生信息化体系基础上，通过统一的标准，构建一个信息集成、数据共享的数据交换平台，通过制定统一的标准，有效整合医疗卫生业务应用系统，实现跨区域、跨机构、跨系统的医疗业务信息共享和医疗卫生资源的共享，进而实现患者医疗卫生服务的一卡通，以及就诊信息在不同医疗卫生机构之间的相互调阅；建立电子健康档案数据库，收集、提炼各种医疗卫生资源数据，采用联机分析和数据挖掘等技术，辅助领导决策和应急指挥，以此为基础，建立统一的服务平台，提供区域内一站式的公共医疗卫生服务等。平台总体架构如图7-2所示。

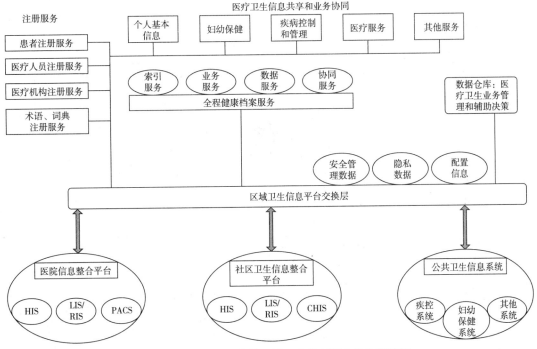

图7-2 基于健康档案的区域卫生信息平台总体架构图

总体系统架构分为区域卫生信息管理层和区域卫生信息服务层两个层次。

区域卫生信息管理层是区域卫生信息平台的数据中心，也是卫生信息平台的管理中心，基于服务总线的数据集成机制，为相关业务应用提供相应的数据资源服务。在实际应用中可以是一个地市级数据卫生信息中心，也可以是更高一级的数据中心。区域卫生信息管理层主要提供了用户注册、档案存储、档案整合和管理、档案协同服务、数据仓库（辅助决策）等服务。

区域卫生信息服务层，指的是在所管辖区域内，各级各类医疗卫生机构（一级、二级、三级医院、社区卫生服务中心、各类公共卫生机构等）所有的信息系统，这些系统生成、采集、存储、管理和使用区域范围内居民相关的各种健康数据，包括门诊病历、住院病历、妇幼保健信息、健康教育信息等。这些系统分布在各级各类医疗卫生机构，为广大居民提供各类健康服务。

区域卫生信息管理层和服务层之间通过数据交换与共享平台来进行数据交互共享，为健康档案的互联互通和数据交换，一方面要提供消息路由、传输等总线服务，另一方面要提供应用审计、安全隐私管理等系统管理功能。

四、区域卫生信息平台的业务结构

整个区域卫生信息平台主要包括区域卫生健康档案数据中心、基于健康档案的区域卫生信息平台、电子健康档案管理系统、公共医疗信息服务平台、各种基础业务信息系统几大部分。平台总体业务分布为六个部分，如图7-3所示。

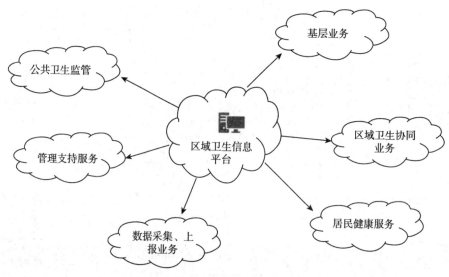

图7-3　区域卫生信息平台的业务结构

（一）基层业务

这部分主要包括医疗机构提供的基本医疗和社区公共卫生业务。

（二）区域卫生协同服务

主要包括了医疗卫生业务协同和医疗业务协同和卫生业务联动。这部分集中体现了区域信息平台的价值和建设的必要性。

业务协同需求是指基于平台实现医疗机构之间的业务协同，包括医疗机构、社区以及纵向业务联动活动。医疗业务协同是指医疗机构与医疗机构之间通过平台实现业务的协同，可以有效利用医疗资源，降低医疗成本，提高医疗质量，包括专家远程咨询会诊、农村与城市之间、社区与医院之间的双向转诊、检查检验结果查询、临床诊疗信息查询等。

如果协同的范围不仅局限在医院、社区，还包括公共卫生机构、疾控中心，协同的内容包括临床和预防保健，则称为卫生业务联动。卫生业务联动主要体现在区域范围内各医院、社区卫生服务中心与疾病控制、妇幼保健等业务条线的业务联动，如患者在二三级医院手术，出院后社区医院会承担相应的手术后的康复指导，如果信息传递不畅，则社区卫生工作人员则无法及时获取患者的相应信息，无法对患者开展高效的卫生服务。

（三）居民健康服务

这部分主要包括居民健康信息记录查询、预约挂号、健康教育。

（四）公共卫生监管

这部分主要是面向各级疾病控制中心、卫生监督机构、妇幼保健机构、血液中心的业务。

（五）管理支持服务

这部分主要包括卫生资源、绩效考核、应急指挥、内部办公、决策分析的业务。

上级卫生行政管理部门可以通过信息平台，获取全面的医疗卫生数据，从而提高决策水平，利用专网收集到的大量数据，为业务系统和管理者提供数据支持。同时及时关注和跟踪区域内的系统运行的数据。行政管理部门还能够查看区域内医疗卫生机构的各项数据，加强对资源配置的宏观管理。还可以通过专网深入掌握区域内医疗卫生服务体系的建设情况，为制定区域内医疗卫生服务体系规划提供数据依据。利用区域信息平台，还对医疗卫生数据进行挖掘分析，提供业务监督与决策支持。

（六）建立与各级卫生相关部门的数据采集、上报业务

通过信息平台，上级卫生行政部门可以获取各级各类医疗卫生机构的各方面的数据，下级机构也可以按照上级主管部门的要求提供相应的数据。

五、区域卫生信息平台的功能

为了更好地为广大居民提供可靠的、可及的、连续的医疗卫生服务，区域卫生信息平台提供服务有以下几方面。

（一）数据采集服务

数据采集服务是区域卫生信息平台的基本功能，完成介入医疗卫生服务机构的数据采集、汇总区域内与居民个人健康相关的信息，是建立区域卫生数据中心的基础。卫生机构或区域卫生信息系统可以根据客观信息需求和信息源的特点，按照一定的采

集原则，通过不同的渠道和方法，全面采集卫生数据。

（二）个人身份识别服务

健康档案的核心是居民，健康档案中居民的信息是被集中管理起来的，为建立对区域范围内各医疗机构业务的联动，实现数据共享或业务协同，各个医疗卫生机构和公共卫生机构在个人身份上必须具有统一的身份机制。这也是区域卫生信息平台建设的最基本的任务。居民需要通过唯一的识别号来识别自己的数据记录。主索引就是使用唯一的个人居民识别号，管理来自不同医疗机构、不同业务系统的患者信息，并将这些患者信息映射成统一的标识。利用主索引能够检测到某一个患者的全部医疗信息，区域卫生信息平台能够存储患者的基础信息，同时为患者提供唯一的 ID。主索引服务的目的是关联本属于一个人的不同标识，促进医疗服务信息以及居民健康档案信息的交互与共享。

区域卫生信息平台可以将居民的医保卡、社保卡、健康卡或居民身份证当作识别居民身份的唯一标识，内部唯一识别号可以依据系统规则自行定义，系统完成个人信息唯一编码后，数据库会对其进行验证，如果该标识码与数据库中的标识码重复，则予以退回，只有没有验证过的标识码才能够完成验证。如果系统发现相同个体使用了不同的识别号，系统可以根据姓名、性别、年龄等模糊查询的方式找出相似个体，并判断以上两个个体是否匹配。如果匹配，则将两个个体整合，确保系统标识号的唯一性。在区域卫生信息系统的建设中要将不同系统中与居民相关的健康信息进行整合，对居民的多种卡进行关联，建立统一且唯一的身份认证。

（三）数据处理服务

数据处理服务是指对区域卫生信息平台的数据进行抽取、清理、转换、集成等，通过数据处理将大量分散的、杂乱的、重复的、未统一标准的数据进行整合，提高数据的质量，为进一步数据挖掘工作做好准备。数据抽取是根据数据挖掘的目的，从不同的数据源中选择出适用的数据，并进行存储，数据清理主要是清理异常数据、重复数据，从而达到标准化的目的。数据转换是通过聚类等数理方法，进行一些不规则数据的转换、数据颗粒的转换和一些规则的计算，将数据转化成适用于深入分析的形式。

（四）健康档案索引服务

健康档案索引服务主要是通过主索引检索居民的健康档案，可以在平台中设置身份证号为唯一主索引，以全面掌握区域卫生信息平台所有关于个人的健康信息事件，包括居民何时、何地、接受过何种医疗服务并产生了哪些文档。

健康档案索引服务主要记录两大类信息：一是医疗卫生事件信息；另一类是文档信息。健康索引记录是个人从出生到死亡全过程中涉及的健康活动信息的索引记录。用户在授权的情况下，可以通过查看健康索引记录快速查阅到相关资料，以了解更为全面详细的健康活动记录，快速了解个体的历史健康信息，为医生诊疗提供依据。

（五）以个人为中心的存储服务

在区域卫生信息平台中，针对个人的数据包括个人注册信息库、临床诊疗信息库、公共卫生信息库和时序档案信息库。个人注册信息库主要是指个人身份信息，可供系统标识个体身份，使相关业务数据与所记录的对象建立对应关系。临床诊疗信息库主要包括患者基本信息、实验室检验报告、医学影像检查报告、住院病历、门诊病历等。公共卫生信息库指与居民相关的疾病预防控制、妇幼保健等业务数据。时序档案信息库指对患者相关的信息（包括临床诊疗数据、疾病控制与管理数据等）建立的索引信息，此外还根据业务流程或预定义的规范对业务信息进行相关处理。

在数据中心，会根据不同的信息类别，按照不同的存储模式进行分类存储，形成不同的数据库。同时形成索引信息加入目录索引库。

（六）数据交换服务

这也是区域卫生信息平台一个非常重要的基础功能。平台的信息注册，从医疗机构获取各种基础的业务数据，这些数据的获取都是通过数据交换服务来完成的。

数据交换服务至少提供适配器管理、数据封装、数据传输、数据转换、数据路由、数据推送、数据订阅发布和传输监控等功能。

（七）数据调阅服务

区域卫生信息平台从医疗机构中采集数据，并经过一系列的处理后存入数据中心，这就要求平台提供相应的数据利用方式来为医疗卫生人员提供服务。数据利用的方式包括数据调阅、业务协同、辅助决策等，其中业务协同和辅助决策可以看成是平台加载的应用系统，数据调阅因其通用性和安全性要求被视为平台的基础性功能而给予提供。数据调阅服务是为医疗卫生人员提供的一种基于Web方式的安全访问健康档案的功能。

数据调阅必须确保安全，调阅者需要被赋予相应的权限才能访问卫生领域的相关档案。无论是谁在何时调阅了什么档案都要被记录，以确保信息的安全。

六、区域卫生信息平台的信息安全保护

区域卫生信息平台使用的日益广泛，使得个人健康信息实现了区域共享，获取方式更加方便快捷，但泄露风险亦显著增大。区域卫生信息平台承载着重要的居民的基本健康信息、患者的诊疗数据、卫生资源数据等，相较于过去个体健康隐私信息片断化泄露，基于平台的健康隐私信息泄露是全面、连续的，对个体及社会造成的危害性更大。

区域卫生信息平台的建设要能够支撑和保障区域卫生信息平台的信息系统和业务的安全稳定运行，防止信息网络瘫痪、防止应用系统被破坏、防止业务数据丢失、防止终端病毒感染、防止有害信息传播、防止恶意渗透攻击，以确保信息系统安全稳定

运行，确保业务数据安全。因此，在区域卫生信息平台的建设过程中，要高度重视信息安全与信息保护，信息安全部门要严格落实信息安全等级保护制度，并持续进行整改与维护，多方位保证区域内居民的信息安全。

区域卫生信息平台的安全体系包括物理安全、网络安全、系统安全和应用安全。物理安全是最底层，包括计算机安全、硬件安全等，主要包括防火、防盗、防破坏、防电磁信息辐射、防线路截获、存储数据的安全等，通常需要采取一定的物理防护措施。网络安全主要包括链路冗余、防火墙等。系统安全包括数据灾备、病毒防范等。应用安全包括统一身份认证、统一权限管理等。用户访问的身份认证要使用严格的身份认证机制，防止伪造身份的人员冒用系统信息。尤其是居民健康卡要按照国家标准，进行密钥贯标和身份认证，做到标准唯一，以实现非法用户进不来，无权用户看不到，重要内容改不了，数据操作赖不掉。

信息安全的建设可以通过完善基于全局的多层网络安全体系设计；完善网络安全体系建设，包括运行环境、网络安全防线、人员的安全意识与管理、网络安全评估和监控、共享数据管理与应用以及个人隐私保护与应用等，构建完整的网络安全防线；借助等级保护2.0等方法，系统、全面地提升平台安全水平，实现平台由分层、被动防护向科学安全框架下主动免疫防护转变。

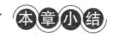

本章介绍了国内外区域卫生信息平台的发展历史和发展趋势，同时给出了一些与区域卫生信息平台相关的基本概念。在此基础上对居民健康档案的相关内容进行了介绍，并着重讨论了实现区域卫生信息平台的建设目标，总体框架、业务结构和功能。卫生信息化以居民健康档案为核心进行区域卫生信息整合，服务于居民全程健康管理、医疗和公共卫生，并为卫生综合管理和信息利用提供支持。基于健康档案的区域卫生信息平台是区域卫生信息化的核心和基础，该平台实现了区域医疗卫生机构的信息共享与交换、流程整合与协作、资源管理和配置以及业务监督与考核。

思考题

1. 为什么要进行区域卫生信息化的建设？
2. 什么是区域卫生信息平台？它的建设目标是什么？
3. 为什么说电子健康档案是区域卫生信息系统的核心？
4. 区域卫生信息平台应包括哪些用户？各个用户的关注点是什么？
5. 区域卫生信息平台的功能有哪些？
6. 试描述健康档案的三维架构。

第八章 公共卫生信息系统

学习目标

1. 掌握公共卫生的基本概念；公共卫生信息系统的概念；疾病监测的相关概念、目的和种类；突发公共卫生事件的分类、特点和等级。

2. 熟悉公共卫生的基本功能；中国公共卫生信息系统发展历程；疾病监测的工作环节；传染病网络报告信息系统；突发公共卫生事件应急指挥信息系统的功能、应用架构和设计。

3. 了解公共卫生信息化发展中存在的问题；公共卫生信息学的概念；结核病防治管理信息系统；突发公共卫生事件应急指挥系统的建设目标。

情感目标

1. 在公共卫生的医学基础的介绍中，融入中国古代上医治未病的预防医学思想，培养对我国医学文化的认同感，树立文化自信，增强民族自豪感。

2. 在公共卫生信息系统的建设发展中，培养责任意识和使命担当意识。

随着我国社会经济的发展，人们的交流活动日益增多，人口流动也日益频繁。人口的流动对我国社会进步和经济发展都产生了极大的推动作用，但是也为疾病的暴发和传播提供了有利的条件。近些年，环境污染、自然灾害等问题不断出现，这都对人民的生活产生了很大的威胁，特别是突发公共卫生事件的出现，不仅影响了我国经济的发展和人民的生活，也对我国原有的公共卫生体系和突发公共卫生事件的应对能力提出了挑战。2003年传染性非典型性肺炎疫情的暴发和迅速蔓延，暴露出了我国公共卫生管理体制的缺陷，对国内这一体系建设的薄弱环节敲响了警钟，这场疫情的深刻教训使我们认识到公共卫生信息系统建设的重要性。2003年6月，卫生部下发了《卫生部关于国家公共卫生信息系统建设工作有关问题的通知》，明确了国家公共卫生信息系统建设目标和建设重点。21世纪以来，随着信息技术的蓬勃兴起，信息化应用渗透于各行各业，我国进入了信息化时代。卫生信息化作为信息化的重要组成部分受到了国家和社会的高度重视，取得了可喜的进步。2016年8月全国卫生与健康大会上，习近平总书记指出"要完善人口健康信息服务体系建设，推进健康医疗大数据应用"，随后发布的《"健康中国2030"规划纲要》也将以上重要指示写入卫生健康事业发展大纲。公共卫生体系作为医药卫生体系的重要组成部分，以保护和促进人群健康为根本目的，是保障人群健康的第一道防线。公共卫生是我国大力推进的重点领域，公共卫生信息化既是公共卫生体系的有力支撑，又是卫生信息化的重要组成部分。

第一节　公共卫生与公共卫生信息系统

一、公共卫生的基本概念

（一）公共卫生的概念

公共卫生起源于人类对健康的认识和需求，是关系到一个国家或一个地区人民大众健康的公共事业，公共卫生的概念是公众与医学家在长期与疾病作斗争中形成的。它是运用医学、工程学和社会科学的各种成就，用以改善和保障人群的健康、预防疾病的一门学科。公共卫生的医学基础来自预防医学，中国古代已有上医治未病的预防医学思想。古希腊希波克拉底在《关于空气、火、场所》一书中，将疾病与当地气候、饮水、居民体格和衣食住习惯等联系起来。在不同的社会，同一社会的不同时期，公共卫生的含义都有所不同。

人类早期的公共卫生实践是从饮食、供水、个人卫生、社区居住和环境卫生及传染病的预防开始的。人类早期的公共卫生概念和理论也是在具体的饮食安全，环境卫生和传染病应急等公共卫生的实践中开始萌芽。我国早期的文献中已经出现了预防的思想。

中世纪欧洲城市的公共卫生服务已见雏形，但是，大部分农村人口的营养、教育、住房和环境卫生条件都很差，传染病流行造成很高的婴儿、儿童和成年人死亡率。在欧洲历史上，中世纪最具毁灭性的瘟疫是流行于1348—1361年的黑死病。在英国，黑死病的直接后果是导致了社会的普遍瘫痪。黑死病流行后人类认识到了公共卫生的重要性，以政府主导的现代公共卫生开始萌芽。

20世纪初以来，在快速变化的世界中，现代公共卫生实践与认识也已发生重大的变化，出现了许多新的特点，公共卫生已不单纯是一个疾病预防和人类健康问题，而且是一个经济和社会问题。被誉为"美国公共卫生之父"的耶鲁大学公共卫生系Winslow教授1920年在一篇名为《公共卫生的处女地》（The Untilled Fields of Public Health）的文章中对公共卫生下了这样的定义"公共卫生是防治疾病、延长寿命、改善身体健康和机能的科学和实践。公共卫生通过有组织的社会努力改善环境卫生、控制地区性的疾病、教育人们关于个人卫生的知识、组织医护力量对疾病作出早期诊断和预防治疗，并建立一套社会体制，保障社会中的每一个成员都享有能够维持身体健康的生活水准"。这一定义概括了公共卫生的本质、工作范围和公共卫生的目的，赋予了当时公共卫生概念比较确切的内涵。这个公共卫生的经典定义，在1952年被世界卫生组织（WHO）采纳，并一直沿用至今。

1988年美国医学研究所在其里程碑式的美国公共卫生研究报告《公共卫生的未来》中明确提出来十分精炼的公共卫生的定义"公共卫生就是我们作为一个社会为保障人人健康的各种条件所采取的集体行动"。随着社会和公共卫生实践的发展、人们认识的更新，公共卫生的概念也在不断地发展之中。

2004年，世界卫生组织专家Beaglehole综合了各种公共卫生的定义后，提出了新的定义"公共卫生是改善人群健康和减少健康不平等的合作行动"。这反映出世界卫生组织以及人们对公共卫生需要全社会共同合作的重视。这个定义同时强调了公共卫生的目的是改善人群健康和减少健康不平等，提高健康的公平性。

公共卫生的核心是公众的健康，其主要涉及的是公众有关的健康，如疾病预防、健康促进、提高生命质量。随着社会经济的不断发展，它的范围也越来越广，但是核心问题还是公众的健康问题。公共卫生服务对象为社会全体成员，其最终目的是通过有组织的社会努力改善环境卫生、控制疾病、开展健康教育，保障每个社会成员个人卫生。也就是公共卫生是以社会为对象以行政管理、法规监督、宣传教育为手段，通过宏观调控协调社会力量，改善社会卫生状况，提高全民健康水平的一种社会管理职能。因此，公共卫生维系着人群健康和生产力发展，深刻影响着经济和社会发展。

2003年7月28日，国务院副总理兼卫生部部长吴仪在全国卫生工作会议上首次提出了公共卫生的中国定义"公共卫生就是组织社会共同努力，改善环境卫生条件，预防控制传染病和其他疾病流行，培养良好卫生习惯和文明生活方式，提供医疗服务，达到预防疾病、促进人们身体健康的目的"。这是在我国刚刚取得了抗击严重急性呼吸综合征（SARS）战役的阶段性胜利，全国公共卫生专业人员和各级政府官员痛定思痛，认真回顾了1949年中华人民共和国成立以来中国公共卫生正反两方面的宝贵历史经验，对现代公共卫生的内涵和外延有了更加深刻的认识，总结出的一个既与国际先进理念相符，又便于指导我国公共卫生实践的公共卫生定义。这是中国人第一次提出的、比较系统全面的公共卫生定义，将公共卫生由最初的改善环境卫生、预防控制传染病提高到组织社会共同努力预防一切疾病、促进人民身体健康的高度。

（二）公共卫生的功能

世界卫生组织认为基本公共卫生功能是达到21世纪"人人享有健康"政策的重要组成部分，同时也是建设可持续卫生系统的基本要素。世界卫生组织于1997年在全球开展了一项Delphi调查，就基本公共卫生功能的界定展开研究，共有145位来自世界卫生组织各地区67个国家的公共卫生专家参与了该项调查。世界卫生组织于1998年给出的基本公共卫生功能框架由11部分组成。2003年，世界卫生组织西太区办事处参考了世界卫生组织、美国等国家和组织的工作后提出了适于西太区国家的9项公共卫生基本职能。

1988年，美国医学研究所（Institute of Medicine）在深入调查研究的基础上，发表了题为"公共卫生的将来"的报告。该报告指出，将公共卫生服务等同于公共卫生功能不能充分发挥公共卫生在社会上应该发挥的独特作用。公共卫生要完成"确保人人健康环境，满足社会健康利益"的使命，应该具备三大核心功能，即公共卫生评价（assessment）：通过系统地监测评估调查来提供健康信息。公共卫生政策研究制定（policy development）：通过制定卫生政策动员全民参与公共卫生。公共卫生保障（assurance）：通过评价和协调来保障人人享有健康。

2006年我国学者在分析世界卫生组织、世界卫生组织西太区、美国、英国等国家和组织制定的公共卫生基本职能的基础上，总结出我国现有公共卫生体系应履行的10项基本职能。

（1）监测人群健康相关状况。

（2）疾病或健康危害事件的预防和控制。

（3）发展健康的公共政策和规划。

（4）执行公共政策、法律、行政法规、部门规章和卫生标准。

（5）开展健康教育和健康促进活动。

（6）动员社会参与，多部门合作。

（7）保证卫生服务的可及性和可用性。

（8）保证卫生服务的质量和安全性。

（9）公共卫生体系基础结构建设。

（10）研究、发展和实施革新性的公共卫生措施。

上述职能的履行可以具体分解为规划、实施、技术支持、质量改善、资源保障（包括人力、物力、技术、信息和资金）五个关键环节。不同的环节由不同的部门或机构来承担。

二、公共卫生信息学

公共卫生信息学是一个综合了多个学科领域的复合型学科，与其相关的学科领域包括信息科学、计算机科学、管理学、组织理论、心理学、通信技术、政治科学、法学、公共卫生等。公共卫生信息学是近年来发展起来的一门新兴学科，是医学信息学的一个重要学科分支，是应用信息科学和计算机技术，研究公共卫生信息的运动规则和应用方法，以解决处理公共卫生信息过程中的问题为目标的一门学科。

21世纪的医学发展趋势是公共卫生和个人健康防治的整合，因此需要建立起与之相应的健康防治服务和公共卫生相整合的、基于人群信息的公共卫生信息整合应用系统。公共卫生信息系统是公共卫生信息学的发展、信息知识以及公共卫生专业知识发布的关键，它有助于公共卫生基本使命的实现和加强公共卫生的服务能力。目前，先进的信息处理手段和现代管理手段已经成为公共卫生体系建设的重要内容。因此，公共卫生信息学不仅是实现疾病预防控制现代化的前提，也是突发公共卫生事件预警与应急的基础，是公共管理的基本需求。近年来，有关公共卫生信息学的研究逐年增多，其研究领域主要集中在公共卫生信息化标准建设、领域数据库建设、公共卫生信息系统建设和卫生信息分析与决策支持几个方面。

三、公共卫生信息系统

2003年，我国出现的严重急性呼吸综合征SARS，又称传染性非典型肺炎，暴露了我国公共卫生管理体制的缺陷，尤其是信息渠道的不畅通，促使疫情蔓延，造成国民经济的重大损失。可见，公共卫生信息系统的建立和健全是事关民生的重要问题、是国民经济发展的重要保障。这场疫情的深刻教训使我们认识到了公共卫生信息系统建设的重要性，此后由国家主导、统筹规划、地方参与的国家及省市的公共卫生信息系统不断建立和完善。

信息技术是经济社会创新发展的重要驱动力，其在公共卫生领域中的应用效能日益显现，得到了政府、专业机构和公众的广泛关注和重视。2017年发布的《"十三五"卫生与健康规划》中，将"加强人口健康信息化建设"作为14项主要任务之一，公共卫生信息化是其重要组成部分。《"健康中国2030"规划纲要》提出"建设健康信息化服务体系"，要求"实现公共卫生、计划生育、医疗服务、医疗保障、药品供应、综合管理等应用信息系统数据采集、集成共享和业务协同""全面深化健康医疗大数据在行业治理、临床和科研、公共卫生、教育培训等领域的应用"。

2020年在新型冠状病毒感染疫情防控中，信息技术和公共卫生信息系统，特别是以大数据为代表的新一代信息技术的应用在病例监测与追踪、发现密切接触者、疫情态势研判与分析中发挥了不可或缺的重要作用。

（一）公共卫生信息系统的概念

公共卫生信息系统（public health information system，PHIS）是公共卫生体系建设的重要组成部分，是利用计算机、网络和通信技术，对各类卫生机构所涉及的各种信息进行规划和管理，收集人群的疾病发生情况和健康状况的资料，进行数据分析和处理，得到有价值的信息，并向各卫生机构的管理层传递信息，为卫生管理者的计划、控制、决策提供支持。

（二）我国公共卫生信息化建设发展历程

近些年，我国公共卫生事业发展迅速，目前已经成为保障国家安全及人民群众健康、维护社会稳定不可或缺的力量。随着技术革命和产业革命的兴起，信息化成为社会与经济发展的创新驱动力，与此同时，公共卫生信息化建设进程逐步加快。从20世纪80年代中期开始至今经过近40年的发展，我国公共卫生信息化建设的发展历程可以分为以下几个阶段。

1. 起步阶段（20世纪80年代中期） 1949年以来，随着社会经济不断进步和公共卫生需求增加，我国公共卫生信息化建设开始起步。我国法定传染病疫情报告系统建立于20世纪50年代中期，至20世纪80年代中期一直采用以县为基础进行汇总、通过邮局逐级上报的方式。计算机与网络技术发展推动了我国法定传染病传统报告方式的变革。20世纪80年代中后期原中国预防医学科学院利用计算机与通信技术建立了法定传染病报告信息系统，实现疫情数据网上传输，结束了线下邮局上报方式，转换为新的网络传输数据上报，但仍然采用原始的点对点方式。这是我国公共卫生信息化发展过程中建立的第一个信息系统，实现了重大突破，是公共卫生信息化建设道路上的第一座里程碑。

2. 快速发展阶段（20世纪90年代） 20世纪90年代，随着信息技术进一步发展、网络通信技术逐渐普及，信息产业发展迅速，信息化成为全球经济社会发展的显著特征。这一时期，我国相继启动了金关、金卡、金税、金桥等信息化工程建设，也推动了卫生领域信息化的快速发展，我国公共卫生信息系统建设随之进入快速发展阶段。这一阶段重点任务是提高公共卫生疫情预报水平和疾病防治能力，加快构建我国卫生信息网络。1999年7月，卫生部发布《国家卫生信息网项目建议书》，提出"综合运用计算机技术、网络技术、通信技术，构建覆盖中央到地方四级卫生系统的高质量网络通信传输系统，进一步提升卫生信息质量"的目标，优先建立卫生防疫信息网，以点带面最终实现全卫生信息系统创建。这一时期的信息系统建设内容主要包括以下几类系统。

（1）国家疾病报告管理信息系统 主要包括"法定传染病报告系统"和"救灾防病与突发公共卫生事件监测报告系统"。

（2）单病监测信息报告系统 如艾滋病、结核病监测报告系统等。

（3）公共卫生业务管理信息系统 主要为满足处理单位内外部业务而建立的系统，如儿童免疫接种管理系统等。

（4）业务统计报表管理信息系统等 如收集各种卫生监督业务统计数据报表的管理信息系统等。

这些信息系统的建立和使用为后期公共卫生系统的信息化建设积累了宝贵的经验，为公共卫生信息化大发展奠定了坚实的基础。

但是此阶段的发展也存在一些不足，如缺乏顶层设计、缺乏信息标准化体系的支撑、信息化程度较低、对信息重收集轻利用，缺乏整体考虑。

3. 有序发展阶段（2003—2020年） 2003年SARS疫情暴发，我国公共卫生领域面临巨大考验，这也是我国公共卫生事业发展的转折点，公共卫生信息化也迎来了腾飞的契机，疫情后我国公共卫生信息化得到快速有序发展。在抗击疫情过程中公共卫生信息化系统问题凸显，如信息覆盖面狭窄、时效性不足、各业务系统独立、缺乏统一国家平台等。针对以上问题，党中央、国务院作出决定，计划3年内基本建立全国疾病预防控制体系，提高疾病预防信息化水平。在此期间信息系统的建设主要包括以下三类。

（1）国家公共卫生信息系统基础网络的建设　国家公共卫生信息系统纵向网络建设的目标是形成"五级网络、三级平台"。五级网络是依托国家公用数据网，综合运用计算机技术、网络技术和通信技术，建立连接乡镇、县区、地市、省、国家五级卫生行政部门和医疗卫生机构的双向信息传输网络，形成国家公共卫生信息虚拟专网。三级平台就是在地市、省、国家建立三级公共卫生信息网络平台。目前国家公共卫生信息系统网络已经建成，实现了"纵向到底、横向到边"，为公共卫生信息系统的应用奠定了基础。

（2）中国疾病预防控制信息系统的建设　2003年SARS爆发后，我国疾控中心启动了以传染病网络直报系统为核心的中国疾病预防控制信息系统建设，2004年正式运行至今。系统集信息报告、数据管理、数据利用和信息发布功能于一体，经过多年的发展，中国疾病预防控制信息系统已经建成拥有多个子系统的集成化系统平台，覆盖疾病监测报告、突发公共卫生事件报告、症状监测、专病监测报告以及相关环境因素监测等内容。系统采用集中式信息管理方式，覆盖了全国各级医疗卫生单位。这也是当今世界运行最大的基于互联网直报的网络应用系统，是我国公共卫生信息化建设发展道路上的又一个里程碑。

（3）突发公共卫生事件应急指挥中心与决策系统　为了应对突发公共卫生事件，国家与地方建立起了各级突发公共卫生事件应急反应系统，提高了各级部门对突发公共卫生事件快速反应与应急处置能力。

2009年，在新医改背景下，我国卫生信息化整体规划核心发生改变，逐渐由疾病预防控制转向以信息化为重点的全民健康保障，信息服务对象得到进一步拓展和整合。这一阶段基础建设重点是中国疾病预防控制中心数据中心，同时拓展国家、省、地（市）三级平台的试点和数据共享，初步形成基础、应用和保障一体的公共卫生疾病预防控制信息化综合服务体系。电子病历和电子健康档案推广应用使公共卫生信息化规划进一步落地生根。一是推动居民电子病历、电子健康档案与网络直报系统的互联互通，从根本上替代医生手工填写报告卡录入系统的传统方式，提高信息上报效率和准确性；二是推进信息化新技术应用试点工作，提升公共卫生服务满意度；三是各地区优势整合，加快构建数字化疾控中心。

4. 跨越式发展阶段（2020年以后）　2020年12月，国家卫健委印发《全国公共卫生信息化建设标准与规范（试行）》，进一步明确和强化了全国公共卫生信息化建设的基本内容和建设要求。在统筹发展和安全，贯彻新发展理念基础上，强调公共卫生信息化建设的高质量发展。为全面规范推进公共卫生信息化建设，提高公共卫生机构信息化建设与应用能力，加快信息技术与公共卫生融合应用奠定了基础。

（三）公共卫生信息系统建设的总体目标

公共卫生信息系统建设的总体目标是：综合运用计算机技术、网络技术和通信技术，构建覆盖各级卫生行政部门、疾病预防控制中心、卫生监督中心、各级各类医疗卫生机构的高效、快速、通畅的信息网络系统，网络触角延伸到城市社区和农村卫生室；加强法制建设，规范和完善公共卫生信息的收集、整理、分析功能，提高信息质量；建立中央、省、市三级突发公共卫生事件预警和应急指挥平台，提高医疗救治、公共卫生管理、科学决策和突发公共卫生事件应急指挥能力。

四、公共卫生信息化发展中存在的问题

（一）标准化程度有待提高

信息标准化是信息化建设的基准，卫生数据在统一标准下才能实现互联互通和共享。卫生数据标准涉及医药卫生领域专有术语和分类编码等数据含义，目前多以非结构化数据呈现，大多数医学类信息仍需要通过人工、经验进行判断，导致信息表达标准统一难度大，某种程度上不利于在医疗机构中进行信息共享。卫生信息化发展迅速、信息化标准制定不及时阻碍了不同系统间的信息交换与共享。

（二）数据互联互通平台建设覆盖面窄，区域性卫生信息平台缺乏

公共卫生数据共享是促进公共卫生发展的重要保障。现阶段地区、部门之间卫生信息系统封闭，要实现信息共享需耗费大量人力、财力、物力，一定程度上造成信息采集延迟等问题。数据互联互通共享平台覆盖范围不全，区域间信息管理模式不同，各级部门之间缺乏协调配合；区域、部门之间存在数据垄断化等问题，建立健全区域性数据互联互通平台意义重大。

（三）公共卫生数据利用不足，分析挖掘水平有待提升

公共卫生工作中涉及的数据范围较广，包括公共卫生服务、疾病监测、传染病防治等领域的结构化数据，也涵盖数据采集过程中的图片、视频、音频等非结构化数据，其特点总体表现为数据量大和结构复杂。在公共卫生数据处理中，往往需要在没有明确假设的前提下去挖掘信息，挖掘出未知、有价值的信息，数据整理挖掘的难度进一步增加，传统的卫生统计学方法利用样本推断整体的思路已经无法满足公共卫生工作数据分析需求，亟需系统专业的数据挖掘技术。就目前公共卫生领域数据挖掘技术应用程度来看，多集中在使用关联规则方法预测预防疾病、利用分类预测方法开展传染病预警预报等方面，面对公共卫生信息化发展的高质量要求，大数据挖掘水平仍需进一步提升。

（四）公共卫生信息化人才缺口大，培养力度不足

人才是信息化发展的重要保障，公共卫生信息化是多学科交叉领域，从业人员是需要具备医学背景，又要具备计算机和信息技术的复合型人才。我国信息化工作起步

晚，人才的培养落后于需要，受各种因素影响人员流动性大，公共卫生信息化人才流失严重、缺口逐渐增大。

第二节 疾病预防控制信息系统

疾病预防控制信息系统（diseases prevention and control information system，DPCIS）是实现公共卫生事件的实时监测与预警、疾病的预防和控制的公共卫生信息系统，是国家突发公共卫生事件应急反应机制的重要组成部分，是适用于各级疾病预防控制领域的高效、快速、通畅的综合信息平台。

中国疾病预防控制信息系统建于2003年，是公共卫生信息系统的重要组成部分，是连接乡镇、县区、地市、省和国家五级卫生行政部门和医疗机构的双向信息传输网络，是以互联网作为通信载体，依托虚拟转专用网络（VPN）、防火墙等技术建立"公网专用"的公共卫生信息传输网络。中国疾病预防控制信息系统是中国疾病预防控制中心建设的面向全国医疗卫生用户的信息系统，系统以传染病和突发公共卫生事件报告为核心，主要包括以个案监测为基础的法定传染病、专病单病、传染病预警等疾病监测信息管理系统；以事件监测为基础的突发公共卫生事件监测；以疾病预防控制基本信息为主的基础疾病预防控制信息系统等业务系统。目前已覆盖全国包括乡镇卫生院在内的所有医疗卫生机构，每天接收传染病报告个案2万余条。在实现了个案实时报告的同时还实现了对监测数据动态快速统计分析与疾病暴发信息的早期监测。

在我国的疾病预防控制信息系统建设和发展中，传染病信息报告管理系统发挥了重要作用。通过与人口健康信息平台、居民电子健康档案、健康科普教育平台等进行大数据交换，采集专病监测数据，实现动态、连续的专病监测和报告，不断加强改善监测系统的准确性、可靠性和及时性，构建智慧型公共卫生信息系统，共享人群健康基础数据，减轻医疗机构疾病报告压力。本节主要介绍中国疾病预防控制系统中的疾病监测信息报告管理系统。

一、疾病监测概述

（一）疾病监测的概念

监测作为一种连续系统地收集、分析、反馈资料的科研方法，在社会科学与自然科学的多个领域中都有着广泛的应用。监测的概念起源于疾病预防，经过数百年的发展，监测已经成为公共卫生领域中有关病因研究、疾病干预、健康促进以及项目评价的基础方法之一。

疾病监测是指长期、连续、系统地收集疾病的动态分布及其影响因素的资料，经过分析将信息上报和反馈给一切应当知道的人，以便及时采取干预措施并评价其效果。疾病监测能够帮助人们从时间和空间维度探究卫生事件的分布情况及作用规律，帮助人们了解卫生事件的发展趋势，并对可能发生的卫生事件提供预警，进而辅助相关机构及时开展防疫和诊疗工作。疾病监测的含义包括以下几个方面。

（1）强调长期地、连续地收集疾病的动态资料，唯此才能及时发现疾病分布及其影响因素的变化。

（2）疾病的动态分布，不仅指发病的人群、时间和地域的动态分布，也包括从健康到发病的疾病谱的动态分布。

（3）影响因素包括与疾病发生有关的自然因素和社会因素。

（4）对收集的资料要做认真核对和分析，去粗取精，归纳出有用、准确的信息。

（5）及时上报和反馈信息，使一切应该了解信息的人都能迅速地知道。

（6）疾病监测是手段而不是最终目的，其最终目的是为控制疾病流行。

（二）疾病监测的目的

由疾病监测的含义可见，疾病监测的主要目的如下。

（1）定量描述或估计传染病的发病规模、分布特征、传播范围。如法定传染病常规报告系统。

（2）早期识别流行和暴发。如麻疹监测等。

（3）了解疾病的长期变动趋势和自然史。

（4）对于已经消灭（消除）或正在消灭（消除）的传染病，判断疾病或病原体的传播是否阻断。如在消灭脊髓灰质炎过程中，开展的急性弛缓性麻痹病例监测。

（5）病原学监测。监测病原微生物的型别、毒力、耐药性及其变异。如监测细菌的耐药性、流感病毒的抗原变异、流脑的流行菌群的变迁等。

（6）人群免疫水平监测。通过血清学监测进行人群免疫水平的监测。

（7）相关的危险因子监测。如动物宿主和病媒昆虫的密度、季节消长、病原体携带率等。

（8）建立评价控制策略和措施的效果。如疫苗可预防传染病监测等。

（9）建立和检验传染病流行病学研究假设。

（10）进行传染病流行趋势的预测、预报和预警。

（11）发现新传染病。如美国疾病预防控制机构在泰国和肯尼亚开展的国际新发传染病监测项目（international emerging infection disease surveillance program，IEIP）等。

（三）相关核心概念

1. 被动监测和主动监测 下级单位按照常规上报监测资料，而上级单位被动接收，称为被动监测。根据特殊需要，上级单位专门调查或要求下级单位严格按照规定收集资料，称为主动监测。

2. 常规报告和哨点监测 常规报告是指如我国的法定传染病报告系统，要求报告的病种多，报告的范围覆盖全国，主要是由基层卫生工作人员来开展工作，很容易导致漏报率高，监测质量低。哨点监测是指为了达到特定的目的，在经过选择的人群中用标准的内容和方法开展的监测。采用耗费低、效率好的哨点监测也能达到监测的主要目的。

3. 监测病例 由于报告病例和实际病例会发生一定数量的漏诊和误诊，在大规模的监测工作中宁可忽视单个患者的准确性也要保证一个统一的、可操作性强的临床诊断标准。用这个标准确诊的病例称为监测病例。

4. 直接指标和间接指标 监测得到的发病数、死亡数，以及经过分析后得到的发病率、死亡率，称为监测的直接指标。有时监测的直接指标不易获得，如要对每个流行性感冒病例都作出诊断会非常困难，即使仅仅对流行性感冒死亡作出诊断，也会因为涉及死因分类等问题而很难区分患者是因为流行性感冒还是因肺炎死亡。这时可以用"流行性感冒和肺炎死亡数"作为监测的间接指标，同样可以达到监测流行性感冒疫情的目的。

5. 静态人群与动态人群 在监测过程中观察人群如果没有迁出、迁入，或有少量迁出、迁入，称为静态人群。如果频繁迁出、迁入，则称为动态人群。

（四）疾病监测的种类

1. 传染病监测 根据《中华人民共和国传染病防治法》（2004年修订后执行），我国实行传染病监测制度，对法定管理的甲、乙、丙三类传染病及其他监测传染病进行报告。传染病是由各种病原体引起的能在人与人、动物与动物或人与动物之间相互传播的一类疾病。世界卫生组织规定的国际监测传染病为流行性感冒、脊髓灰质炎、疟疾、流行性斑疹伤寒和回归热。我国要求报告的甲乙丙类传染病共40种。

2. 慢性非传染性监测 随着疾病谱的改变，疾病监测的范围扩大到非传染病，病种很多。国内外目前涉及的非传染病有恶性肿瘤、心脑血管病、糖尿病、职业病、肝硬化与酒精中毒、出生缺陷等。

3. 其他公共卫生监测 包括环境监测、营养监测、婴儿与孕产妇死亡监测、药物不良反应监测等。为了达到特定的公共卫生目标，可以开展各种内容的监测工作。

（五）疾病监测的工作环节

1. 信息收集 疾病监测的信息主要包括人口学资料、疾病发病或死亡资料、实验室监测资料、危险因素调查资料、干预措施、专题调查等。

2. 信息分析 是把原始资料加工成有价值的信息的过程。首先，将收到的原始资料仔细核对整理；其次，利用统计学技术将各种数据转变为有关的指标；第三，解释这些指标说明了什么问题，包括疫情分析、流行病学分析和专题分析。

3. 信息反馈　进行信息反馈是为了使所有应该了解疾病监测的单位和个人都能及时获取相关信息，以便能对疾病的变化发展作出快速反应。信息的反馈分为纵向和横向两个方向，纵向包括向上反馈给卫生行政部门，向下反馈给下级监测机构。横向包括反馈给相关的医疗卫生机构和社区等。反馈时根据不同的反馈对象提供不同的信息。

4. 信息利用　充分利用信息用于疾病的预防和控制是疾病监测的最终目的。监测获得的信息可以形成可视化的报告，用来进行疾病的预测预警，也可以用来了解疾病的分布特征、预测趋势、评价干预效果、确定主要卫生问题等，为制订预防控制疾病的策略和措施提供依据。

疾病监测信息报告管理系统运用现代通信技术、计算机技术和网络技术以及各种社会力量和各级医疗卫生机构，及时、快速地将疾病信息反馈给疾病监测数据库和各级疾病预防控制中心，以达到早发现、早预警、早采取措施。系统主要面向免疫预防、慢性病管理、疫情报告、传染病控制等公共卫生活动，为各级疾病预防控制中心、各级医疗卫生机构提供信息服务，以做好传染病防治、慢性病防治、生命统计、预防接种等。

二、疾病监测信息系统

疾病监测信息系统是用于实时捕获和分析疾病数据，实现多监测信息系统的无缝连接，监测并评估疾病发展趋势、确定公共卫生突发事件、指导疾病的预防、监控和救治的互操作信息系统。疾病监测是手段而不是最终的目的，最终目的是为控制疾病流行服务。主要包括传染病网络报告信息系统和突发公共卫生事件报告与管理信息系统。本部分将对传染病网络报告信息系统和结核病专病防治管理信息系统进行介绍，突发公共卫生事件报告管理信息系统将在下节中详细介绍。

（一）传染病网络报告信息系统

1. 疫情报告系统组织结构　中国传染病疫情报告系统组织结构纵向分为国家、省、市、县、各级各类医疗机构五级，横向包括各级疾病预防控制机构和卫生行政部门（图8-1）。我国的传染病疫情报告管理实行分级属地化管理。

2. 传染病信息网络直报工作机制　传染病疫情报告从2004年1月1日起实行网络直报。取代了传统的传染病疫情从过去月报为个案报告的传统模式，大大地提高了传染病报告的及时性与准确性，使我国的传染病报告工作步入了规范化管理轨道，为更好地控制传染病的发生与流行起到了积极作用。

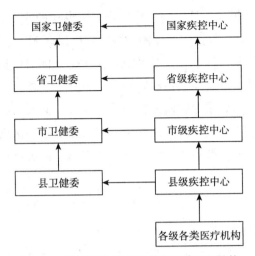

图8-1 我国传染病疫情报告系统组织结构

实现网络直报后，甲乙类传染病的报告发病数比系统建立前提高了30%；2003年以前，传染病疫情从医疗机构报告到县区疾病预防控制机构平均需要4.9天，现在缩短到0.7天。疫情及突发公共卫生事件的及时发现和报告，提高了对不明原因疾病的发现和监测能力，显著提高了传染病控制工作水平和预测预警能力。同时传染病监测信息通过建立虚拟专用网络（VPN）及备份链路，将各级医疗机构连接在一个安全的网络内，确保信息的准确和及时。这些技术的应用实现了以天为单位进行疫情信息的分析统计，能够定期形成疫情日报、周报、月报、季报和年度统计分析报告，是目前世界上独一无二的报告系统，这种工作模式使我国传染病和公共卫生信息管理水平发生了质的飞跃，如图8-2所示。

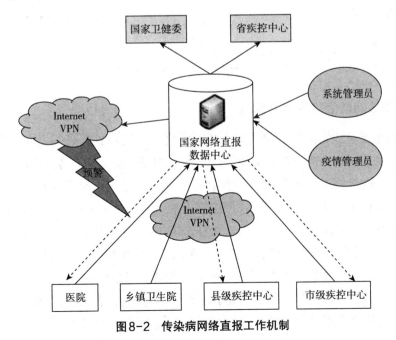

图8-2 传染病网络直报工作机制

3. 传染病报告工作模式 传染病网络报告工作模式如图8-3所示，所有医疗机构发现并作出传染病诊断后，包括临床诊断的疑似或确诊病例，必须填写传染病报告卡，通过网络直接报送到国家数据中心。县区级疾控中心立即对所报告的传染病信息进行审核，并根据要求，对重点监控或控制管理的传染病，立即开展个案调查，填写个案调查表，并将信息通过单病或专病监测管理系统报告，同时与医院所报告的信息相关联。在县区疾控机构开展个案调查的过程中，如发现所报病例信息错误，及时通过网络进行订正。一旦在专病或单病系统中建立个案信息，便可以追踪到患者，对患者信息进行追踪管理。

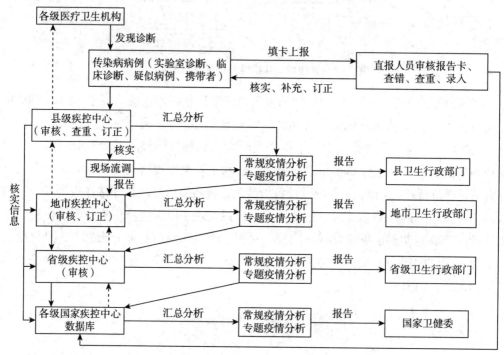

图8-3　传染病网络报告工作模式

（二）结核病防治管理信息系统

结核病是严重危害居民健康的重大传染病之一，因其具有高感染率、高患病率、高耐药率，目前结核病防控形势依然严峻。在《中华人民共和国传染病防治法》中明确将其归为乙类传染病，并明确要求对结核病进行网络上报，便于预防、控制和消除。为了加强对结核病的监测和管理，在网络直报的基础上，中国疾控中心开发设计了结核病专病信息管理系统，并于2005年1月在全国正式上线启用，全国所有的结核病防治机构可以通过系统实时录入结核病防治相关信息。后期根据结核病防治工作的需要，不断对系统进行优化。2011年4月1日，全国启用优化后的结核病专报系统。

结核病专报系统的主体使用对象是各级结核病防治机构，通过专报系统上报结核病防治机构登记发现的肺结核患者，并可以由专报系统自动向网络直报系统直接推送肺结核患者的传染病报告卡，不需再次进行网络直报系统报告。在结核病专报系统中有一个"报卡管理"模块，可以自动和网络直报系统进行实时数据交换，自动获取非结核病防治机构报告的肺结核患者和疑似患者个案信息。对未到结核病防治机构就诊的患者，可以及时进行追踪并填写后续信息，做到结核病防治机构和医疗卫生机构之间的数据共享，初步实现了区域信息共享的区域性公共卫生信息系统，从而可以保证肺结核患者的归口管理到位，提高肺结核患者的转诊到位率和追踪到位率，如图8-4所示。

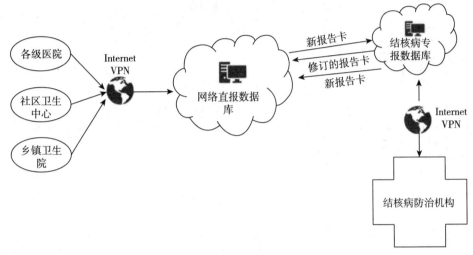

图8-4 结核病专报与网络直报的关系

作为中国疾病预防控制系统的子系统之一，结核病专报系统使我国结核病信息管理水平发生了质的飞跃，数据收集由汇总数据变为个案数据，实现了疾病监测模式的变革。结核病专报系统和网络直报系统实时交换结核病报告卡数据，实现了结核病防治机构和非结核病防治机构之间的数据共享，初步实现了区域公共卫生信息共享。

2016年11月，国家发改委印发了《全民健康保障工程建设规划》，要求实现包括公共卫生在内的六大业务应用系统的数据汇聚和业务协同。以结核病定点医疗机构作为主体机构负责对患者进行诊疗登记，建立一个新的可与医院信息系统或区域卫生信息平台进行数据自动交换、符合当前结核病防治形势的国家级结核病监测系统势在必行。国家卫健委与比尔及梅琳达·盖茨基金会结核病防治合作项目三期组织开展了新型结核病监测信息系统试点探索，旨在建设一个可在全国推广使用的结核病监测信息系统，并实现与试点地区区域卫生信息平台乃至智能服药管理工具等信息系统进行自动数据交换，为全国各地结核病信息系统改造乃至全民健康保障工程建设提供经验和参考。在吉林、浙江和宁夏三个省（自治区）选择具有代表性的地区进行试点。结核病监测信息系统试点自2016年启动，于2019年3月完成系统验收。

遵循"总体设计、信息共享"的建设要求进行系统的设计，根据不同机构职责分工和工作流程，明确每个机构涉及的数据采集内容，数据采集和交换实现的途径，以及国家级系统处理和分析的功能架构，结核病监测信息系统的总体架构如图8-5所示。

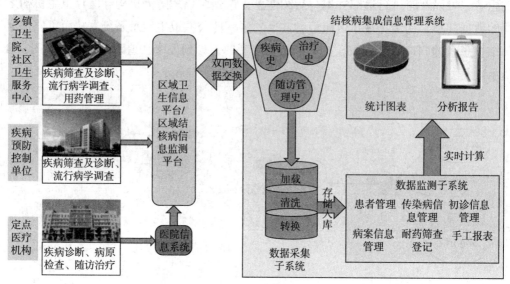

图8-5 结核病监测信息系统的总体架构图

结核病监测信息系统既满足了不同结核病防治服务模式下结核病防治工作的需求，也验证了通过基于患者ID为核心建立电子疾病档案进行自动数据交换的可行性，第一次实现了医院信息系统与国家级信息系统大批量数据的自动交换，为其他疾病信息系统建设乃至全民健康保障工程信息化建设提供了宝贵经验和参考借鉴。

第三节　突发公共卫生事件应急指挥系统

一、概述

（一）背景

随着社会和经济的进步，城市化进程逐步深入，人群聚集概率增大，新发疾病的发现和危险因素的增多、疾病谱的日益复杂化，使得突发公共卫生事件发生的风险持续加大，威胁公众健康，甚至造成严重的社会影响。突发公共卫生事件是指"突然发生，造成或者可能造成社会公众健康严重损害的重大传染病疫情、群体性不明原因疾病、重大食物和职业中毒以及其他严重影响公众健康的事件"。

突发公共卫生事件应急指挥系统的建设状况集中反映了一个城市乃至一个国家的危机管理水平，同时也反映了城市的综合信息化水平。对突发事件的反应速度和决策指挥能力是城市现代化程度的一个重要标志也是衡量政府应急管理系统有效性的最主要的指标。奥运会、冬奥会、世博会等大型活动有力检验了我国城市应急指挥系统；近些年各种自然灾害、传染病疫情、恐怖袭击、公共卫生、安全生产等突发事件频繁爆发，也迫使我国政府空前重视各类应急指挥系统的建设，卫生应急工作也在不断面临新的情况和新的特点。

随着全球一体化和多领域信息化的发展，突发公共事件日益成为各国关注的焦点。2003年SARS重大疫情后，为了提高我国突发公共卫生事件应急反应能力，加快公共卫生信息系统建设，国家高度重视公共卫生信息化和突发公共卫生事件应急管理工作，原卫生部信息化领导小组办公室组织起草了《国家公共卫生信息系统建设方案（草案）》直接指导各地公共卫生信息化工作，明确指出要建立中央、省、市三级突发公共卫生事件预警和应急指挥系统平台，提高医疗救治、公共卫生管理、科学决策以及突发公共卫生事件的应急能力。

（二）突发公共卫生事件的分类

突发公共卫生事件产生的根源既有自然因素也有人为因素，其类型可以分为传染病暴发流行、食物中毒、职业中毒、农药中毒、环境卫生事件、群体性不明原因疾病、群体性免疫接种服药不良反应事件、放射卫生事件、菌毒种丢失事件、医院内感染事件、流感样病例暴发、其他化学中毒、其他突发公共事件等。

（三）突发公共卫生事件的特点

1. 突发性和意外性　突发公共卫生事件往往是突如其来、不易预测或不可预测。

2. 群体性　突发公共卫生事件的发生常常波及多人甚至整个工作或生活的群体。

3. 对社会危害的严重性　突发公共卫生事件由于发生突然，累计数众，损害巨大，往往引起社会惊恐不安，危害相当严重。

4. 处理的综合性和系统性　由于突发公共卫生事件发生突然，其应急和原因调查、善后处理等工作需要多部门的参与，必须在政府的领导下综合协调处理，才能妥善解决。

除此以外，突发公共卫生事件还具有社会心理危害性的特点。

（四）突发公共卫生事件严重等级

根据突发公共卫生事件性质、危害程度、涉及范围，可以将突发公共卫生事件划分为特别重大（Ⅰ级）、重大（Ⅱ级）、较大（Ⅲ级）和一般（Ⅳ级）四级。

其中特别重大（Ⅰ级）在列表中用红色表示；重大（Ⅱ级）用橙色表示；较大（Ⅲ级）用黄色表示；一般（Ⅳ级）用蓝色表示。

（五）建设目标和用户分析

建设的总体目标应遵循"应急优先，平战结合，信息畅通，反应快捷，指挥有力，责任明确，立足长远"的原则。在改造和完善原有信息系统的基础上，建成适合公共卫生体系建设需要的多维度、多领域的综合、联动、协作的应急指挥信息系统，加强疾病控制、医疗救治、卫生监督三大体系的数据交互和信息共享，提高对突发公共卫生事件的应急处置能力和指挥决策能力，解决不同层面用户的不同需求。

1. 面向基层管理人员　重点解决信息采集和发布畅通的问题。

2. 面向指挥控制人员　重点解决应急指挥、资源调度的问题。

3. 面向决策管理人员　重点解决高效决策、平战结合的问题。

4. 面向社会公众人员　重点解决信息畅通、个性化服务问题。

二、突发公共卫生事件应急指挥信息系统的功能

（一）应急管理体系的构成

在整体结构上，应急管理体系由五个不同功能的系统组成，如图8-6所示。

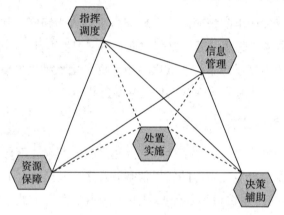

图8-6　应急管理体系图

指挥调度系统是应急管理体系中的最高决策机构，其他四个为支持系统分别对指挥调度提供不同功能的支持，以保证指挥调度系统具有有效的决策，同时各个系统之间相互协作、相互支持。

应急指挥系统是整个应急体系建设中的重要基础，在平时应急管理和事件突发后的应急响应过程中发挥着必不可少的保障作用。应急指挥系统服务于应急管理的全过程，包括预防、准备、响应和恢复四个主要阶段。这四个阶段是一体和连续的动态过程。

（二）总体业务/信息流程−指挥控制闭环系统

根据不同用户的需求，突发公共卫生事件应急指挥系统要能够实现对突发公共事件信息的及时上报和及时发布；事件预警及紧急处置；事件进程跟踪和反馈；各医疗机构信息的在线登记；根据相关信息（如事件信息、医疗机构信息、地理信息等）进行指挥决策的能力；具有强大的数据库系统支持，包括基础信息数据库、空间信息数

据库、预案库、知识库等为应急指挥提供协调保障的能力。

突发公共卫生事件应急指挥系应与卫生行政部门现有电子政务系统相结合，在电子政务信息平台的支持下，建立早期监测、快速预警与高效处置一体化的卫生决策应急指挥平台，实现疾病预防控制、医疗救治、卫生监督信息系统的集成。

突发公共卫生事件应急指挥的信息流程如图8-7所示，符合早准备、早发现、快速响应、事后恢复与评估的应急指挥控制理论模型。

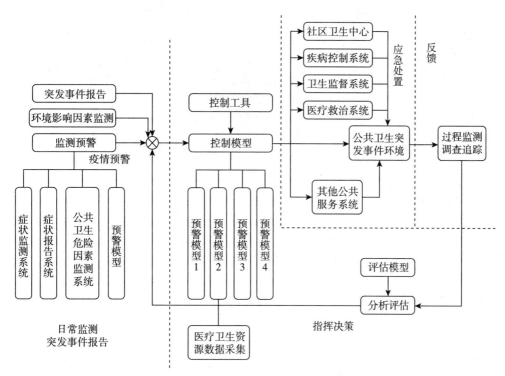

图8-7 突发公共卫生事件应急指挥信息系统总体业务/信息流程图

三、应用架构

突发公共卫生事件应急指挥系统主要分为指挥调度、辅助决策、对外服务、基础数据和知识管理五大类，结合突发公共卫生事件的处理流程，按照信息汇集与分析决策过程、指挥决策过程整理系统功能架构，如图8-8所示。

信息汇集和分析是通过对信息的查询、分析和展现等，为领导指挥和控制提供各类信息依据；指挥决策则是在信息汇集和分析的基础上，领导通过指挥控制平台，进行命令的下达和指挥，实现对突发事件的控制、战时的会商协同等。系统的功能设计主要实现以下业务。

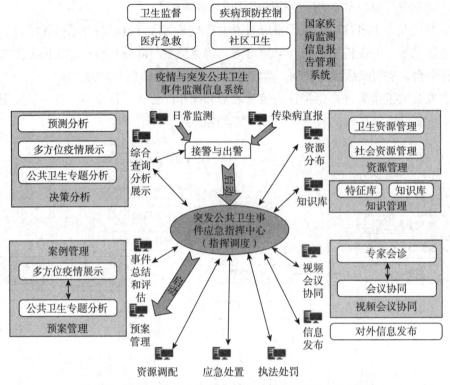

图8-8 突发公共卫生事件应急指挥信息系统功能架构图

（一）"平时"（事前）

系统在接到日常监测和传染病直报信息后对信息进行评估、过滤，完成对突发公共卫生事件的监控与预测。

（二）战时（事中）

系统确认突发公共卫生事件发生后，启动应急预案管理流程，实现对资源的调配，对各相关卫生单位下达任务，对处置现场和处置进展情况进行监控，同时实现对外信息发布功能。

（三）事件结束（事后）

系统实现对突发公共卫生事件的总结、评估。

（四）辅助决策

利用决策分析、知识管理和会商协同等各种手段实现对系统的支撑。

信息汇集和分析整合了所有专业系统的信息，围绕突发事件的属性和方法，展开全面的信息支持，包括日常数据采集和监测系统、接警和出警、公共卫生事件报告、突发事件报告、资源动态信息、疫情分布信息、综合分析和决策知识信息。

四、应用系统设计

如图8-8所示，突发应急指挥系统应用可以分为四大类：预案管理、决策分析、资源和知识管理、对外信息发布。

应用系统的设计是以预案管理为核心的，突发公共卫生事件时，通过资源管理了解资源的存储和分布，通过决策分析平台（预测分析、多方位疫情展示、公共卫生专题分析）掌握事件的发生、发展和变化的情况，专家通过视频会议、会商协同平台下达指令给各级机构，这些机构通过相关的业务应用系统将处理情况以报告的形式反馈给专家，进一步指导指挥和决策过程。

（一）预案管理

预案管理是整个应急指挥系统的重要组成部分。预案管理可以分为预案计划管理和预案实施管理。预案计划管理依据日常情况制定，具有指导性。预案实施管理依据突发事件制定，提供可执行的应急实施方案。应急实施方案的执行依赖事件管理和任务管理。事件管理记录了事件的处置和控制的全过程信息，以各类报告形式反映事件，以便评估预案及优化改进。改进的结果又返回到预案文档管理和预案流程管理。预案演练基于方案管理、事件管理和任务管理。演练的结果也进入预案评估及优化改进。

其中方案管理需要基于资源管理。事件管理的重要数据来源是各种报告。事件的展示和事件追踪要使用多方位疫情展示系统及公共卫生专题汇报系统。另外，专家也可以通过专家会诊系统使用多种预案管理系统，参与平时预案管理和战时应急指挥实施方案的编制。

（二）卫生资源管理

卫生资源管理主要是通过对卫生系统内部所属单位提供的信息进行采集、整理、应用分析等，为领导指挥和控制提供各类信息依据，主要分为内部资源、外部资源和资源报告。

（三）监测预警

监测预警是整个突发公共卫生事件应急指挥系统的重要组成部分，通过对相关业务子系统（医疗业务监测子系统、疾病疫情报告子系统）提供的日常医疗救治业务数据、传染病常态数据和患者就诊数据进行管理，将不同医疗机构、不同系统平台产生的患者就诊信息、门诊和急诊信息等，按不同区域、内容、条件等属性，运用归类、排序、对比等统计方法了解各医疗机构的业务运行状况，并找出卫生异常情况的线索，预测可能发生的公共卫生事件的风险，及时对突发公共卫生事件进行监测预警，作为整个应急系统启动的基础，完成整体应急指挥调度和协调处置的工作。

为了给突发公共卫生事件应急指挥人员提供直观、便捷、可视化的结果展示，监测、分析、预测、预警结果的展示可以使用数据统计、分析报表、多维查询分析、各类统计分析图表等方式，提供给应急指挥人员，起到辅助决策的作用。

（四）多方位疫情展示

多方位疫情展示通过数据交换平台，从卫健委、卫生监督所、疾病预防控制中心等各条业务线中获取疾病疫情报告信息，如公共卫生事件危险因子监测信息、非传染病类公共卫生事件报告信息、非传染病类公共卫生事件报告处理信息、传染病暴发（突发）疫情、公共卫生事件应急处置信息、卫生资源信息，将这些信息与空间数据进行整合；利用地理信息系统（geographic information system，GIS）平台和基础平台（硬件设备和应用软件结合），对传染性疾病患者确诊病例、与确诊和疑似患者密切接触人群的空间分布、防治及隔离区域进行分析，为各级突发事件应急指挥平台领导和专家提供可视化的数据展现方法和形象的数据分析辅助工具。

（五）公共卫生专题汇报

公共卫生专题汇报系统是构建在医疗业务数据库、疾病控制数据库、卫生监督数据库和卫生资源数据库及标准化体系与安全管理之上的综合查询分析系统。系统的设计思想和开发技术采用基于构件、面向服务的软件开发方法，实现模块化设计，当报表需求发生改变时，只需直接调整构件，而不需要改变整个应用系统，将信息进行归类、整理、加工和统计、分析，提供灵活的在线分析功能，满足应急时的分析和报表卡等图表制作功能，为领导决策提供依据。

（六）专家会诊

专家会诊是指专家和现场救治人员主要利用通信平台（如视频会议协同平台），以同步和异步两种方式，采用点对点和多点间的同步交互模式，实现会诊目标的全过程，包括医学专家与现场救治人员之间以及医学专家之间的即时通信、资料共享、视频会议管理、会诊管理和会诊信息管理。系统不仅能够提供医院医疗救治的专家会诊，而且能够提供公共卫生事件处置的专家会诊，如中毒事件的处置、突发传染病疫情的处置等。此外，专家会诊系统还帮助专家进行突发事件日常管理和应急指挥。这包括平时专家参与编制应急预案，战时参与应急指挥实施方案的制定以及疫情分析和决策。

（七）指挥调度

1. 视频会议　视频会议技术可以使网络各终端进行零距离交流，将计算机、录像机、电视机、收音机、音响、话筒、大屏幕投影、灯光控制、电子白板等设备集成在一起，设有大屏幕的投影系统，通过网络上的计算机将数据库中的各类文件、数据、图形、图像、表格和动画等信息，以醒目、清晰、明亮、声图并茂的视觉效果传递给会议出席者，供领导决策、共同研讨、发布信息等应用。

2. 大屏幕显示　大屏幕投影系统主要由投影机子系统、控制子系统及用户应用系统三部分组成。其中大屏幕可根据需求选用多屏。

通过大屏幕投影系统，用户的视频信号和计算机的信号以窗口的方式显示在大屏幕上。整个大屏幕投影系统可以提供友好的中文图形界面，支持远程手动开关机和定时自动开关机，用户播放图像的显示位置、大小、显示内容预定义设置存储，大屏幕拼接界面虚拟，图像调用预览等功能。

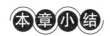

本章小结

卫生信息化建设是我国新医改的要求，建立健全公共卫生信息系统势在必行。我国的公共卫生信息化自20世纪80年代至今，已有四十余年，其中经历了不同的发展阶段，也取得了令人瞩目的成就。公共卫生信息系统建设进一步完善，成为公共卫生事业发展的重要支撑。公共卫生信息化系统的建设有助于科学管理公共卫生事业，提高公共卫生事件应急指挥能力，保障公民知情权和参与权，提高各业务部门的效率和协同性，优化工作模式和工作流程，促进基本公共卫生服务的均等化。在新的历史时期和深化医改的大背景下，公共卫生信息化建设应契合当前重大疫情防控与公共卫生体系建设实际需求，加强区域信息平台共建共享及数据分析利用，在重大疫情防控、慢性非传染性疾病监测、突发公共卫生事件应急指挥、基本公共卫生服务等方面发挥更大的支持保障作用。

思考题

1. 我国卫生信息信息系统的发展经历了哪几个阶段？
2. 公共卫生三大核心功能是什么？
3. 疾病监测的种类有哪些？
4. 我国疾病监测预防控制系统建设的主要作用是什么？
5. 突发公共卫生事件应急指挥信息系统的主要功能有哪些？

远程医学与互联网医院

1. 掌握远程医疗的业务分类和基础架构。
2. 熟悉远程医疗的技术基础；互联网医院的常见功能。
3. 了解远程医疗的由来；互联网医院的定义和分类；互联网医院的发展趋势。

1. 通过学习远程医疗平台的模型架构，了解国家在公共卫生信息化领域做出的各项重要举措，增强对课程以及专业学习的兴趣和信心。
2. 通过了解互联网医院以及相关案例，切身体验信息时代各项产业发生的变革，锻炼创造性思维。

第一节　远程医学的发展

随着人口老龄化、慢性病增多、城乡差距等问题的加剧，我国医疗资源结构性失衡、城乡和区域医疗卫生事业发展不平衡，医疗卫生资源配置不合理的现象日益突出。2020年，新冠病毒感染疫情突袭而至，人民百姓对互联网医疗的需求显著提升，传统的线下医疗服务模式已经无法满足日益增长的健康需求，也无法解决由于医疗资源分布不均导致"看病难、看病贵"的现实问题。因此，寻求新的医学科学技术手段和医疗模式，利用现代信息技术，实现医疗资源的共享和优化，让更多人享受便捷和高效的医疗服务，是化解医疗卫生资源部分不均的有效途径，也是一个亟待解决的社会问题。

医疗健康是人类追求的永恒主题，而远程通信技术的发展则给医疗服务提供了更多的可能性。尤其在最近十年，随着我国物联网、人工智能技术的高速发展以及5G时代的到来，使得"远程通信技术""医学信息技术""音视频传输技术""物联网技术""云计算技术"等远程医学中关键技术的发展得到了有力保障。

同时，国家在近十年对远程医学的重视程度也与时俱进，早在2012年10月，《卫生事业发展"十二五"规划》就将远程医疗作为医药卫生信息化建设的重点工程；2014年11月，国家卫计委发布《国家卫生计生委关于推进医疗结构远程医疗服务的意见》，意见从统筹协调、服务内容、服务流程和监督管理四个方面，为我国远程医疗的发展指明了方向。同年12月，国家卫计委制定并发布了《远程医疗信息系统建设技术指南》，为我国远程医学的系统建设开启了新的里程碑。2016年以来，我国人工智能和大数据技术进入高速发展阶段，也给远程医学带来新的发展机遇，特别是在2020年新冠病毒感染疫情影响的背景下，为满足疫情发生后人民群众看病就医的需求，国家卫生健康委、国家医疗保障局等卫生医疗部门先后出台相关政策文件，如2020年9月，国家卫健委发布《关于加强全民健康信息标准化体系建设的意见》中就明确了第5代移动通信技术（5G）在医疗健康领域的应用场景，鼓励医疗机构通过互联网技术手段在线上对患者进行诊疗，为远程医学提供了强有力的医学信息和平台支撑。

随着互联网技术的进步和医疗资源现实问题的日益凸显，远程医学作为一种新型医学技术应运而生，我国远程医学系统也进入推广应用与服务阶段，越来越多的卫生医疗机构已经参与其中。伴随着科学技术的高速发展和更迭、第5代移动通信技术（5G）支撑下的远程医学展现出了日新月异的面貌，也逐步改善了日益增长的健康医疗需要与医疗资源发展不平衡不充分之间的矛盾现象。

远程医学（telemedicine）中的远程主要是指远程通信技术以及其他可以实现跨时空医学服务的技术、设配和平台，而医学又可以从服务方式的角度出发，分为医疗服务和医学信息服务两类。因此，可以将远程医学划分为两个模块：①远程医疗服务，即利用远程通信技术、跨越时空限制，结合临床诊断数据的传输和处理进行的一种医疗活动，这是对远程医学的一种具体的、狭义的定义，包括"远程会诊""远程手术""远程护理""远程检测"等；②远程医学信息服务则是对远程医疗服务的补充和外延，提供了远程医疗服务以外的"远程健康咨询""远程医疗数据共享""远程技能培训"等，为远程医疗的发展提供了信息互联互通和共享平台。

第二节 远程医疗服务

远程医疗服务是指通过使用各种技术来交换有效信息，将其用于疾病和损伤的诊疗和预防、研究和评估，并以远程医疗系统为中心，以医生和患者为主要用户开展的技术指导、远程会诊、护理和康复等活动的医疗服务。本节将从技术基础、系统需求和系统架构三个基本要素介绍远程医疗的概念和内涵。

一、远程医疗的技术基础

（一）远程通信技术

我国远程通信技术在近十年取得了长足发展，为远程医疗的应用提供了强有力的支持和保障，主要包括PSTN通信、ISDN通信、卫星通信、Internet通信和移动通信等。不管采用以上哪一种通信方式，远程通信技术均需要满足远程医疗的以下几个基本步骤：①医生之间或医生和患者之间可以通过视频、音频等方式进行在线沟通；②能够使用远程医疗设备对患者进行血压、心率等身体指标的检查和监测；③能够通过信息系统记录患者的病例资料，制定诊疗方案和处方，并且需要保证在此过程中各类医学数据、文本、视频、音频和图像等形式的数据稳定、安全且精准地进行跨时空传输，从而确保医生诊断结果的可靠性。

（二）医学信息学技术

如果说远程通信技术为远程医疗提供了技术保障，那么医学信息学技术则为其提供了信息支持，主要包括电子病例、医院信息系统、医学影像信息学三个部分，为远程医疗提供了医院或诊所的实时监控数据、患者病例、医生诊断报告、医学影像信息等关键数据。与此同时，还需要对这些医学信息进行预处理（如滤波、压缩、编码、扫描），从而保障跨平台数据的统一性和有效性。因此，医学信息学技术不仅包含计算机科学技术，还包括临床指导原则、医疗基本原理和信息管理系统等核心技术。

（三）音视频传输技术

随着科学技术的不断发展，音视频传输技术和设备也在不停地更新换代，从有线传输、无线传输到4K信号传输技术，更加高清流畅的音视频传输技术给远程医疗的发展带来的新的可能性。由于远程医疗实施过程中产生的图像、音视频数据的体量远远超过传统的面向文字的应用，因此远程医疗的音视频传输技术需要满足以下三点要求：①远程传输设备和媒介的传输速率要足够快；②远程传输设备和媒介需要具备传输低延迟的特征；③提供便携设备和可移植性。

（四）物联网技术

物联网技术的发展使得远程医疗中设备、材料和患者数据的采集更加便捷和准确，总体来说，基于物联网的远程医疗具备以下5个特点。①实时性：当患者穿戴有特殊医疗传感器的远程医疗设备后，其各项生理指标和数据都会进行实时采集，并同步传送至远程医疗检测中心，供医生进行评估和判断。②灵活性：在医疗传感器可以传输信号的范围中，患者都可以自由活动，使得患者的数据监控不再受到医疗设备和环境的制约。③便捷性：对于活动不便的老年人群，穿戴或植入微型化的医疗传感器，可以减少患者去医院的频次。④智能化：随着人工智能的发展，传统医疗设备升级，可以在监控患者数据的同时对生理信息进行检查和分析，提供给患者或远端医生诊疗建议或者下一步应该采取的措施。⑤人性化：基于物联网的远程医疗监控系统可以实现远程监控和诊断，给患者提供更加舒适、悠闲的诊疗体验，减轻医护人员和患者的体力负担和精神压力。

（五）云计算技术

如今，"云化"已是医疗信息服务化的重要转型趋势，近年来医疗体系数字化转型如火如荼，医疗行业智慧化发展迅速，也助推了云计算和大数据技术交叉渗透到各个医疗场景的速度。云计算强大的算力和云存储使得远程医疗的服务模式从传统远程医疗向智慧远程医疗迈进，也使得我国远程医疗的服务模式逐渐从中心化向分布式转变。

案例9.1

"5G+大健康"加速远程医疗发展和落地

2022年，贵州医科大学附属医院联合中国联通等单位协同实施了"贵州5G+预防式健康管理医工结合试点项目"，也成为贵州省第一批5G应用场景示范项目。该项目通过实时监测收集个人健康、生理特征、周围环境等数据，构建个人健康画像，并通过专业医师诊断分析后为市民提供个性化的健康指导方案，从而打破了传统健康管理模式在时间、空间上的限制。

项目将5G通信和人工智能技术融入健康管理平台中，以"健康小屋+健康体检车+智能穿戴设备"的联合采集模式进行终端数据采集。市民可以通过可穿戴设备、"一体式"智能健康体检仪器、远程B超等终端设备获取体检数据和图片并实时同步到健康管理平台，结合专业医师进行远程诊断和分析，为市民提供全面的健康管理，图9-1为该医院的"5G+智慧医疗"工作站。

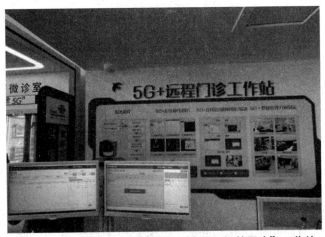

图9-1 贵州医科大学附属医院的"5G+智慧医疗"工作站

二、远程医疗的系统需求

远程医疗是一个规模庞大的系统，不但包括医生、患者这样的业务使用用户，还需要监管、维护等行政管理用户。本节将根据远程医疗的特点，从用户角色、业务分类、数据需求三个方面阐述远程医疗系统的需求。

（一）用户角色

如图9-2所示，按照远程医疗系统的使用群体划分，用户需要满足4类角色：

①由国家和地区远程医疗监管与服务中心构成的行政管理用户，负责区域内远程医疗各项环节的协调和监督工作；②由技术管理用户或第三方服务提供商组成的系统运维用户，主要提供设备的技术支持并保障系统正常运行；③由医疗机构和专家组成的业务实施用户，是具体开展远程医疗业务的各级医疗机构、组织和医护人员；④接受远程医疗服务的患者。

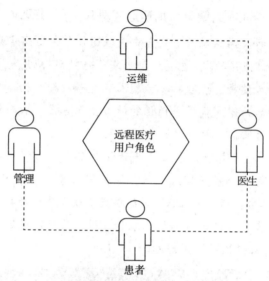

图9-2　远程医疗系统的用户角色

（二）业务分类

1. 综合会诊　远程医疗综合会诊是由申请者向专家提出远程会诊申请，专家接受申请后开展进一步的会诊并提供诊疗结果的过程。在综合会诊的整个过程中一般不需要患者参与，申请方大多是基层医院的患者主管医生，而专家方则为上级医院的同行专家，会诊采用高速网络进行数字、图像、语音的综合传输，借助信息通信技术实现音视频和医学图像的交流。

2. 影像诊断　借助影像数字化一体机、云影像平台，医疗机构之间可以通过云端实现互联互通。通过远程影像诊断系统，一方可以通过远程实时调阅图片，对病灶的位置和形态等进行分析，并提供相关的诊断意见，再通过云平台将结果传输到另一方，进一步减少了交叉感染的风险，提升了远程诊断的效率。

3. 远程心脏监护　很多心血管疾病的患者在发生猝死之前，都会有一些前驱的表现，但由于表现缺乏特异性，因此只有早期进行监护评估和预防，才能有效降低猝死风险。通过远程心脏监护系统，让患者穿戴一种特殊便捷的监测设备，实时发送心电图信息，通过对患者心电信息的及时预警，有效预防急性心血管病的发生或者猝死。

4. 远程手术示教　在传统手术教学过程中，受限于手术室的空间，提供给实习医生或医学生的手术观摩机会非常少，在观摩过程中看到的手术画面也非常片面。因此，远程手术示教提供了一种更加直观、真实、不受空间和时间约束的教学方式，也给更多的医学生提供了学习观摩的机会。

5. 远程超声检查 利用5G远程超声，使用远程超声机器人设备，打破了时空限制，专家可以一边向患者询问病史，一边远程操控患者端的机械臂和5G+4K高清摄像头，并对患者反馈的超声结果进行缩放、移动等互动操作，可与人手操作的匹配率达到90%以上，为偏远地区患者提供了便捷快速的超声检查功能。

（三）数据需求分析

远程医疗的运转离不开数据的支撑，根据用户角色划分，除了业务数据以外，远程医疗系统还应包括监管数据、运维数据和服务运营数据。

1. 远程医疗业务数据 远程医疗的业务主体为邀请方和受邀方，是基于双方开展的综合会诊业务收集的数据，主要包括会诊申请数量、预约数量、病理数据以及服务量、专家资源数据和转诊量等。

2. 监管数据 该数据主要用于行政管理用户在远程医疗系统中对基本运行情况、服务质量和财务数据进行监管，包括机构分布数量、资源使用情况、患者病情情况以及相关费用构成分析等。

3. 系统运维数据 为保障系统正常运行，系统运维人员需要实时获取远程医疗系统的运行时数据，并通过基础设施、系统性能、数据安全、并发数和业务连续性5个方面对远程医疗信息系统进行实时性能监测，例如并发用户数、服务器负载情况、数据库性能、数据容灾等。

4. 服务运营数据 为保障远程医疗服务质量和效率，行政管理角色需要定期对服务运营工作进行数据分析，包括申请单的受理时间、完成时间、医疗过程、运维人员工作量和服务质量等，也是对服务运营部门进行工作考核的重要依据。

三、远程医疗的系统架构

（一）总体架构

远程医疗信息系统由两级远程医疗服务与资源监管中心（本节简称中心）、三级医疗机构服务站点、一个专用业务网络以及一套应用系统组成，如图9-3所示。这里的两级中心分为国家级和省级两部分，它们在整个体系中扮演后台管理的角色，是远程医疗信息系统的核心管理要素。

国家级中心的主要任务是协调和监管，从宏观上指导和监管各级远程医疗系统的建设与运营情况，根据监管数据和服务数据提出整改建议和建设规划，实现全国远程医疗资源的合理调配和统一管理。省级中心是负责远程医疗业务落实的主体单位，一方面为全省提供统一的业务应用平台，协调省内医疗资源并支撑具体的远程医疗应用，同时也负责监管和指导本省内各级远程医疗系统的建设与运营情况，建立与国家监管服务中心的互通互连，协助组建全国统一的远程医疗服务与监管网络。

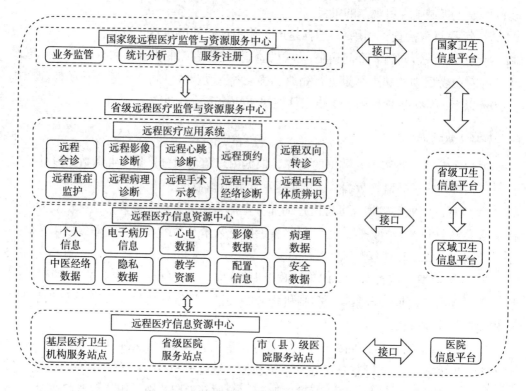

图9-3　远程医疗信息系统总体架构

三级医疗机构终端站点分为省级医院服务站、市（县）级医院服务站和基层医疗卫生机构服务站，是远程医疗的具体实施单位。根据远程医疗两级中心和应用系统的需求，对各省、市（县）级医院、基层医疗卫生机构配置相应的远程医疗设备以及医生工作站。各级医疗机构作为远程医疗终端站点，具体实施与承载各项医疗业务服务，进行各类医疗信息的交互，共享各类医疗资源，并保障业务活动中的服务质量与医疗安全。

远程医疗应用系统是基于一套专用业务网络平台的服务系统，是在统一的数据中心基础上，包含"远程会诊""远程预约""双向转诊""远程监护""远程手术示教"等9类子系统组成的软硬件与业务应用一体化的体系。

（二）功能架构

上节中介绍的总体架构作用是统一标准和优化业务流程，而每一个具体的远程医疗系统都应在统一标准下建设自身的功能架构，通常可以分为管理、服务、基础功能三个部分，分别对应系统角色中的管理用户，业务实施用户和系统运维用户。远程医疗系统的总体架构告诉人们"做什么"，而功能架构则告诉人们该"如何做"。

1. 管理功能 即掌握整个远程医疗系统的运行情况并提供数据分析和反馈的功能，通常需要管理用户才有查看和使用的权限。如图9-4所示，在远程医疗系统中，管理用户的任务主要分为基本运行情况管理、服务质量管理和财务管理等三个方面。

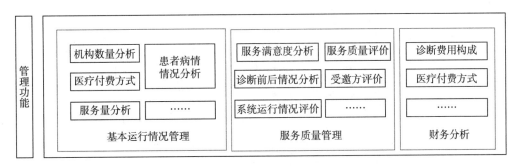

图9-4 远程医疗的管理功能架构

（1）基本运行情况管理 该模块主要用来掌握系统的基本数据并在此基础上对数据进行分析，例如系统对接的医疗机构数量、患者病情、医疗资源使用情况等数据，综合分析后可将结果上传至上级远程医疗服务中心，进行信息反馈并提供具有价值的医疗数据。

（2）服务质量管理 远程医疗系统和传统医院有所不同，患者仅仅是其服务对象的一小部分，它的服务对象更多是面向由申请方和受邀方共同组成的医疗群体。因此远程医疗的服务质量管理主要是为了实现对区域内远程医疗服务提供机构服务质量的反馈和评估，其中包括服务满意度分析、诊断前后一致性分析、受邀方评价分析和系统运行情况评价分析。

（3）财务管理 远程医疗的实施过程中也会产生各种各样的财务数据，因此财务管理也是保障一个具体的远程医疗系统正常运行的重要功能，在实现基本财务管理的同时也可对财务数据进行分析，如诊疗费用构成和付费方式构成等。

2. 服务功能 是远程医疗系统的基本或扩展的业务功能，包括综合会诊、影像诊断、远程教育教学、远程监控、远程超声等一系列具体功能。在此基础上，还包括医学数据挖掘，大数据分析处理以及实时并发查询等延伸功能。从服务面向对象分类，可以分为远程医疗服务、个人健康服务和医疗大数据三个方面。

远程医疗服务主要的服务对象是申请方和受邀方，在这个模块中，患者参与度较低，主要是地区或社区医院向上级或同行专家提出申请，由专家接受后进行会诊的过程。这个过程需要按照一定的标准流程进行，例如图9-5为远程综合会诊的基本功能，申请医生在系统的会诊界面提交申请，通过前质控管理员、分诊管理员审核后，匹配会诊专家进行在线会诊，会诊完成后由后质控管理员完成会诊的收尾工作。

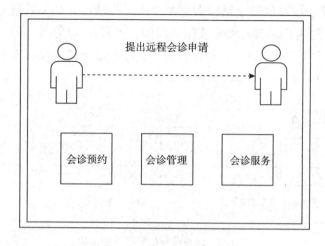

图9-5　远程综合会诊的基本功能

3. 基础功能　面向的用户主要是系统运维人员，是确保一个远程医疗系统能够正常运行的保障，包括信息资源管理、相关业务支撑、运行时数据维护和安全保障等。具体划分方式如图9-6所示。

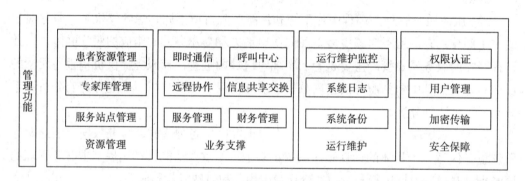

图9-6　远程医疗的基础功能

（三）信息架构

对于一个远程医疗系统来说，总体架构是它的大脑，功能架构是它的躯干，而数据和信息则是它的血液，信息是远程医疗信息化的重要基础，也是支撑远程医疗服务过程中的各项功能、决策，促进各级卫生部门开展协同高效的远程医疗服务的重要保障。如图9-7所示，信息资源库设立在两级远程医疗监管与资源服务中心以及其三级远程医疗服务站点，在各个信息资源库中均设立有信息资源交换接口，用来与上下级远程医疗中心或机构进行业务数据和监管数据的采集和交换，实现医疗数据的存储、管理、分析、统计以及展现功能。

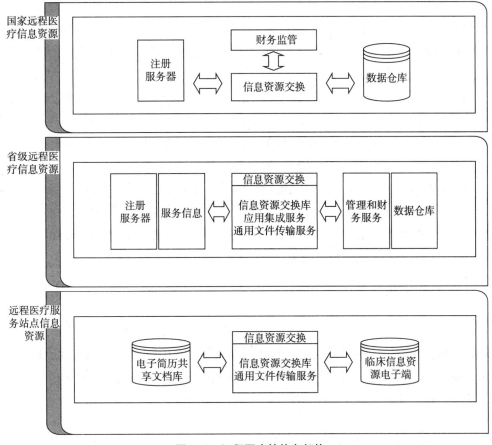

图9-7　远程医疗的信息架构

第三节　远程医学信息服务

从广义上看，远程医学除了包括远程医疗服务这种系统化、结构化的具体实现，也应包含远程医学教育活动、远程健康咨询以及信息资源共享等远程医学信息服务。

一、远程医学教育

目前，我国远程医学教育刚刚起步，按教育面向对象来说，远程医学教育又可分为面向医学院校的学生和面向卫生技术人员两类。

（1）面向医学院校学生　远程医学教育是一种传授医学知识、技能和态度的方法，教学行为是分开实施的，学生和教师并不需要出现在同一地点、同一时间。尤其对于医学生来说，由于时空限制，医学生们在非实训阶段一般难以直接获得临床经验知识，而即使进入实训课程，也往往因为各种原因无法深入学习和研究。因此，借助远程医疗信息资源平台，可以为远程医学教育和远程学术交流提供教学资源和技术手段。

（2）面向医疗卫生技术人员　借助远程医学教育平台，可以把最新最先进的医疗信息知识传递到各基层医院，将专家的经验传授给基层医务工作者，解答基层医院在诊疗活动中遇到的各类问题，借助互联网体系以及专业的信息管理系统，实现专家和基层业务工作者的串联。

例如，双卫医学技术培训中心（双卫网）就是首家经卫生部批准的通过远程方式开展医学教育的机构，具有授予国家级 I 类继续医学教育（CME）学分的资格，主要开展继续医学教育（CME）及其他医学相关培训，双卫网已在全国10余个省及自治区建立远程教学站点2000余个，累计培训400余万人次。

虽然远程医学教育在我国还处于起步阶段，但随着国家相关政策的支持和现实需求，越来越多的省市和医学院校已经将远程医学教育平台建设作为重点研究对象，使专家的授课手段更加多元化，丰富了学校学生和基层医生的远程医学教育资源，也为普通群众提供了更多的健康科普服务。

二、远程健康咨询

随着慢性病和亚健康状态的增多，远程健康咨询成为人们利用信息技术实现远程咨询和问诊的途径。患者可以利用互联网医院或专业的互联网医疗平台，经过正式流程与具备资质的医生进行咨询问诊或对自身某些健康问题进行提问，常见的平台有平安好医生、阿里健康、好大夫在线等。

三、医疗信息资源共享

医学信息资源按照学科分类可以分为临床信息资源、公共卫生信息资源、生物信息资源、中医药信息资源等。按照内容分类包括临床医学数据、医学文献、医药产品信息、循证医学证据、病案信息等。通过系统之间的标准化数据交互实现不同主体之间的医学信息共享利用。

第四节　互联网医院的起源和发展

我国最早的医院信息系统（HIS系统）诞生于1988年，是由北京协和医院研发的服务于本院内的信息管理系统，也成为国内第一家采用计算机技术管理医院信息的医疗机构，标志着信息化、网络化医院正式走进人们视野。经过近30年的发展，HIS系统已经从当时的一体化综合信息系统转变为医院基础信息系统，在医院信息化中的基础地位更加突出。然而HIS系统的基本信息主要在医院局域网内共享，使用群体也多为医院医生，并未开放给公众或者只开通了个别业务，与互联网的关系不大。

如图9-8所示，随着互联网的普及和医疗资源的紧缺，医院网络化在近十年中得到了长足发展，较为典型的是大部分医院都向公众开放了网上门诊预约挂号系统，既节约了挂号时间也节省了就医的费用,但完整的就医流程依然处于半开放模式,例如医保报销并未纳入网络医院的体系中。

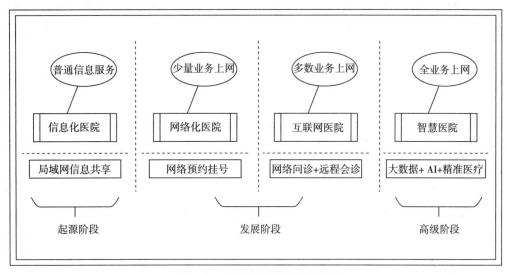

图9-8　互联网医院的发展阶段

互联网医院的出现是医疗改革的一个重要变革,是从信息化医院到智慧医院的一次重要跃迁。目前,各省的互联网医院主要集中在省会城市,互联网医院以实体医院为支撑,服务类型以问诊、咨询、购药、挂号、医保报销为主,是集诊疗服务供应、医疗资源配置和医药险全要素环节配置于一体的"互联网+医疗"的运转模式。

智慧医院是互联网医院发展的最终产物,是在云计算、人工智能、物联网和网络通信技术的共同作用下实现的"全过程""数据化""智慧化"的医疗平台,真正实现将医院通过互联网分享给社会公众,达到快速、有效、精准的个性化健康管理。

第五节　互联网医院的构建标准

2015年,国务院发布了《关于积极推进"互联网+"行动的指导意见》和《关于推进分级诊疗制度建设的指导意见》,明确了通过互联网技术发展医疗卫生服务,发挥其在分级诊疗中的作用。2021年,国务院发布了《国务院办公厅关于推动公立医院高质量发展的意见》,要求充分发挥公立医院在保障和改善民生中的重要作用,同年国家卫生健康委和国家中医药管理局制定了《公立医院高质量发展促进行动(2021—2025)》,明确了建设高水平公立医院网络的重要布局,重点提出了改善医疗服务,提升精细化管理和运营,标志着互联网医院是完整医疗体系不可或缺的部分。

但从总体而言,我国互联网医院还处在起步阶段,标准化、规范化的产品还不够,因此互联网医院的构建标准是需要首先满足的基本条件。根据国家卫健委颁布的《互联网医院管理办法（试行）》政策，互联网医院应至少包括诊疗科室设置、医务人员、设备设施和规章制度4个方面的内容。

（1）诊疗科目和科室设置　互联网医院是依托线下实体医院为基础的线上诊疗平台，只有在实体医疗机构服务的能力范围内，才能确保线上诊疗的安全，因此其设置的诊疗科目不应超出实体医院设立的科目类别和科室种类。

（2）在医务人员配备方面，对医生和助理人员的从业资格和条件提出了高标准要求，每个科目需要2名以上高级职称注册医师提供诊疗服务，1名执业药师提供在线审方服务，以及负责医疗安全和系统维护服务的专职人员。即在诊疗、药品、信息等方面都需要对相应人员作出规定和标准要求，在确保医疗安全的前提下提高医疗质量和效率。

（3）虽然互联网医院是一种在线的医疗模式，但配套的设备设施是开展高质量服务的基础，在互联网医院中的远程门诊、远程医学影像诊断和远程心电图分析等服务都需要借助高清音视频通信技术才能实现，同时，由于互联网医院的访问量通常比较大，为了保障医院网络平台的正常运行，在服务器搭建和网络配置上也需要提高标准，确保在线系统的抗压性和稳定性。

（4）从本质上看，互联网医院是使用互联网技术从事疾病诊疗活动和与之相关服务的医疗服务平台。因此，互联网医院的各项规章政策主要针对网络信息安全、支付安全和医疗安全、医疗质量等，在《医疗机构管理条例》《中华人民共和国执业医师法》等基本制度的管理下，结合国家颁布的相关政策文件和行业标准规范等来指导互联网医院的运行。各项政策制度（表9-1）是支持互联网医疗合理有序发展的重要保障，也是互联网医院建设时需要参照的标准，以规章制度为指导，建立互联网医疗服务管理体系和制度，完善人员岗位职责和服务流程，为整个互联网医院的规范运营搭建制度框架。

表9-1　互联网医院的各类政策文件

规范类政策文件	支付类政策文件	信息类政策文件
《国家卫生健康委员会办公厅关于进一步推动互联网医疗服务发展和规范管理的通知》（国卫办医函〔2020〕330号）	《国家医疗保障局关于完善"互联网+"医疗服务价格和医保支付政策的指导意见》（医保发〔2019〕47号）	《关于加强全民健康信息标准化体系建设的意见》（国卫办规划发〔2020〕14号）
《国家卫生健康委员会办公厅关于进一步完善预约诊疗制度加强智慧医院建设的通知》（国卫办医函〔2020〕405号）	《国家医疗保障局关于积极推进"互联网+"医疗服务医保支付工作的指导意见》（医保发〔2020〕45号）	《国家卫生健康委办公厅关于在疫情防控中做好互联网诊疗咨询服务工作的通知》（国卫办医函〔2020〕112号）
…	…	…

第六节 互联网医院的服务模式和内容

互联网医院是互联网技术与医疗卫生服务体系高度融合的产物，因此带来了医疗服务模式的革新，具体实现了三个层次的整合：①实现了本院医患院内院外的连接、拓展了本机构内的医疗服务场景；②实现了从疾病到健康管理的全流程服务模式，真正做到"从点到线""从线到面"的一体化结构；③以互联网医院为平台，构建资源整合服务模式，合理分配医疗资源。

一、互联网医院服务模式

（一）H+I模式

"H+I模式"是以医院为主体的互联网医院服务模式，是面向公众的互联网服务。主要形式是在线预诊、线下确诊治疗、在线复诊、在线处方、药品配送等。例如武汉市中心医院就是"H+I模式"的典型代表。此外，武汉市中心医院还专门设立"网络医疗部"，与医务处、社会服务部、药学部、信息部形成多部门有机协同的组织管理体系。

（二）H与I融合模式

"H与I融合模式"是一种分级诊疗模式，互联网医院为不同级别的医疗机构提供协同共享平台，是一种在城市建立医疗联合体、在区域建立医疗共同体并结合远程医疗体系完成的一体化医疗共享模式，实现"大医院诊断、小医院治疗""大医院治疗、小医院管理"的协同诊疗模式，典型代表为银川互联网医院。

（三）I+H模式

"I+H"是医生资源整合服务模式，是一种以"医生"为核心的服务模式，由互联网企业发起，以多点集聚各地执业医生资源，医生通过互联网企业医疗平台进行注册，并为全国各地的患者提供诊疗、检查复诊、手术预约、药品配送等服务。该模式下的服务脱离于实体医疗服务体系，侧重线上医疗服务体系的重塑，在线上医患互动行为的基础上实现双方的价值体现。该模式典型代表为乌镇互联网医院、微医等。

从上述三种模式可以看出，互联网医院的分类主要有两类驱动因素：一是由第三方公司驱动，为区域内乃至全国范围内的医生提供诊疗平台，二是由医疗机构本身构建的互联网平台。在这两类因素的驱动下，从服务路径上可以将互联网医院分为B2C和B2B2C两种主流商业类型，B2C的特点是灵活、不受过多限制，但B2C模式下的互联网医院平台医生来自全国各地，级别也不同，因此会造成一些开单率低或者服务质量不统一等弊端，而B2B2C模式一般以医联体形式呈现，依托医院设立"网络诊疗门诊科室"并依托线下接诊点提供医疗服务，问诊处方开单率较高，价格以及服务质量也会和依托医院相对统一，因此B2B2C模式也更被行业看好。

二、互联网医院的服务内容

虽然互联网医院存在不同的服务模式，但服务内容存在一定的相通性，主要包括"在线复诊""在线处方""药品配送""健康管理"4个部分。

（一）在线复诊

由于常见病和慢性病的增加，多数患者存在复诊的情况，而在线复诊是互联网医院的基础医疗服务。患者通过上传先前的病例资料，通过H+I模式或者I+H模式的互联网医院平台，寻求具备问诊资质的医生进行复诊，医生可通过分析病史和通过远程音视频对患者进行诊疗，同时为患者建立电子病例，患者也可在线查询诊疗方案、处方和医嘱等病例资料。在服务价格方面，公立医院主要依据医疗保障部门的收费标准，按具体项目进行管理，其他盈利性医疗结构可根据市场调节服务项目价格。

（二）在线处方

在线处方主要针对本医疗机构的复诊患者，在其已有处方的前提下进行后续治疗的在线电子处方开具，从而在无须到院的情况下保障其持续使用相应的处方进行治疗。医生须在掌握患者病例资料的前提下，按照《处方管理办法》等法规的要求开具电子处方，所有处方须由医生电子签名，经药师审核后方可生效。

（三）药品配送

在互联网医院中，一般药品配送和在线处方是整合提供的服务，也是互联网诊疗的最后一个环节。以上海闵行区中心医院互联网医院为例，患者登录系统后，先进行复诊配药，系统可通过院内药房或者委托符合条件的其他医疗机构或第三方配送药品，患者在完成支付前会跳转到医生问诊环节，医生出具电子处方后跳转到药师审方阶段，药师审方后，患者将收到电子处方，点击电子处方后完成支付，患者等待药品配送到家即可。就诊结束后，患者可以对此次问诊进行评价，至此，便完成了整个互联网医院复诊的流程。

（四）健康管理

互联网医院除了提供在线复诊的全过程以外，也开放了健康养生、健康知识科普等功能，部分省市的互联网医院还开展了健康监测功能。研究表明，以互联网为载体进行的健康科普能够打破时空的限制，消除患者的隐私顾虑，方便患者在任意时间和地点进行健康知识的学习，促进患者养成良好的生活习惯，提高群众对疾病的认知度，可对健康知识的普及和宣传起到积极作用。

案例9.2

杭州市互联网医院

2023年，由杭州市卫生健康委打造的杭州市互联网医院在支付宝APP正式上线，该平台融入了杭州市10家市属医院、80余家区县（市）属医院和部分社区卫生服务中心，为杭州市民提供了统一的互联网医疗健康服务入口，也满足了市民对互联网医疗健康服务日益增长的需求。

如图9-9所示，杭州市互联网医院平台提供了"优势专科""在线复诊""就医智管家""报告查询""就医指南"等多个功能模块，满足了市民在预约挂号、在线咨询、在线复诊和健康档案查询等多方面的健康需求。

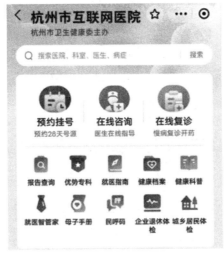

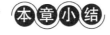

图9-9 互杭州市互联网医院平台

本章小结

远程医疗是信息科技与医疗技术相结合的产物，它通常包括远程诊断、专家会诊、医学信息服务、远程交流等几个主要部分，它是以计算机技术和网络通信为基础，实现对医学资料和远程视频、音频信息的传输、存储、查询、比较及共享。远程医疗系统的总体架构主要分成四个部分：国家级和省级远程医疗服务与资源监管中心，省级、市（县）级医院服务站和基层医疗卫生机构服务站，一个专用业务网络以及一套完整的应用系统。远程医学信息服务则包含远程医学教育活动、远程健康咨询以及信息资源共享等医疗相关服务。

互联网医院的构建需要遵循一定的标准，应至少包括诊疗科室设置、医务人员、设备设施和规章制度4个方面的内容。互联网医院有不同的服务模式，其中"医院+移动互联网"（H+I）的模式应用较为广泛，主要应用于多数大中型医院，而引入云计算、人工智能、物联网技术的智慧医院则是未来的发展趋势，是医疗行业新的发展方向。

思考题

1. 远程医疗主要包含哪些技术?

2. 请举例三个以上远程医疗的具体业务。

3. 远程医疗的具体实施单位是什么?

4. 简述互联网医院的三个阶段和各阶段的互联网医院模式。

5. 简述互联网医院的主要服务内容。

第十章 中医药信息处理

学习目标

1. 掌握中医药信息学在促进中医现代化方面的作用。
2. 熟悉中医药数据采集设备的工作原理；描述结构及功能。
3. 了解中医药信息的概念及特点。

情感目标

1. 通过学习中医药信息的概念、特点和意义，认识到中医药信息的重要性，增强传承中医药文化的责任感。

2. 通过学习中医四诊的智能化发展，理解中医四诊技术的科学内涵，尊重中医四诊在医德建设中的价值。

3. 通过学习医学信息技术在中医药领域的应用，培养运用信息技术继承和发扬中医药文化的能力，深刻认识传统与现代交融的意义。

4. 通过学习生物医学信号采集与数据处理设备，掌握生物医学信号处理的基本方法，提高运用现代仪器设备的技能。

5. 通过学习医学信息技术在中医药国际传播方面的应用，培养运用信息技术助力中医药国际传播的意识，拓宽国际视野。

第一节　中医药信息概论

一、中医药信息的定义

中医药信息是指与中医药学相关的各类数据、知识和信息资源，包括但不限于中医医案、诊疗数据、中药配方、药材信息、中医药临床试验数据、中医药文献、中医学术论文等。这些信息涵盖了中医药学的理论体系、临床实践、科研成果以及历史文献等方面。

中医药信息具有多样性和复杂性，其中蕴含着丰富的中医药学知识和经验。这些信息在传统中医实践中一直发挥着至关重要的作用，而随着信息技术的发展，中医药信息的数字化和智能化处理也日益成为现代中医药学发展的趋势。通过对中医药信息的收集、整理、分析和应用，可以更好地理解和传承中医药学的宝贵知识，帮助医生作出准确的诊断和治疗方案，促进中医药的临床实践和科学研究，推动中医药学在现代医学中的综合应用和国际交流。

中医药信息是中医药学领域的重要资源，它是中医药学科研、教学和临床实践的基础，也是推动中医药现代化发展和全球传播的关键要素。其研究对象主要聚焦于中医药信息的获取、转化、传播和利用。中医药信息学致力于探索中医药信息的运动规律和相互作用，近年来在理论、方法、技术与标准方面取得了快速发展。该学科已经广泛应用于中医临床规律发现与辅助诊疗、中药科研与生产、中医药古今文献知识服务等多个领域，在中医药现代化进程中发挥着重要的作用。目前，中医药信息学的研究方向主要包括中医临床数据挖掘与利用、中医智能诊疗装备研制、中药数据分析与智能制造研究、中医古籍智能化研究与知识服务，以及基于大数据的中医药评价等热点领域。

计算机技术在中医药领域的应用不可忽视。借助计算机技术，中医药信息学能够更高效地处理大量医学数据，加快信息的传递和共享。通过对中医药信息的数字化处理，医生和研究人员能够更便捷地利用这些数据，深入探索中医药的奥秘，并且更准确地应用于临床实践和科研领域。

二、中医药信息的特点

从信息学角度看，中医的临床实践过程本质上是一个数据处理的过程。在这个过程中，关键在于如何获取有价值的临床数据，并对这些数据进行合理处理，从中获取有用的医学信息，以便诊疗患者的疾病。

中医的任务主要包括收集疾病数据、整理有用的数据，并结合中医理论和丰富的经验对这些临床数据进行鉴别、分析和综合评判，最终制定出针对患者的治疗对策。中医医生可以运用望、闻、问、切等手段收集患者的病理信息，将其纳入信息处理的过程，以提高临床诊疗的准确性和效率。

患者在向医生提供疾病数据的同时，也是医生运用各种医疗手段进行诊疗的对象。这个相互作用过程促使中医药信息学注重研究医患信息的交互作用，将患者的数据与中医知识相结合，为医生提供更全面、精准的诊疗建议，同时也促使医患之间更好地沟通和理解。

三、中医药信息的研究意义

中医药信息学的研究具有重要的意义。首先，通过对中医文献的整理和系统化，以及中医学术用语的标准化，可以提高中医药信息的准确性和可理解性，便于学术交流和知识传承。其次，中医药信息学研究还涉及中医药主题词的编写和主题词标引规则的制定，这有助于构建更高效的信息检索系统，使得中医药知识更易于获取和应用。

此外，中医药信息学的研究还致力于探索中医理论模型算法的建立，从而能够将中医药知识进行定量化，增强中医学科的科学性。同时，中医学信息系统的推广应用将为中医临床实践和科学研究提供更强大的支持，促进中医药的现代化进程。

中医药信息学的发展不仅能够加强中医药学科自身的发展，更能够促进中西医融合，推动医学领域的整体发展。通过高效处理和利用中医药信息，我们有望深化对中医药的认识，提高中医药在医疗实践和科研中的应用水平，进一步造福人类的健康事业。

第二节　中医药数据采集与信号处理设备

中医是中华文明数千年智慧的结晶。中医诊断学是中医理论的重要组成部分，主要包括诊法学和辩证学两部分。诊法学着重于对征象的识别，在于获取人体体征信息；而辩证学则强调对证候的辨别和综合分析，以此作出诊断结论。中医常见的诊法包括望诊、闻诊、问诊、切诊，简称"四诊"。其具体内容为：①望诊，是医生运用视觉观察患者的全身和局部的神色形态、舌象及排出物等，以了解病情；②闻诊，是通过听患者的语言、呼吸等声音，嗅病体以及排泄分泌物的异常气味，以获得病情的资料；③问诊，是询问患者有关疾病的发生、发展情况，当前主要症状等，以进一步掌握病史；④切诊，则是切按压患者脉搏及病体的有关部位，以获取具体体征信息。总体而言，中医四诊是中医师用视觉、听觉、嗅觉和触觉等感官获取人体体征信息的方法。

一、望诊智能化现状

目前望诊智能化的研究相对成熟和完善。其智能化流程大致可分为图像获取，图像预处理、图像分割、特征提取/选择和分类识别几个步骤。望诊智能化中研究较多的为目诊、舌诊和面诊，即基于计算机视觉与人工智能技术，分别通过观测眼睛、舌和面部的图像来进行体质辨识和疾病诊断的方法。在目诊方面，湖南中医药大学彭清华教授团队进行了一系列的基于眼底图像分割分类方法的中医目诊研究。国外多位学者则基于眼底图像的分割和疾病诊断预测提出了各种智能化解决方案。成都中医药大学温川飙教授、上海中医药大学许家佗教授和王忆勤教授、安徽中医药大学阚红星教授分别带领团队开展了舌、面部的分割，特征提取与诊断分类的研究，并致力于智能舌、面诊仪的研发。国内外也有很多学者专注于舌、面部分割与分类的算法研究。面诊、舌诊和目诊技术的发展使得一系列现代智能化设备应运而生。目前已有可通过对面色、面部光泽和唇色的客观化和智能化来进行体征分类的智能面诊仪，可根据舌色、舌形和舌苔的特征来进行中医证候诊断的智能舌诊仪，可根据眼睛巩膜部位的斑点、血脉等特征进行智能分析并完成健康评估的智能目诊仪等。本节仅列举舌像仪以供学习。

中医舌诊的研究需要在中医基础理论的指导下，对观察到的舌形、舌态、舌质、舌苔、舌面的光质、津液多少等内容进行处理，需要将视觉形象输入计算机，然后在中医专家的指导下进行各种定性及定量的分析，由于研究过程中涉及的学科较多，相应地探索过程中所遇到的困难也较多。从事舌诊领域的医务人员正与工程技术人员一起紧密协作，从仪器、方法及原理等方面着手对中医舌象进行探索。

舌象仪是遵循中医舌诊原理，采用先进的数码相机和计算机技术研发，对舌象特征信息提取与处理，对舌象分析，实现客观量化的医疗器械。通常由主机、图像采集装置和光源组成。通过图像采集装置获取舌面图像，并对采集到的图像进行分析的设备。用于中医望诊中的舌诊。

由计算机控制相机进行拍摄，完全实现舌象采集的自动化。采用数字化舌图象采集平台与标准化方法还原，使舌图象真实再现。舌图象包括静态图像采集和分析，全面满足舌象诊断需要。采用高频荧光恒定光源系统技术，采集环境稳定，满足舌象的色彩还原性、示真性和可重复性的要求。舌象分析功对舌象特征信息提取与处理，实现客观量化。运用国际照明委员会（CIE）色差公式和支持向量机（SVM）、动态形状模型（ASM）等多项成熟先进技术，对舌体图像的颜色、纹理、轮廓进行特征提取，将这些特征值与特征数据库中的阈值进行比对，给出舌象分析结果，如图10-1所示。

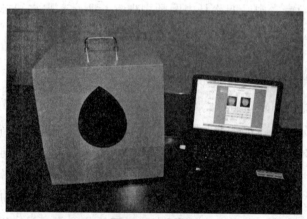

图10-1 舌像仪

1. 构造简介 该仪器由测量装置与单片机检测系统构成，具体包括舌体测量器，电极与舌体接触判断单元、接触指示灯、角度–电压转换单元放大单元、电压–频率转换单元及单片机检测系统。单片机检测系统又包括MCS51小系统、数码管显示器，矩阵键盘及微型打印机等。

2. 测量原理 测量时，探头依舌体大小张开相应角度，由角度-电压转换单元将此角变为相应电压值，经放大送入电压-频率转换单元，变成与电压值成正比的频率值，再由单片机检测系统测量，并进行数据处理，求得相应的舌体宽度与厚度值。该仪器涉及的数据包括身高、体重、舌宽、舌厚、体表面积、舌体指数值、标准舌体指教值、年龄和舌体指数相对偏差等，其中前四项为基本数据，身高、体重由键盘输入，舌宽厚既可直接测量，也可从键盘输入，其他项可从基本数据导出，标准舌体指数与年龄的对应关系及舌体指数相对偏差等则由前期临床试验获得。

3. 工作原理 中医将舌划分为舌尖、舌中、舌根和舌边四个部分。认为舌尖反映心肺的病变；舌中反映脾胃的病变；舌根反映肾的病变；舌边反映肝胆的病变。舌象仪采用先进的数码相机和计算机技术研发，对舌象特征信息提取与处理，对舌象分析，实现客观量化。

4. 主要功能

（1）对采集的舌象进行客观量化的数据分析，包括舌质的颜色、舌苔的颜色、舌质的面积、舌苔的面积、齿痕的数量、齿痕的面积、瘀斑的数量、瘀斑的面积、舌裂纹的数量、舌裂纹的长度、点刺的数量、点刺的面积等。

（2）提供舌质颜色RGB值、舌苔颜色RGB值、舌苔面积等有关数据。

（3）可以将患者病历和舌象诊断报告由报表生成系统自动生成，打印得到图片清晰的舌象诊断报。

5. 常见舌像解析

（1）淡红舌 正常人淡红舌质的舌尖蕈状乳头微循环图像清晰，微血管丛构形大多呈树枝或菊花状，微血管襻的外形完整，血色鲜红，微血流速度较快，流线是片流，无血细胞聚集和血管周围出血现象。

（2）淡白舌 淡白舌的蕈状乳头内微血管襻的动、静脉臂口径纤细，一部分毛细血管襻收缩甚至关闭。此外，由于淡白舌患者大多血浆蛋白低下，血管内渗透压降低，使微血管周围有明显渗出现象，组织水肿，微血管图像模糊不清，蕈状乳头横径增大。因此，淡白舌患者乳头内的微循环充盈不足。

（3）红绛舌 红绛舌患者的舌尖微循环特征是蕈状乳头横径较大，微血管丛中的管襻数目增多，管襻动、静脉臂口径粗大，异形血管丛较多，故血色鲜红，血管图像清晰。

（4）青紫舌 比红绛舌、淡白舌舌质中的微循环障碍更为严重，在微血管丛构形、微血流障碍和微血管周围改变三方面都有明显变化。主要表现为异形微血管丛瘀血，扩张的微血管丛增多；血细胞聚集；流速减慢，出血，血色暗红；蕈状乳头横径减小。这些都是瘀证的微观表现。

二、闻诊智能化现状

闻诊分为声诊和嗅诊两类，通常通过声音或气味信号的收集、预处理、特征提取和病理诊断四个方面进行研究，并进行智能化听诊仪与嗅诊仪研发。闻诊的智能化研究目前仍然主要处于学术理论研究阶段。中医声诊一般要求受试者在30分贝或45分贝以下的环境中进行指定的语句或音节的发声，实验人员利用专业的录音设备采集这些声音信号，对采集到的信息进行降噪、采样和音频特征的提取，最终获得具有一致性低噪声的声音信息，通过建模分析进行病理诊断。上海中医药大学王忆勤教授带领团队对语音的采集方法、语音信号的证型特征等进行了广泛的研究。尽管智能声诊所需硬件设备不太复杂，但由于一方面缺少智能声诊的相关标准和指导，另一方面声诊技术的研发相对现代医学仍稍落后，导致目前我国智能声诊仪较为缺乏。目前成熟的单独存在的声诊仪或声诊系统较少，声诊通常以组件方式集成在四诊仪和闻诊仪中。嗅诊则指通过模拟嗅觉并分辨患者身体气味与病室气味以诊察疾病的方法，智能嗅诊过程与人类闻气味过程近似，因此嗅诊设备也通常被称为电子鼻。现有智能嗅诊技术多分析患者的口腔呼气，其过程主要包括气体取样、气体成分分析和疾病诊断三个步骤。目前国内中医嗅诊仪和相关技术成果较少，且主要集中在福建中医药大学李灿东和林雪娟教授团队。国外学者则将辨识气味智能技术主要用于哮喘、癌症、肺结核等多类疾病的诊断。

以中医闻诊的智能听诊器心音信号采集系统的设计为例。系统的总体结构采用高性能的16位定点DSP芯片TMS320VC5509A作为核心主控芯片，内部集成128kB*16位的SRAM，能有效处理心音数据。心音信号采集使用带有振动腔和麦克风的普通听诊头结构，将麦克风输出作为心音传感器的输出，实现微弱心音信号的准确采集。系统采用低开启电压的稳压源LD1117D作为供电电源，通过TMS320VC5509A芯片将电源模块与音频模块紧密串联，以实现外部存储器的扩展，实现多组数据保存。系统还设计了触摸屏模块，提供交互功能的人机接口界面，方便用户使用。该系统总体结构如下图10-2。

在音频模块设计中，考虑到心音信号频率的有效区间是20~180Hz，通过信号放大电路（LM741）实现心音信号功率的放大。此外，为解决输出信号幅值不足的问题，设计了低通滤波电路（截止频率160Hz）和高通滤波电路（截止频率20Hz），用于阻隔前置放大器的直流电压和低频噪声，保证输出信号的稳定性和抗干扰能力。

尽管智能闻诊技术仍面临一些挑战，例如缺乏相关标准和指导，声诊技术研发相对现代医学仍稍有滞后，以及嗅诊仪和相关技术成果相对较少，但随着技术的进步和应用的拓展，智能闻诊技术在推动中医现代化建设和促进中医药学科发展方面具有广阔的前景。

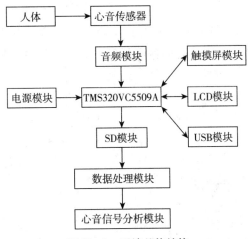

图 10-2　系统总体结构

三、脉诊智能化现状

脉诊的智能化主要通过对桡动脉脉搏波的研究来研制脉诊仪。脉诊仪通过采集脉象信息并进行分析、处理，得出客观定量指标，是描记脉象的主要仪器。脉诊仪的基础原理就是把合适的传感器置于被测部位，通过传感器采集脉搏搏动并将其转换成电信号，再经信号放大，用记录仪将微弱的生理病理信号进行记录，或将电信号经模数转换后用计算机处理，之后进行脉搏波分析和诊断。

发展历史：早在20世纪50年代就有人应用杠杆式脉搏描记仪，试图通过机械能的作用，直接描记高血压弦脉脉搏波形，但失真性较大。50年代末，有人研制出以酒石酸钾钠压电晶片为换能器的脉搏描记仪，初步获得了中医弦脉、滑脉、平脉等特征图形。60年代初研制的"20型三线脉象仪"则能够对寸、关、尺三部切脉压力进行调节和脉图测定。70年代利用电子学的新进展，研制出新型脉象仪。80年代借鉴以往经验，研制出多功能脉象仪。

2000年研制出智能脉象仪。国内外亦有研究者结合中医学、现代医学、工程学、数学、生物力学等知识和方法，研制出了多种性能的脉诊/象仪。这些产品之间的区别主要在于传感器的精度及脉象识别技术。随着新材料技术及电子计算机技术的突飞猛进，以及向医学领域的渗透，促进了脉象信息采集、处理、图像表述和运用等方面进展，为脉象仪向自动化和智能化发展以及与临床应用相结合提供了良好的条件。

脉诊是中医诊断学四诊之一，是一种独特的诊断方法。脉象仪是采集脉象信息，描记脉象的仪器。它主要是利用手指的感觉来分析脉搏的"位、数、形、势"等特征，借以判断脏腑的功能状态，从而实现无创诊断的目的，对疾病的诊断和治疗有着积极的意义。脉诊仪通过无级气动加压配合高精度防过载传感器精确模拟中医切诊指法，采集分析脉象的位、数、形、势特征，最终智能分析出单脉与相兼脉类别和时－频－域几十种脉象参数并输出标准的脉象图。同时可记录和跟踪不同时期的脉象特征变化，对疾病的疗效评估具有重要的参考价值，为健康状态的辨识、干预效果的评价提供客观化依据，如图10-3所示。

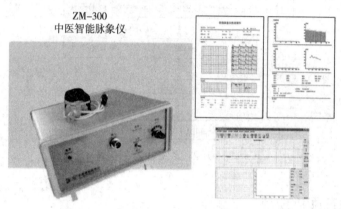

图10-3　中医智能脉象仪

随着现代科技的发展，传统中医脉诊与现代技术相结合，使得中医脉诊的诊断愈来愈精确，脉象仪也开始广泛应用于临床。

肿瘤疾病：利用中医脉诊信息系统及其分析方法，可以发现恶性肿瘤组脉象出现特征性改变，揭示恶性肿瘤患者的脉象信息特征，以及相关脏腑功能等病理变化，进一步确定脉象与病机之间的联系。

心血管系统疾病：利用中医脉象仪收集的原发性高血压病患者的压力脉图，并采集其应用西药治疗后的情况进行比较，表明脉象参数作为评价高血压患者临床疗效参考指标是可行的。

代谢性疾病：利用脉象仪采集糖尿病患者左右手关部脉图并分析参数与正常人脉图参数作比较，表明糖尿病患者微循环的改变表现为灌注增加，这与高血糖使微血管前阻力下降、后阻力升高有关，血管内压的持续升高最终导致血管硬化、血管舒张能力下降。

肾脏疾病：采用脉象仪对脾肾气虚型患者及健康成年人进行寸关尺三部脉图进行测定及分析，结果显示脉图可作为脾肾气虚型中医辨证及的临床诊治客观指标之一。

自身免疫缺损类疾病：使用智能脉象仪对HIV/AIDS（艾滋病）患者在HAART（高效抗反转录病毒治疗）治疗前和接受HAART治疗后的脉象图分析，结果显示：①根据脉象采集，CD4T+淋巴细胞计数较低的患者辨证多为正虚邪实证；②HIV/AIDS患者脉图特点与CD4T+淋巴细胞计数高低存在一定的联系；③该研究表明脉象仪在中医临床客观化中具有一定作用。

其他：利用脉象仪对抑郁症患者进行脉图测试，并评估抑郁症患者自主神经功能，其结果显示脉图参数和自主神经功能参数可作为抑郁症的诊断和辨证指标。

中医脉象仪已在多方面的临床工作及试验中投入使用，并均取得良好的结果。

优势在于：

（1）该检测方法为无创操作，受检人员在检测过程中并不会感到任何不适。

（2）价格低廉，相比起CT、MRI或超声等仪器设备的高昂的费用，脉象仪设备等的费用更加令人容易接受且体积较小，容易安置及便于携带

（3）操作简便只需经过简单的培训就可以很容易地对仪器进行操作。

不足之处：

（1）脉象形成的原理极为复杂且与多种因素有关，想凭借脉象仪反映脉象的全部信息并通过脉图描记出来并非易事。

（2）仍未形成统一标准，在脉象仪的性能、设备规格、操作方法以及采集的数据尚未达到规范化的标准。

（3）病例研究样本少，虽然已在各个临床展开研究，但采集的病例样本仍偏少。

（4）实验研究极少，对于脉象的研究仍处于探索阶段，对于脉象形成机制并没有做过多的研究。

四、中医四诊仪

人类的感官具有不确定性和不可定量性，这是中医主观性的表现所在，也是其不被现代科学充分认可的原因之一。然而四诊的思想反映的是，人体的病变可以从多个角度加以探知，这一点恰恰值得现代医学遵循。在这种前提下，中医现代化得以被提出，并得到较快发展。其中，中医"舌诊仪"和"脉诊仪"已得到一定研究，并有相关产品问世。而中医四诊仪，融合了大量现代科技成果以及众多中医专家的临床经验，将中医舌诊、面诊、脉诊、问诊整合在一起，可提供中医诊断信息客观采集与分析、定性与定量相结合的健康状态辨识、健康状态干预调整建议、疗效评估、慢病管理等覆盖中医医疗与预防保健体系各层面的技术服务，如图10-4所示。

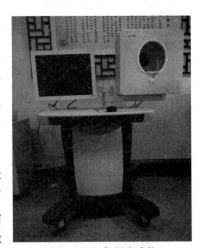

图10-4 中医四诊仪

中医四诊仪由舌面模块、脉象模块、问诊（体质辨识）模块、数据管理模块、传感器、内置数据处理工作站等组成。供医疗机构进行舌象、脉象、面色诊测信息采集及辅助体质辨识；供中医辨证参考用。

（一）舌面模块

在特定的光源环境下，采用单反相机获得患者舌像信息，运用照明委员会（CIE）色差公式和支持向量机（SVM）、动态形状模型（ASM）等多项成熟先进技术，对舌体图像的颜色、纹理、轮廓进行特征提取，将这些特征值与特征数据库中的阈值进行比对，给出舌象分析结果。

（1）舌象分析功能包括舌体自动分割、舌色、苔色识别、舌形判断等中医舌诊中的常见内容。

（2）系统提供数据库存储、pdf文档输出、报表打印功能供用户进行数据的保存、外部输出以及日后维护。

（3）历史病例查询功能允许用户对以前输入的病例按条件进行查询和读取。系统可按用户输入的条件进行模糊查询，查询到的记录可以进行读取、修改和维护。

中医四诊仪从模式识别的角度出发，通过对患者面部图像进行分割，得到面部颜色、光泽和口唇定性定量分析结果，结合医生专业诊断，给出专业诊断结果并打印成报告。该系统能达到辅助中医临床诊断的作用。从数据库中读取面诊信息数据，建立和编辑病例，并对面部图线颜色、光泽和口唇进行分析和判读，建立中医诊断报告。

（二）面诊模块

此模块采用形状模型ASM（active shape model）对眼睛、鼻子等器官进行定位，提取出额头、下颌和两颧区等人脸区域。通过采用K-means算法对面部图像的颜色进行提取，计算不同的颜色聚类中心的距离而进行面部颜色的分析；通过采用改进的2DPCA对面部图像进行特征抽取，通过计算测试样本特征与训练样本特征之间的余弦距离，实现对面部图像的光泽分析；通过运用SVM支持向量机提取图像多个特征并进行对子集的筛选实现对口唇的分析。

（1）患者信息录入与采集功能用于采集患者基本信息，对当前数据库中患者信息进行简单的查询和浏览，并对患者照片进行采集和管理。

（2）患者信息查询主要功能是对数据库中患者信息进行排序、分类，以及对患者的各种信息进行模糊查找。

（3）面部图像分析是中医面诊分析系统的核心功能模块，其功能是对患者面部照片进行定量分析，并给出结果数据同时生成报表。

（4）诊断报告功能可以分别显示当前的患者和通过查询后的患者的诊断结果，最后保存成电子版的格式。

（5）医生诊断信息录入功能，是根据医生自己的经验对患者的面部颜色、光泽，口唇颜色进行判读，并将诊断结果保存录入数据库。

（6）数据的导入导出以及批量分析的功能，将数据库中的患者数据导出为Excel文件便于用户分析管理。

（三）脉诊模块

采用特定触力面的压力传感器，对受试者脉搏压力信号进行采集，通过传感器将其转换为压力波的电信号，然后提取电信号中具有代表性的幅度值与时间值，与特征数据库中的阈值进行比对，给出脉象分析结果。

中医四诊仪设备将传统中医的望闻问切与现代计算机科学技术相结合，它的推出对现代中医药的发展具有里程碑式的重大意义。

中国古代一些医籍中也记载了某些"试验诊法"，如以"想不想吃饼"试测胃气；以小承气汤试探燥屎；以尿液上有浮膜，其味甘甜，验消渴病；以口嚼黄豆不觉其味，或痰沉水底验肺痈；以服酸梅汤后腹痛得减，验寄生虫；以喜按，拒按验痛之虚实；以尿染纸或帛观察其症；以刺手指节，出白黏液，验疳积等。

古人早就有把脉象形状变为直观图形的愿望。宋代许叔微（1079—1154）曾绘仲景脉法36图；公元1241年，学者施发在《察病指南》中将自己手指切脉的脉搏感觉，绘成33幅图形。明代张世贤的《图汪难经脉诀》（1510年）等，都企图用模式或示意的图形，来说明脉象的性状。这些医书的陈述皆为语言描写和推测，运用比喻和言词刻划，对脉搏波进行状述和分类，如浮、沉、伏、数、迟、缓等。但那时候缺乏最起码的仪器设备，无法显示脉搏波的波形。由于历史条件的限制，这些古代的研究一直没有得到进一步发展。

中医发展迟后危及中医存亡，由于传统的中医诊断方法存在较大程度的主观经验性和模糊性，实有必要借助现代测试仪器比如四诊仪，延伸医生的感官，使其在定性和定量方面更加客观化、精确化，这也是中医发展当务之急。

第三节　医学信息在中医药领域的应用

一、医学信息技术在中医领域的应用

早在20世纪70年代初，研究中医针刺麻醉机理的实验过程中，遇到了大量需要及时处理的生物电信号。为了分析这些数据，科技工作者开始应用电子计算机来处理针刺麻醉实验中数以万计的生物电信号。70年代后期，贵州省脉象协作组运用DJS-6计算机对弦脉和滑脉进行频谱分析。随后，与上海复旦大学生物力学教研室合作，以人体心血管系统特征为基础建立了一个研究中医脉象的线性模型，并运用计算机进行数值模拟。通过改变参数增加腹腔的流量来模拟孕妇怀孕时的滑脉，通过改变血管壁的弹性来模拟高血压的弦脉，模拟结果与中医临床相符。

在脉象探头方面，出现了多种式样，其中以单部单点应变片式最为广泛，但近年来正向着三部多点式方向发展。例如，天津医疗器械研究所魏韧研制的3部多点脉象仪、浙江大学生物医学工程系采用PVDF压电薄膜材料作为传感元件，研制的"多维

脉象信息检测系统"、上海中医大研制的"九路脉象计算机处理系统"、天津中医药大学研制的"三维中医脉象信息检测装置"等。在中医舌诊研究方面，也取得了不少成果，例如清华大学精密仪器与机械学系研制的"中医舌诊自动识别系统"、天津中医学院研制的"舌色测定仪"等。另外，一些中医诊断仪器如上海中医药大学研制的ZBOX–I型舌脉象数字化分析仪、浙江大学研制的四诊综合分析仪、北京军区总医院宿明良医师研制的脉象仪等属于多功能综合类型。

20世纪80年代初，随着关幼波老中医诊疗肝病软件的出现，全国兴起了一股中医专家系统热潮，电子计算机技术应用于研制中医专家咨询软件，中国医药信息学会的前身"计算机医疗诊疗系统研究会"就是在这一基础上成立的。至今为止，中医专家系统已不下300个，涵盖中医的内、外、妇、儿以及五官、肛肠等各科。然而，近年来中医专家系统进入研究低潮，主要原因是在人工智能数学模型及程序设计方面很难有所突破。此外，中医专家系统的操作过程也需将四诊信息输入计算机，然后才能模拟中医专家的思路处理这些信息，得出符合中医专家辨证思维的结果，再从知识库中提取相应的中药或针灸治疗方案。

近年来国家中医药管理局在中医数据规范化、标准化方面已经做了很多工作。自2006年起，我国全面启动了中医药标准化工作。此外，中国中医科学院的刘宝延院长联合了全国数十家单位和上百位专家，借助基于互联网的术语加工软件平台，对几十万条中西医概念及临床大量病历数据进行规范化的分析、筛选、归纳等工作，创建了中医临床规范术语集及中医临床病历规范术语集，两套术语集总量超过36万条。这些成果应该及时地纳入中医电子病历的规范化内容中。随着微机性能、内存容量、运行速度的提高，大容量硬盘和光盘的出现，再加上多媒体技术和数据库技术的不断完善，中医电子病历系统逐渐进入了实用阶段，可以运用多媒体数据库来保存中医的临床信息，利用数据库技术来整理及查询电子病案已成为现实，为新一代的中医专家系统准备数据。

随着计算机信息处理技术的不断发展，智能中医诊疗设备正朝着信息化、数字化、可视化、多媒体化、微型化、虚拟化、智能化的方向发展。计算机在中医领域的应用也逐渐由科研转入临床，中医专家系统将在新的基点上获得新生。

医学信息技术在针灸领域的应用可以追溯到较早的时期。早在20世纪70年代，为了探索"针刺麻醉的原理"，科研人员开始使用微电极采集实验动物的脑电信息。然而，面对数万计的生物电信号，处理这些庞大数据只能通过借助电子计算机来实现。随后，计算机信息处理技术在中医针灸领域得到广泛应用，涵盖了临床、教学、科研、穴位图像处理以及专家系统等多个方面。

在针灸的时间疗法方面目前已有"针灸子午流注、灵龟八法、飞腾八法选穴咨询系统""养子时刻注穴法微机操作系统"等具体的应用。教学方面，一些高校如黑龙江中医药大学和上海中医药大学开发了"中国针灸教学诊疗专家系统""计算机针刺手法模拟系统""计算机针负辅助教学与显示系统""针刺手法参数测定仪"等。此外，还有针负图像处理方面的研究，如上海中医药大学解剖教研室的"穴位解剖与计算机三维重构"。

在针灸临床诊断方面，借助中医的经络理论，并结合现代计算机信息处理技术，研制了不少诊断仪器。这些诊断仪器的特点是，在中医针灸经络理论的指导下，结合现代高科技的电子计算机信息处理技术，通过检测人体穴位经络或特定部位的生物电流、电阻、电压等数据，从这些数据的特异性、对称性等特点出发，再按照针灸专家或前人的经验进行综合评判，对当时人体的失调状态（疾病）作出辅助诊断与治疗。这包括经络协调诊疗系统、计算机控制的针灸治疗仪、按摩仪等。

医学信息技术在处理中医文献资料方面取得了丰硕的成果。中国中医研究院图书情报研究所研制了"中医药文献分析和检索系统（TCMLARS）"和"针灸文献分析和检索系统（ACULARS）"，上海市中医药科技情报所研发了"国外中医药文献数据库"，中国医学科学院医学情报研究所研制了"中国生物医学文献分析和检索系统（CBLARS）"。还有南京中医药大学研制的"中华本草名录检索系统""针灸腧穴文献检索系统"，中国中医研究院中药研究所研制的"电脑检索全国中草药名鉴数据库"等。中医古籍研究方面，中国中医药研究院骨研所研制的"中医骨伤科古医籍的文献库"和陕西中医药研究院开发的"中医古籍整理工作系统"也对相关文献进行了整理研究。

近年来，中国中医科学院中医药信息研究所建成了"中医药数据库检索系统"，这是一个大型数据库，包含了40余个数据库，总共约有110万条数据。其中涵盖了中医药期刊文献数据库、疾病诊疗数据库、各类中药数据库、方剂数据库、民族医药数据库、药品企业数据库，以及各类国家标准数据库（中医证候治则疾病、药物、方剂）等。这些丰富的内容为中医药学科提供了雄厚的信息基础。此外，所有数据库都提供中文（简体、繁体）版联网使用，部分数据还提供英文版。中医药数据库检索系统实现了单库与多库选择查询，用户可以灵活地选择最专业的数据库进行相应字段的检索，也可以进行跨库、多类检索。

在中医药文献研究方面，研究人员可以直接从数据库中获取文献资料，并利用数据挖掘技术发现其中的潜在关系或规律。例如，薛景等学者通过数据挖掘技术对314个名老中医的医案进行整理和分析，从中摸索中医辨证的规律与特征。秦雪君等人则提出了应用自适应神经模糊推理系统研究中医药文献的方法。此外，张海萍还通过检索中国生物医学期刊数据库和中国中医药期刊文献数据库，从文献角度对中医药大学的科研创新进行评价。杜元灏以中国生物医学光盘数据库检索获取的针灸临床疗效观察类论文为依据，归纳总结了中国现代针负临床的治疗病症和现代针灸临床病谱。邢春国等学者以CHKD期刊全文数据库和中国生物医学数据库中的数据为基础，收集了近十余年南京中医药大学、北京中医药大学等国内期刊上公开发表的国家自然科学基金资助的课题论文的数据，对南京中医药大学、北京中医药大学等学校的科研优势和学术水平进行了分析探讨。

总之，计算机信息处理在中医针灸经络研究方面、中医文献检索查询、古文献研究、方剂研究、中医药文献研究等方面已展现了其强大的应用价值。计算机信息处理在中医文献翻译方面也将发挥重要作用，进一步推动中医学科的信息化发展。

在中药领域，信息处理的应用范围非常广泛。举例来说，在中药材真伪鉴别、中药地道药材鉴别和中药药材处理的标准化操作等方面，科研人员利用计算机图像识别技术可对生药的性状、组织构造、粉末、种子的截面积、直径、周长、体积以及不规则参数等特征信息进行分析。通过对比样品的标准信息，以便加以鉴别。同时，在中药化学成分的探索方面，研究人员收集药材的色谱图、质谱图等相关资料，并建立有关资料的数据库，利用数据库技术进行查询与鉴别。目前，这些领域的探索工作正在进行中，人们希望通过运用现代科学技术、计算机技术以及现代医学信息学的知识，加速实现对中药材真伪的鉴别、中药地道药材的鉴别以及中药处理的规范化，从而为中药的临床应用奠定一个可靠的基础。

在中药实验研究方面，也广泛地应用现代计算机技术来处理医学信息。举例来说，中国医学科学院药用植物研究所利用计算机自动控制、图像分析处理和多媒体视频等多种技术，为益智中草药的研究提供了一种自动化程度高、获取信息量大、符合国际标准的圆形水迷宫计算机自动控制和图像分析处理系统，同时还建立了相应的指标评价体系等。

除此之外，在中药领域的其他方面，计算机技术也被广泛应用于信息处理。举例来说，北京大学化学与分子工程学院运用计算机对中药复方进行模拟研究；中国药科大学将人工神经网络技术应用于中药阿胶的模式识别和中药制剂的分析，同时构建了由知识库、推理机、人机接口、知识获取、动态数据库、色谱优化等模块组成的药物气相色谱分析专家系统、药物液相色谱分析系统。他们还通过建立药材乌骨藤的指纹图谱的方法作为质量控制的指标，以保证中药材质量的稳定等。

总之，计算机技术在中药领域的应用非常广泛，涵盖了中药材的鉴别、化学成分探索、实验研究、药物制剂分析等多个方面。这些技术的应用有助于推动中药领域的研究与发展，为中药的质量控制和临床应用提供了有力支持。

二、生物医学信号采集与数据处理设备

（一）高效液相色谱仪

高效液相色谱仪（HPLC）是应用高效液相色谱原理，主要用于分析高沸点不易挥发的、受热不稳定的和分子量大的有机化合物的仪器设备。它由储液器、泵、进样器、色谱柱、检测器、记录仪等几部分组成。储液器中的流动相被高压泵打入系统，样品溶液经进样器进入流动相，被流动相载入色谱柱（固定相）内，由于样品溶液中的各

组分在两相中具有不同的分配系数,在两相中做相对运动时,经过反复多次的吸附-解吸的分配过程,各组分在移动速度上产生较大的差别,被分离成单个组分依次从柱内流出,通过检测器时,样品浓度被转换成电信号传送到记录仪,数据以图谱形式打印出来。高效液相色谱仪(图10-5)广泛应用于生命科学、食品科学、药物研究以及环境研究中。

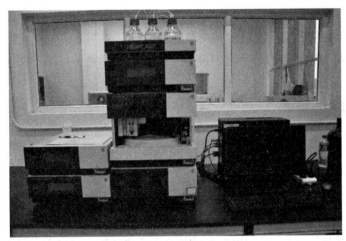

图10-5 高效液相色谱仪

1. **基本原理** 储液器中的流动相被高压泵打入检测系统,样品溶液经进样器进入流动相,被流动相载入色谱柱(固定相)内,由于样本溶液中的各组分在两相中具有不同的分配系数,在两相中做相对运动时,经过反复多次的“吸附-解吸”的分配过程,各组分在移动速度上产生较大的差别,被分离成单个组分依次从柱内流出,通过检测器时,样本浓度被转换成电信号传送到记录仪,数据以图谱形式输出检测结果。

2. **分类** 根据分离机制的不同,HPLC原理可分为液固吸附色谱法、液液分配色谱法(正相与反相)、离子交换色谱法及分子排阻色谱法。

(1)**液固吸附色谱法** 液固吸附色谱法中,固定相为固体吸附剂,根据各组分吸附能力差异而使组分得以分离。常用的吸附剂为硅胶或氧化铝,大多数用于非离子型化合物。吸附色谱固定相可以分为极性和非极性两大类。对流动相的要求为:① 选用的溶剂应当与固定相互不相溶,并能保持色谱柱的稳定性。②选用的溶剂应有高纯度,以防所含微量杂质在柱中积累,引起柱性能的改变。③选用的溶剂性能应与所使用的检测器相匹配,如果使用紫外吸收检测器,就不能选用在检测波长下有紫外吸收的溶剂;若使用示差折光检测器,就不能用梯度洗脱。④选用的溶剂应对样品有足够的溶解能力,以提高测定的灵敏度。⑤选用的溶剂应具有低的黏度和适当低的沸点。⑥应尽量避免使用具有显著毒性的溶剂,以保证工作人员的安全。

液固色谱法是以表面吸附性能力为依据的,所以它常用于分离极性不同的化合物,也能分离那些具有相同极性基团，但数量不同的样品。

（2）液分配色谱法　固定相为液体，根据被分离的组分在流动相和固定相中的溶解度不同而分离。依固定相和流动相的极性不同可分为正相色谱法和反相色谱法。正相色谱法采用极性固定相，流动相为相对非极性的疏水性溶剂，常用于分离中等极性和极性较强的化合物；反相色谱法一般用非极性固定相，流动相为水或缓冲溶液，适用于分离非极性和极性较弱的化合物。其中，反相色谱应用最广。

（3）离子交换色谱法　固定相是离子交换树脂。树脂上可电离离子与流动相中具有相同电荷的离子及被测组分的离子进行交换，根据各离子与离子交换基团具有不同的电荷吸引力而分离。

（4）分子排阻色谱法　又称凝胶色谱法，它是按照分子尺寸大小顺序进行分离的一种色谱方法。分子排阻色谱法的固定相凝胶是一种多孔性的聚合材料，有一定的形状和稳定性，利用分子筛对分子量大小不同的各组分排阻能力的差异而完成分离。根据所用流动相的不同，凝胶色谱法可以分为两类，即用水溶剂做流动相的凝胶过滤色谱法（GFC）与用有机溶剂如四氢呋喃做流动相的凝胶渗透色谱法（GPC）。

3. 结构及功能　HPLC仪一般由溶剂输送系统、进样系统、分离系统（色谱柱）、检测系统和数据处理与记录系统组成，具体包括储液器、输液泵、进样器、色谱柱、检测器、记录仪或数据工作站等几部分。其中输液泵、色谱柱和检测器是HPLC仪的关键部分。

4. 溶剂输送系统

（1）储液器　用来贮存数量足够、符合要求的流动相。配有溶剂过滤器，以防止流动相中的颗粒进入泵内。

（2）脱气器　脱气的目的是为了防止流动相从色谱柱内流出时释放出气泡进入检测器，从而引起噪声，不能正常检测。

（3）输液泵　将储液器中的流动相连续不断地以高压形式进入液路系统，使样品在色谱柱中完成分离过程。

（4）梯度洗脱装置　是在分离过程中通过逐渐改变流动相的组成增加洗脱能力的一种装置。

5. 进样系统　进样器是将样品送入色谱柱的装置，进样方式可以分为两种：阀进样或自动进样。比较常用的是采用自动进样器装样。

6. 分离系统　色谱柱用于样品分离，是整个色谱系统的心脏，它的质量优劣直接影响到分离的效果。

7. 检测系统　检测器将色谱柱连续流出的样品组分转变成易于测量的电信号，被数据系统接收，得到样品分离的色谱图。

8. 数据处理和记录系统　对色谱数据进行处理，并参与HPLC仪器的自动控制。

（二）分光光度计

分光光度计，又称光谱仪（spectrometer），是将成分复杂的光，分解为光谱线的科学仪器。测量范围一般包括波长范围为380~780nm的可见光区和波长范围为200~380nm的紫外光区。不同的光源都有其特有的发射光谱，因此可采用不同的发光体作为仪器的光源。钨灯的发射光谱：钨灯光源所发出的380~780nm波长的光谱光通过三棱镜折射后，可得到由红、橙、黄、绿、蓝、靛、紫组成的连续色谱；该色谱可作为可见光分光光度计的光源，如图10-6所示。

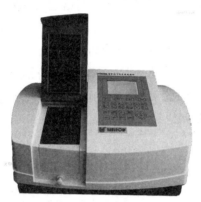

图10-6 分光光度计

分光光度计是利用分光光度法对物质进行定性、定量分析的仪器。由于其灵敏度高、选择性好、准确度高和适用溶液浓度范围广等优点，常被用于生物医学、临床医学、医药领域、卫生防疫、农业领域以及工业领域等。近几年分光光度计已经成为现代分子生物实验室常规仪器，常用于核酸、蛋白定量以及细菌生长浓度的定量。

1. 仪器原理 分光光度计采用一个可以产生多个波长的光源，通过系列分光装置，从而产生特定波长的光源，光线透过测试的样品后，部分光线被吸收，计算样品的吸光值，从而转化成样品的浓度。样品的吸光值与样品的浓度成正比。

单色光辐射穿过被测物质溶液时，被该物质吸收的量与该物质的浓度和液层的厚度（光路长度）成正比，其关系式如下。

$$A=-\lg\left(I/I_0\right)=\lg T=kLc$$

式中，A 为吸光度；I_0 为入射的单色光强度；I 为透射的单色光强度；T 为物质的透射率；k 为摩尔吸收系数；L 为被分析物质的光程，即比色皿的边长；c 为物质的浓度。

物质对光的选择性吸收波长，以及相应的吸收系数是该物质的物理常数。当已知某纯物质在一定条件下的吸收系数后可用同样条件将该供试品配成溶液，测定其吸收度，即可由上式计算出供试品中该物质的含量。在可见光区，除某些物质对光有吸收外，很多物质本身并没有吸收但可在一定条件下加入显色试剂或经过处理使其显色后再测定，故又称比色分析。由于显色时影响呈色深浅的因素较多，且常使用单色光纯度较差的仪器，故测定时应用标准品或对照品同时操作。

2. 仪器特点 独特的双光路、双光束光学系统，仪器分辨率更高，杂散光更低，稳定性、可靠性更强，分析更加准确；采用液晶显示器，显示清晰，信息完备；独特的长光程光路设计，使仪器分辨率更高，尤其适合微量测试强大的数据处理功能，使测试结果能得到充分的应用，用户编辑更为简单快捷；采用悬架式光学系统设计，整体光路独立固定在16mm厚的铝制无变形基座上，底板的变形和外界的震动对光学系统不产生任何影响，从而大大提高了仪器的稳定性和可靠性；采用同步正弦机构，波长准确度高，重复性好；采用ARM系统；0.1/0.2/0.5/1.0/2.0/4.0六档光谱带宽自动可选，满足不同用户的测量需求；24位高速、高精度A/D转换，仪器精度更高、反应速度更快；主要元件采用进口配置，使仪器杂散光更低、稳定性、可靠性更强；功能更加强大，主机可独立完成光度测量、定量测量、光谱扫描、动力学、DNA/蛋白质测试，多波长测试及数据打印等；充分考虑不同用户的使用习惯，本系列仪器都标配光谱扫描软件，联机操作时，除能实现主机的所有测试功能外，还可实现更为强大的数据处理功能，并且使数据存储达到无限。

3. 常见用途

（1）核酸的定量 是分光光度计使用频率最高的功能。可以定量溶于缓冲液的寡核苷酸，单链、双链DNA，以及RNA。核酸的最高吸收峰的吸收波长为260nm。每种核酸的分子构成不一，其换算系数不同。定量不同类型的核酸，事先要选择对应的系数。分光光度计的设计原理和工作原理，允许吸光值在一定范围内变化，即仪器有一定的准确度和精确度。如Eppendorf Biophotometer的准确度≤1.0%（1A）。这样多次测试的结果在均值1.0%左右之间变动，都是正常的。另外，还需考虑核酸本身物化性质和溶解核酸缓冲液的pH、离子浓度等；在测试时，离子浓度太高，也会导致读数漂移。样品的稀释浓度同样是不可忽视的因素：由于样品中不可避免存在一些细小的颗粒，尤其是核酸样品，这些小颗粒的存在干扰测试效果。为了最大程度减少颗粒对测试结果的影响，要求核酸吸光值至少大于0.1A，吸光值最好在0.1~1.5A。在此范围内混合液不能存在气泡，空白液无悬浮物，否则读数漂移剧烈；必须使用相同的比色杯测试空白液和样品，否则浓度差异太大；换算系数和样品浓度单位选择一致；不能采用窗口磨损的比色杯；样品的体积必须达到比色杯要求的最小体积等多个操作事项。

除了核酸浓度，分光光度计同时显示几个非常重要的比值表示样品的纯度，如A260/A280的比值，用于评估样品的纯度，蛋白的吸收峰是280nm。纯净的样品，比值大于1.8（DNA）或者2.0（RNA）。如果比值低于1.8或者2.0，表示存在蛋白质或者酚类物质的影响。A230表示样品中存在一些污染物，如碳水化合物、多肽、苯酚等，较纯净的核酸A260/A230的比值大于2.0。A320检测溶液的浑浊度和其他干扰因子。纯样品，A320一般是0。

（2）蛋白质的直接定量（UV法） 这种方法是在280nm波长，直接测定蛋白。选择Warburg公式，光度计可以直接显示出样品的浓度，或者是选择相应的换算方法，将吸光值转换为样品浓度。蛋白质测定过程非常简单，先测试空白液，然后直接测定蛋白质。由于缓冲液中存在一些杂质，一般要消除320nm的"背景"信息，设定此功能"开"。与测试核酸类似，要求A280的吸光值至少大于0.1A，最佳的线性范围在1.0~1.5。实验中选择Warburg公式显示样品浓度时，发现读数"漂移"。这是一个正常的现象。事实上，只要观察A280的吸光值的变化范围不超过1%，表明结果非常稳定。漂移的原因是因为Warburg公式吸光值换算成浓度，乘以一定的系数，只要吸光值有少许改变，浓度就会被放大，从而显得结果很不稳定。蛋白质直接定量方法，适合测试较纯净、成分相对单一的蛋白质。紫外直接定量法相对于比色法来说，速度快、操作简单，但是容易受到平行物质的干扰，如DNA的干扰；另外敏感度低，要求蛋白的浓度较高。

（3）比色法蛋白质定量　蛋白质通常是多种蛋白质的混合物，比色法测定的基础是蛋白质构成成分：氨基酸（如酪氨酸，丝氨酸）与外加的显色基团或者染料反应，产生有色物质。有色物质的浓度与蛋白质反应的氨基酸数目直接相关，从而反应蛋白质浓度。

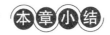

本章首先阐述了中医药信息的定义、特点以及研究意义。中医药信息是指与中医药学相关的各类数据、知识和信息资源，它蕴含丰富的中医药学知识和临床经验，在推动中医药发展中发挥关键作用。

其次，本章从中医四诊的视角探讨了数据采集和信号处理设备在中医领域的应用。通过智能化的望、闻、问、切四诊，可以实现对中医四诊信息的数字化再现。目前，望诊智能化相对成熟，出现了各种智能舌诊仪、面诊仪；闻诊和问诊智能化还处在起步阶段；切诊智能化也取得了一定的研究进展，各种中医智能脉诊仪问世。四诊智能设备的使用，可产生大量中医诊疗数据，为中医的信息化建设提供基础。

此外，本章还探讨了医学信息技术在中医、针灸、中药等领域的应用。计算机技术被广泛用于中医文献数字化、中医知识整理、中医药数据库建设、中医临床辅助等方面，推动了中医药传承创新。它也广泛应用于针灸教学、针灸临床、针灸文献研究等方面，拓展了针灸药学的研究视野。在中药领域，计算机技术应用范围更加广泛，可用于中药质量控制、有效成分探索、药效机制研究等。医学信息技术在中医药领域的运用，使传统中医药与现代科技实现了交融。

最后，本章介绍了生物医学信号采集和数据处理的常见设备，如高效液相色谱仪、分光光度计等。这些设备可用于中医药有效成分的分离提取和定量检测，为中医药提供了现代研究手段。中医药信息处理技术的发展，将进一步推动中医药的数字化、规范化和标准化，使中医药在世界范围内传播，造福人类健康。

思考题

1. 中医四诊智能化发展面临哪些挑战？如何进一步推动中医四诊的智能化、规范化和标准化？

2. 计算机技术在中医领域存在哪些具体应用？计算机技术的运用如何提高中医诊疗水平和公信力？

3. 生物医学信号采集与数据处理设备有哪些？这些设备在中医研究中发挥了哪些作用？

4. 浅析医学信息技术与中医药传承创新的关系。医学信息技术如何助力中医药国际传播？

5. 简要分析中医药信息处理面临的问题及发展趋势。

第十一章 生物信息学

生物信息学（bioinformatics）是一门集数学、计算机科学和生物学的工具与技术于一体的新型交叉学科，其研究范畴涵盖了生物信息的获取、处理、存储、分配，及分析和解释等各个方面。目前，生物信息与大数据分析不仅已经渗透生物学研究的各个领域，也在推动精准医学等临床医学前沿研究领域的发展中发挥着越来越广泛的应用，并且还在与包括深度学习和人工智能在内的新型计算机信息技术领域进行深度融合。在此过程中，生物信息学涵盖了从结构生物学、基因组学到基因表达研究的广泛学科领域。

第一节　生物信息学概述

一、生物信息学的起源与发展

生物信息学是建立在分子生物学基础上的一门学科。分子生物学诞生于1866年，孟德尔基于实验提出了"基因是以生物成分存在的假设"。1871年，Miescher从死的白细胞核中分离出脱氧核糖核酸（DNA）。1944年，Avery & MeCarty证明了DNA是生命器官的遗传物质；同年，Chargaff发现了DNA中鸟嘌呤的量与胞嘧啶的量总是相等，提出了腺嘌呤与胸腺嘧啶的量相等的Chargaff规律。与此同时，Wilkins &Franklin用X线衍射技术测定了DNA纤维的结构。1953年，James Watson & Francis Crick在Nature杂志上推测出DNA的三维结构（双螺旋）。1954年，Crick提出中心法则（Central dogma），其对分子生物学和生物信息学的发展起到了极其重要的指导作用。1956年，Kornberg从大肠埃希菌（E.coli）中分离出DNA聚合酶Ⅰ（DNA polymerase Ⅰ）。1958年，Meselson&Stahl通过实验证明DNA复制是一种半保留复制。1963年，Nirenberg&Matthai破译了20个氨基酸的遗传密码，为限制性内切酶的发现和重组DNA的克隆奠定了基因工程的技术基础。可见，分子生物学的快速发展使生物信息学的出现成为必然。

在20世纪70年代之前，所谓的"小型计算机"仍然相当于一台小型家用冰箱的尺寸和重量，而且还不包括终端和存储单元，如图11-1所示。这样的体积限制使得个人或小型工作组的计算机购置变得异常繁琐。1977年，家用微型计算机开始进入消费市场，生物信息学计算机软件亦开始迅速发展。1984年，威斯康星大学遗传学计算机课题组发表了与他们同名的"GCG"软件合集。GCG软件包是包括33个命令行工具的集合，可以用于操作DNA，RNA或蛋白质序列，这是为序列分析开发的第一个软件集合。

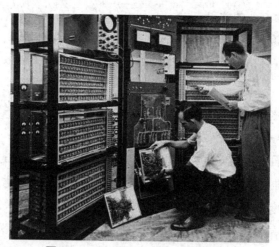

图11-1 20世纪70年代以前计算机

1986年，欧洲分子生物学实验室（EMBL），美国GenBank数据库和日本DNA数据库（DDBJ）（1987年加入）联合起来成立了国际核苷酸序列数据库合作联盟，这个联盟规范了核苷酸的数据格式，定义了报告核苷酸序列的最小信息，并且促进数据库之间的数据共享。20世纪80年代，鉴于计算机可用性大幅提高以及在生物领域进行计算机辅助分析的巨大潜力，专门针对生物信息学的期刊*Computer Applications in the Biosciences*（*CABIOS*）于1985年成立，现在这个期刊已经更名为*Bioinformatics*。

进入20世纪90年代后，生物信息学迎来了高速发展时期。1991年由美国国立卫生研究院（NIH）提出了人类基因组计划。1993年，世界上第一个核苷酸序列数据库EMBL（Nucleotide Sequence Data Library）在网上公布。1992年，GenBank数据库并入了美国国家生物技术信息中心（NCBI），成为生物信息学主要内容之一。1994年，NCBI开始提供在线服务，随后建立了今天仍在使用的几大主要数据库：Genomes（1995年）、PubMed（1997年）和Human Genome（1999年）。

同时，Web资源的兴起扩大简化了对生物信息学工具的获取，越来越多的开发人员开始尝试通过易于使用的图形Web服务器分析数据。

接着，DNA测序随着第二代测序［也称高通量测序（HTS）或下一代测序（NGS）］的出现，DNA测序逐渐大众化。二代测序允许在一台机器上对数千到数百万个DNA分子进行测序，因此对计算机的性能有了更高的要求。自2008年以来，摩尔定律不再是DNA测序成本的准确预测者，因为在大规模并行测序技术出现后，成本下降了几个数量级，这导致GenBank和WGS等公共数据库中的序列呈指数级增长。鉴于出现了大量基因组序列和数据库，重要的是制定标准来组织这些新资源，以确保它们的可持续性，并促进它们的使用。考虑到这一点，基因组标准联盟于2005年成立，其任务是定义基因组序列所需的最小信息标准。

2010年以来，出现了专门研究生物信息学领域的研究人员：生物信息学家。国际计算生物学学会根据三个用户类别（生物信息学用户、生物信息学科学家和生物信息学工程师）发布了在其课程中应具备的核心能力指南和建议。所有三个用户类别都包含核心竞争力，例如：①使用计算生物学实践所需的现有技术、技能和工具；②应用分子生物学、基因组学、医学和群体遗传学研究中的统计研究方法和一般生物学知识；③至少对生物学领域有深入了解，以及对生物数据生成技术的理解。

而对生物信息科学家和生物信息工程师还定义了额外的能力，例如，①生物信息科学家：分析问题并确定和定义适合其解决方案的计算要求。②生物信息工程师：在建模和设计计算系统时应用数学基础，算法原理和计算机科学理论。

20世纪后期，计算机的使用以及不断改进的实验室技术使得研究工作日益复杂。生物信息学现在已经采用了很多整体方法，但在不同的大分子类别（例如基因组学、蛋白质组学和糖组学）中，每个子学科之间还鲜有交叉。人们可以预见到下一次飞跃：不再是独立地研究整个基因组、整个转录本或整个代谢体，而是同时考虑到所有分子类别，整个活着的有机体及其环境。

综上，相比其他学科，生物信息学起步晚、发展快。根据研究内容的不同，可将生物信息学的发展归结为前基因组、基因组和后基因组三个阶段（图11-2）。前基因组阶段为20世纪80年代以前，该阶段主要集中于构建生物信息学数据库，开发检索工具、建立序列比对算法、基因序列和蛋白质序列的分析。基因组阶段为20世纪80年代末到2003年，该阶段主要集中于研究结构基因组学、建立生物信息学网络数据库、大规模基因测序、开发交互界面工具。后基因组阶为2003年至今，该阶段主要集中研究功能基因组学。2001年，人类基因组工程测序完成，使生物信息学发展走向了高潮。由于DNA自动测序技术的快速发展，DNA数据库中的核酸序列公共数据量以每天106bp的速度增长，生物信息迅速膨胀成数据的海洋。毫无疑问，人们正从一个积累数据向解释数据的时代转变，数据量的巨大积累往往蕴含着潜在突破性发现的可能。

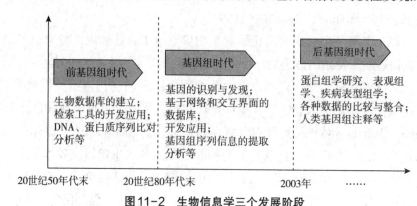

图11-2　生物信息学三个发展阶段

二、生物信息学的定义

人类基因组计划第一个五年总结报告给出了生物信息学较为完整的定义。报告中说：生物信息学是一门交叉学科，它包含了生物信息的获取、加工、存储、分配、分析、解释等在内的所有方面，它运用数学、计算机科学和生物学的各种工具来阐明和理解大量数据所包含的生物学意义。此外，各国不同的教材里关于生物信息学也有不同的定义。比如，美国乔治亚理工大学给生物信息学的定义是：生物信息学是采用数学、统计学和计算机等方法分析生物学、生物化学和生物物理学数据的一门综合性学科。

美国加州大学洛杉矶分校给出的定义是：生物信息学是对生物信息和生物学系统内在结构的研究，它将大量系统的生物学数据与数学和计算机科学的分析理论及使用工具联系起来。浙江大学陈铭教授在他所著的《生物信息学》一书中写到：生物信息学是计算机与信息科学技术运用到生命科学，尤其是分子生物学研究中的交叉学科。

最终，美国国立卫生研究院（National Institute of Health，NIH）对生物信息学进行了一个严格的定义：研究、开发或应用计算工具和方法，以扩大生物、医学、行为或健康数据的使用，包括获取、存储、组织、存档、分析或可视化这些数据的工具和方法。简而言之，生物信息学是利用应用数学、信息学、统计学和计算机科学的方法研究生物学问题的学科。

第二节　生物信息学研究范畴

虽然生物信息学可以简单理解为"生物学+计算机科学",但是生物信息学有自己的学科体系,而不是两个学科的简单相加,生物信息学的研究对象是生物数据。最经典的研究是分子生物学数据,即基因组技术的产物——DNA 序列,后基因组时代从系统角度研究生命过程的各个层次,包括微观(研究单个分子的结构和运动规律)和宏观(从系统的角度出发研究生命进程)两个方向。

生物信息学的研究领域主要集中在分子生物学中可用的三种类型的大型数据集上:大分子结构、基因组序列和功能基因组学实验的结果(例如,表达数据)。其他信息包括科学论文的文本和来自代谢途径、分类树和蛋白质-蛋白质相互作用网络的"关系数据"。生物信息学采用广泛的计算技术,包括序列和结构比对、数据库设计和数据挖掘、大分子几何、系统发育树构建、蛋白质结构和功能预测、基因发现和表达数据聚类等。

总的来说,生物信息学的研究范围有三个领域。第一个领域在最简单的情况下,生物信息学以一种允许研究人员访问现有信息并在产生时提交新条目的方式来组织数据,例如三维大分子结构的蛋白质数据库。虽然数据管理是一项基本任务,但在分析之前,这些数据库中存储的信息基本上毫无用处。因此,生物信息学的领域延伸得更远。

第二个领域是开发有助于数据分析的工具和资源。例如,对一种特定的蛋白质进行测序后,将其与先前描述的序列进行比较是很有意义的。这需要的不仅仅是一个简单的基于文本的搜索,而像 FASTA 和 PSI-BLAST 这样的程序必须考虑什么构成具有生物学意义的匹配。开发这样的资源需要计算理论方面的专业知识,以及对生物学的透彻理解。

第三个领域是使用这些工具来分析数据,并以具有生物学意义的方式解释结果。传统上,生物学研究详细地检查单个系统,并经常将它们与几个相关的系统进行比较。在生物信息学中,可以对所有可用的数据进行分析,目的是揭示适用于许多系统的共同原则,并突出新的特征。

一、生物学数据库

生物数据库的建设是进行生物信息学研究的基础,到目前为止,生物信息学数据库使用了不同的数据库结构类型:平面文件、关系型数据库,面向对象数据库和基于 Internet 平台的 XML。生物学数据库的类型多种多样。根据存放数据类型的不同,可以分为序列(如 GenBank、Swiss-Prot 等)、(三维)结构(如 PDB)、文献(如 NCBI 的 PubMed)、序列特征(如 PROSITE、Pfam 等)、基因组图谱(如 MapViewer、Ensembl

等）、表达谱等多种数据库，每一种还可以进行更细致层次的划分。根据数据库存储的具体内容还可以分为一级数据库和二级数据库（primary and secondary database），以及用户针对性更强的专用数据库（specialized database）。常用的基因序列数据库主要有GenBank、DDBJ、BioSino和EMBL；常用的氨基酸序列数据库主要有PIR、MIPS、TrEMBL和SWISS-PROT；常用的蛋白质结构数据库主要有PDB、NRL-3D、HSSP和SCOI；常用的基因组学数据库主要有GeneCards和GDB，具体如表11-1所示。

表11-1 常用的生物学数据库

数据库类型	数据库名称
基因序列数据库	GenBank、DDBJ、BioSino、EMBL
氨基酸序列数据库	PIR、MIPS、TrEMBL、SWISS-PROT
蛋白质结构数据库	PDB、NRL-3D、HSSP、SCOI
基因组学数据库	GeneCards、GDB

二、开发工具和算法

开发生物信息学工具本质上就是开发数学算法。所有的数学算法均是生物信息学算法。但是，各种数学算法其本身的特点及应用范围与生物学本身特点决定了有些算法在生物学中应用范围及频率较高，有些则应用频率相对较低。比如人工神经网络方法早在1988年就有人将其用于蛋白质二级结构的预测，在三级结构预测中的应用主要是用于预测模型的质量，如一致性预测中的Pcons1、折叠识别法中的GenTHREADER等。再如最优化方法，像共轭梯度法、拟牛顿法等在蛋白质天然构象预测中可以用于最低能量构象。而最优化方法中的动态规划法则被用于生物大分子序列分析如蛋白质、核酸的比对中，由此派生出一系列生物大分子序列比对方法，而且已成为生物信息学的支柱算法。

序列比对（sequence alignment）就是运用某种特定的数学模型或算法，找出两个或多个序列之间的最大匹配碱基或残基数，比对的结果反映了算法在多大程度上提供序列之间的相似性关系及它们的生物学特征。序列比对是序列分析和数据库搜索的基础，也可以用来寻找保守基序。通过比较两条或多条序列之间是否具有足够的相似性，从而判定它们之间是否具有同源性。进行多个蛋白质或核酸序列的比对，可以找出序列中具有保守生物学功能的共同基序（motif），还可以找出新测定序列中对了解其生物学功能有帮助的基序。其中，最早的序列比对算法为dotplot算法；最经典、最精确的算法为动态规划算法；目前在大多数数据库搜索工具中使用的序列比对算法为BLAST算法。

（一）dotplot算法

dotplot算法是最古老的一种序列比对算法，该算法通过点阵作图的方法表示，能很直观地看出两条序列之间的相似性。在点阵矩阵中，将位于对角线方向上相邻的点连接起来，这些直线所对应的矩形区域就是这两条序列的相似性片段。

（二）动态规划算法

动态规划算法是最精确的一种序列比对算法，分为全局动态规划算法和局部动态规划算法。算法步骤为先计算得分矩阵，使用迭代方法计算出两个序列的相似分值，存于一个得分矩阵中。得分矩阵的元素通过式11-1迭代计算。

$$M_{i,j}=max \begin{cases} M_{i-1,j}+D_{0,t(j)} \\ M_{i-1,j-1}+D_{s(i),t(j)} \\ M\_(i-1,j)+D\_(s(i),0) \end{cases} \quad (11-1)$$

式中，i是从1到m的整数；j是从1到n的整数；m是序列s的长度；n是序列t的长度。因此，得分矩阵大小为（$m+1$）×（$n+1$）。将$M_{0,0}$设为0；$M_{i,j}$表示当前元素；$M_{i,j-1}$表示与当前元素水平方句相邻的元素；$M_{i-1,j}$表示与当前元素垂直方向相邻的元素；$D_{s(i),t(j)}$表示序列s的第i个碱基（或残基）与序列t的第j个碱基（或残基）的分值；$D_{s(i),0}$表示序列s的第i个碱基（或残基）与空位的分值；$D_{0,t(j)}$表示空位与序列t的第j个碱基（或残基）的分值。该公式的计算方式如图11-3所示。

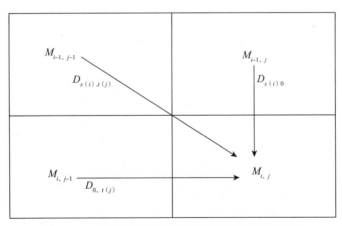

图11-3 动态规划算法的得分矩阵元素计算示意图

图中从3个方向可以到达矩阵元素$M_{i,j}$对角线方向元素、同一行或同一列的元素。在得分矩阵中，到达位置为（i，j）的某一个元素有3种可能的路径：通过位置（$i-1$，$j-1$）的对角方向，没有空位罚分；通过列j的垂直方向和通过行i的水平方向，空位罚分的值取决于插入空格的个数。根据得分矩阵，从最佳路径的终点根据上面的得分矩阵元素计算公式，利用回溯法寻找得到的路径就是一条最优路径，该路径代表了两条序列的最优比对结果。

（三）BLAST算法

BLAST算法是由Altschul等在1990年提出的，它的基本思想是通过产生数更少但质量更好的增强点来提高速度。算法步骤：①编译一个由查询序列生成的长度固定的字段编译列表。②在数据库中扫描获得与编译列表中的字段匹配的序列记录。③以编译列表中的字段对为中心向两端延伸以寻找超过阈值分数S的高分值片段对（high-scoring segment pair，HSP）。

在BLAST算法过程中，有一个最重要的统计显著值为期望值（E值），它描述了在一次数据库搜索中随机条件下期望发生的得分大于S的不同比对的数目。该值对BLAST搜索中假阳性结果进行估计。E值的计算公式：

$$E=Kmnee^{-\lambda S} \quad\quad\quad\quad (11-2)$$

式中，m为待查序列的长度；n为整个数据库的长度；S是比对原始分数；K和λ是Karlin-Altschul统计量。BLAST算法是一种近似算法，特点是速度快且比较精确，因此是一种常用的比对算法。

三、数据分析

有了表达谱、分子相互作用和大量其他数据，人们的任务是发展强有力的分析和实验策略整合、分析这些数据进行生物学发现。迄今，人们的注意力主要集中在基因表达方式的分析方法。通过选择不同生物条件和时间下有明显变化的基因，基因表达数据可用于特殊生物过程中基因的识别。在这类实验中，成百上千个基因的表达水平随测试条件变化。

有相似响应的基因常常聚成功能群或者显示同样的表达方式。通过整合基因表达群与补充的整体数据，可以进行专一性或者精确的功能预测。基因表达数据可与蛋白质相互作用与蛋白质种系轮廓或基因定位信息结合，用于寻找共调控元。

高通量数据分析，可以让人们得到很多候选的结果。但是如果只是把结果这样平铺开的话，反正不利于人们去发现事情的本质。所以为了看清楚这些基因的功能，人们就使用了富集分析。可以把富集分析理解为把很零零碎碎的东西，通过一个整体来反映出来，类似于从微观到宏观的变化。利用富集分析，可以把很多看似杂乱的差异基因总结出一个比较反应整体事件发生的概述性的基因信号通路（例如TP53信号通路和胃癌的发生有关）。

GO，全称是Gene Ontology（基因本体），他们把基因的功能分成了三个部分，分别是：细胞组分（cellular component，CC）、分子功能（molecular function，MF）、生物过程（biological process，BP）。利用GO，就可以得到目标基因在CC、MF和BP三个层面上主要和什么有关。除了对基因本身功能的注释，基因也会参与人体的各个通路，基于人体通路而形成的数据库就是通路相关的数据库。而KEGG就是通路相关的数据库的一种，如图11-4所示。

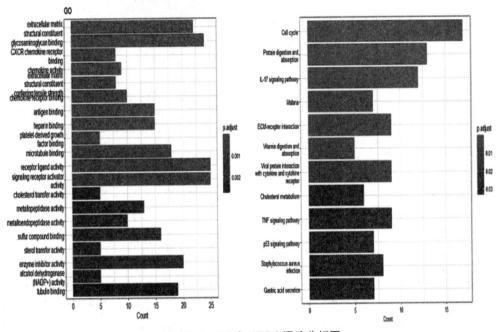

图11-4　GO和KEGG通路分析图

　　长期以来，人类已经积累了大量关于生物大分子的知识。随着研究的进一步深入和生物技术的发展，研究兴趣正逐渐从单个分子转向分子间的相互作用，以及由它们所形成的复杂网络。特别是近年来，大规模高通量蛋白质组技术的发展和应用，使得蛋白质相互作用数据呈指数增长。细胞系统可以看作是由基因、蛋白质和小分子之间复杂的相互作用形成的网络，后基因组时代生物学的最重要任务就是从网络水平理解细胞内的生物学过程或功能。网络生物学的目标就是通过分析生物网络的拓扑学结构和动力学特性，去认识生命现象，了解生命构建、运作和进化的原理。网络是一个图，是节点和连接节点的边的集合。节点可以是分子、基因或蛋白质，边是分子相互作用、遗传相互作用或其他的两个元素之间的关系，如图11-5所示。

　　蛋白质互作网络是由蛋白通过彼此之间的相互作用构成，来参与生物信号传递、基因表达调节、能量和物质代谢及细胞周期调控等生命过程的各个环节。系统分析大量蛋白在生物系统中的相互作用关系，对了解生物系统中蛋白质的工作原理，了解疾病等特殊生理状态下生物信号和能量物质代谢的反应机制，以及了解蛋白之间的功能联系都有重要意义。

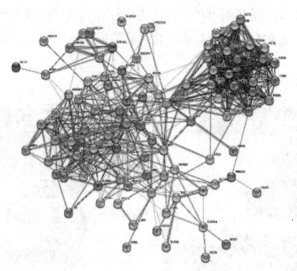

图 11-5　蛋白质相互作用网络图

第三节　生物信息数据库

目前，各种生物数据库的信息量正迅猛增长，很容易使人在浩如烟海的信息中迷失方向。比如于2003年4月宣告完成的人类基因组计划测出30亿个碱基对（bp）的核苷酸排列顺序，如果将测序的结果打印成书，每页印4000个碱基符号，需要印750000页，如此之大的信息量，只能用计算机的数据库来处理。因此，应用数据库技术对海量生物信息进行存储、检索和分析已成为生物信息学的重要研究领域。现在已有很多种类的生物信息学数据库供生物学工作者使用，并且其容量还在迅猛地增长。

一、生物信息数据库简介

生物数据库主要分成三大类：核酸数据库、蛋白质数据库和专用数据库。其中，核酸数据库是与核酸相关的数据库。蛋白质数据库是与蛋白质相关的数据库。专用数据库是专门针对某一主题的数据库，或者是综合性的数据库，以及无法归入其他两类的数据库。核酸数据库和蛋白质数据库又分为一级和二级。一级数据库存储的是通过各种科学手段得到的最直接的基础数据。比如测序获得的核酸序列，或者 X线衍射法等获得的蛋白质三维结构。一级核酸数据库，它主要包括三大核酸数据库和基因组数据库。蛋白质的一级数据库还可以再具体分为蛋白质序列数据库和蛋白质结构数据库。二级数据库是通过对一级数据库的资源进行分析、整理、归纳、注释而构建的具有特殊生物学意义和专门用途的数据库。生物信息数据库分类如图11-6所示。

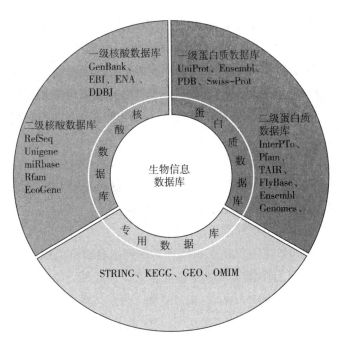

图 11-6 生物信息数据库分类概图

(一)一级核酸数据库

一级核酸数据库指的是收集、存储和管理原始核酸序列数据的数据库。这些数据库通常由国家或国际生物信息中心、研究机构、大学或类似的机构创建和维护。一级核酸数据库的主要任务是接收、保存和发布来自科学研究者和基因组项目的核酸序列数据,并确保这些数据对科学家和研究者公开和可访问。

最著名的一级核酸数据库是 GenBank,它是美国国家生物技术信息中心(NCBI)创建和维护的。GenBank 是一个全球性的核酸序列数据库,包含了大量的 DNA 和 RNA 序列数据,涵盖了生物界广泛的物种。它是生物信息学领域最重要的资源之一,为科学家们提供了丰富的基因组和转录组数据,支持基因功能预测、生物进化研究、基因组注释等方面的研究。

除了 GenBank,其他国家和地区也有自己的一级核酸数据库。例如,欧洲生物信息研究所(European Bioinformatics Institute,EBI)维护着欧洲核酸数据库(European Nucleotide Archive,ENA);日本的 DNA 数据银行(DNA Data Bank of Japan,DDBJ)是亚洲地区的重要一级核酸数据库。

这些一级核酸数据库之间通常会进行数据共享和相互交换,以确保全球范围内的科学家都能够获得最新的核酸序列数据,并在研究中进行应用。这些数据库的数据对于促进生命科学研究、推动基因组学、遗传学和生物学等领域的发展具有重要意义。

1. **GeneBank** 是一个常见的生物信息学数据库,由美国国家生物技术信息中心(National Center for Biotechnology Information,NCBI)创建和维护。GenBank 包含了大量

的分子生物学序列数据，主要是DNA序列和RNA序列，包括基因组、转录本、蛋白质编码序列等。

GenBank数据库的数据来源非常广泛，包括来自科学研究、基因组计划、遗传学研究以及其他生物信息学项目的序列数据。这些数据被科学家们提交给GenBank，并通过国际公认的格式和规范进行存储和共享，以便全球范围内的研究者能够自由访问和利用这些数据。

GenBank中的每个序列都有一个唯一的标识符，称为GenBank Accession Number。通过这些Accession Number，可以方便地检索和引用GenBank中的特定序列数据。每个序列的记录包含了详细的生物学信息，如序列的源组织、生物学功能、相关文献等，使得科学家们能够更好地了解和利用这些数据。

GenBank数据库的数据不仅在生物信息学研究中有着广泛的应用，还对基因功能预测、进化分析、基因组注释等领域具有重要意义。此外，GenBank还与其他一些生物信息学数据库（如NCBI的PubMed、BLAST等）相互关联，形成一个强大的生物信息学研究工具和资源体系，为全球的生物学研究提供了有力的支持。

2. EBI（European Bioinformatics Institute） 是欧洲生物信息学研究所，是世界领先的生物信息学研究机构之一。EBI成立于1994年，总部位于英国的剑桥，在欧洲生物信息学网络（ELIXIR）中扮演着核心角色。

EBI的主要任务是收集、组织和提供生物信息学数据、工具和资源，为全球生命科学研究者提供支持和服务。作为欧洲生物信息学的重要中心，EBI与其他国际生物信息学组织（如NCBI、DDBJ等）紧密合作，共同推动全球范围内的生物信息学研究和合作。EBI还提供一系列生物信息学工具和资源，包括数据库查询工具、序列比对工具、结构预测工具等，帮助科学家在基因组学、蛋白质组学、转录组学等领域进行研究和分析。

作为全球生物信息学研究的关键机构之一，EBI的工作对于推动生命科学研究、促进医学发展、支持健康产业具有重要意义。其提供的数据和工具在全球范围内被广泛应用于科学研究、教育和创新。

3. ENA（European Nucleotide Archive） 是欧洲核酸数据库，由欧洲生物信息学研究所（European Bioinformatics Institute，EBI）负责维护。ENA是全球重要的核酸序列数据库之一，致力于收集、存储和提供来自全球范围的DNA、RNA和原核生物（prokaryote）序列数据。

作为欧洲的主要核酸数据库，ENA扮演着重要的角色，与其他一级核酸数据库如美国的GenBank和日本的DDBJ共同组成全球核酸序列数据库（International Nucleotide Sequence Database Collaboration，INSDC）。这三个数据库之间分享数据和信息，确保全球范围内的科学家能够获得最新的核酸序列数据，推动生物信息学研究和生命科学的发展。

ENA不仅是一个数据库，还提供一系列数据分析工具和资源，帮助科学家们在基因组学、转录组学、遗传学等领域开展研究。其在全球生物信息学研究中的地位和影响力使得其成为生命科学领域不可或缺的重要资源之一。

4. DDBJ（DNA Data Bank of Japan） 是日本的一级核酸数据库，专门用于收集、存储和管理全球范围内的DNA、RNA和蛋白质序列数据。DDBJ成立于1986年，是国际核酸序列数据库合作组织（International Nucleotide Sequence Database Collaboration，INSDC）的三个成员之一，与美国的GenBank和欧洲的ENA共同组成了全球核酸序列数据库联盟。

DDBJ的数据与其他一级核酸数据库（GenBank和ENA）共享和交换，确保全球范围内的科学家都能够获得最新的核酸序列数据，并在研究中进行应用。这三个数据库之间的合作与协调，有效促进了全球生物信息学研究的发展，推动了生命科学领域的进步。除了存储核酸序列数据，DDBJ还提供一系列数据分析工具和资源，为科学家们进行基因组学、转录组学、遗传学等研究提供支持。DDBJ在日本以及全球范围内都拥有重要地位，为生物信息学研究和生命科学的发展作出了重要贡献。

（二）二级核酸数据库

二级核酸数据库是指由一级核酸数据库（如GenBank、ENA、DDBJ）收集、整理和进一步处理的核酸序列数据的子数据库。这些二级数据库通常是针对特定类型的核酸序列或特定物种的数据库，它们在一级数据库的基础上提供更为专门化的数据资源和功能。二级核酸数据库的建立有助于更好地组织和管理庞大的核酸序列数据，使科学家们可以更方便地访问和利用这些数据，并加深对特定生物学领域的研究和理解。

下面是一些常见的二级核酸数据库。

1. RefSeq（Reference Sequence） 是由美国国家生物技术信息中心（National Center for Biotechnology Information，NCBI）创建和维护的参考序列数据库。RefSeq旨在提供高质量、准确和完整的基因组、转录本和蛋白质序列数据，以及相应的注释信息。

RefSeq中的序列数据经过仔细筛选和校正，确保其准确性和可靠性。这些序列数据通常来自经过精心挑选的模式生物，是对物种基因组和蛋白质序列的最佳表达。RefSeq提供丰富的注释信息，包括基因的名称、功能、外显子、转录起始位点、蛋白质结构域等。这些注释信息帮助科学家理解基因的功能和调控。RefSeq涵盖了多个物种的基因组、转录本和蛋白质序列数据，包括人类、动物、植物、微生物等，覆盖了生命界广泛的物种。RefSeq的每个记录都有一个唯一的版本号，使得用户可以跟踪和引用特定版本的数据。

RefSeq数据库为生物信息学研究者和生命科学研究提供了宝贵的资源。研究人员可以在RefSeq中查找和获取高质量的基因组、转录本和蛋白质序列数据，用于基因功能预测、生物学研究、遗传学研究等方面。此外，RefSeq数据还被广泛应用于基因组注释、生物医学研究、新药开发和生物信息学算法的验证等领域。

2. Unigene 是美国国家生物技术信息中心（National Center for Biotechnology Information，NCBI）旗下的一个数据库，于2000年创建，用于组织和聚类表达序列标签（Expressed Sequence Tags，ESTs）数据。Unigene的主要目标是将来自相同基因的EST序列聚类在一起，形成一组非冗余的基因集合，从而帮助研究人员对基因的表达和功能进行更深入的研究。EST是通过测序表达的基因转录本所产生的短序列片段。在基因组计划早期，ESTs是一种高通量测序技术的应用，可以快速获得基因的部分序列。由于ESTs是来自特定基因的转录本，聚类和分析ESTs能够帮助确定特定基因的表达模式、组织特异性和功能注释等信息。

Unigene通过对来自相同基因的ESTs进行聚类，生成一系列称为Unigene clusters的非冗余序列集合。Unigene提供基因的注释信息，如基因名、基因功能、物种来源等，帮助研究人员对基因进行进一步分析。Unigene展示了ESTs的来源信息，如EST的文库来源、测序项目等，有助于研究人员了解EST的产生背景。

虽然ESTs在最近的基因组测序技术的发展下，已经逐渐被全长基因序列取代，但Unigene数据库仍然对于一些物种或特定基因的研究具有重要意义。Unigene为研究人员提供了一个对ESTs进行聚类和分析的平台，便于研究人员在特定基因的表达和功能等方面开展研究。

3. miRhase 是一个专门用于收集、存储和提供微小RNA（microRNA，miRNA）序列和注释信息的数据库。miRBase由英国曼彻斯特大学的miRNA组织团队创建和维护，它是全球研究miRNA的最重要资源之一。miRNA是一类短小的非编码RNA，通常由约22个核苷酸组成。miRNA在生物体内广泛存在，参与调控基因表达，特别是在转录后调控过程中发挥重要作用。miRNA通过与靶基因的mRNA结合，可以导致mRNA降解或抑制其翻译，从而影响靶基因的表达水平。

miRBase收集了全球范围内已知的miRNA序列，其中包括已经被实验验证和预测的miRNA。

对每个miRNA提供详细的注释信息，包括miRNA的名称、起始位点、靶基因等相关信息。miRBase将具有相似序列的miRNA聚类成miRNA家族，有助于研究人员了解miRNA的进化和功能。miRBase提供了一些miRNA与靶基因的预测算法，帮助研究人员发现潜在的miRNA靶基因。

miRNA在许多生物学过程中起着重要的调控作用，包括细胞分化、增殖、凋亡等。miRBase为科学家提供了一个集中的平台，便于他们查找和获取有关miRNA的最新信息，从而加深对miRNA功能和调控机制的理解。此外，miRBase的数据也广泛应用于生物医学研究、肿瘤学研究、发育生物学等领域，对促进生命科学的发展具有重要意义。

4. Rfam 是一个专门用于收集、存储和提供非编码RNA（non-coding RNA，ncRNA）序列家族和结构信息的数据库。Rfam的名称来自于"RNA families"的缩写。

Rfam由欧洲生物信息学研究所（European Bioinformatics Institute，EBI）创建和维护，它是全球研究非编码RNA的重要资源之一。非编码RNA是一类在细胞中不编码蛋白质的RNA分子，但在细胞内发挥着多种重要的生物学功能。这些功能包括基因表达调控、转录后调控、剪接调控、RNA修饰等。非编码RNA在生命科学研究中逐渐受到关注，因为它们在许多生物学过程中起着关键的调控作用。

Rfam收集和分类了各种RNA家族，每个家族由一组具有相似结构和功能的非编码RNA序列组成。Rfam提供每个RNA家族的结构信息，包括二级结构和功能区域。对每个RNA家族的序列和结构进行详细注释，有助于研究人员理解其功能和调控机制。Rfam提供了用于比对和搜索特定RNA家族的工具，方便科学家在大规模数据中发现和分析非编码RNA序列。

Rfam数据库为研究人员提供了一个集中的平台，便于他们查找和获取有关非编码RNA的最新信息，从而加深对非编码RNA的功能和生物学意义的理解。此外，Rfam的数据也被广泛应用于生物信息学研究、基因调控网络的构建、疾病研究等领域，对推动生命科学的发展具有重要意义。

5. EcoGene 是一个专门用于大肠埃希菌（Escherichia coli，E.coli）基因组的数据库。EcoGene的主要目标是提供大肠埃希菌基因的注释信息、功能预测和相关实验数据，帮助科学家更好地了解和研究这个重要的模式微生物。大肠埃希菌是最常见的细菌之一，在生物学研究中被广泛应用作为模式生物。它的遗传学和生物学知识非常丰富，是许多生物学原理和基因调控机制的研究模型。EcoGene数据库的建立旨在整合大肠埃希菌基因组的注释和实验数据，为研究人员提供方便的数据资源。

EcoGene提供大肠埃希菌基因的详细注释信息，包括基因的名称、长度、编码蛋白质信息等。对大肠埃希菌基因的功能进行预测和注释，帮助研究人员理解基因的生物学功能。EcoGene收集和整合与大肠埃希菌相关的实验数据，如基因表达数据、突变实验数据等。EcoGene提供有关大肠埃希菌基因调控和转录因子的信息，帮助研究人员了解基因的调控机制。

EcoGene为研究人员提供了一个集中的平台，便于他们查找和获取有关大肠埃希菌基因的最新信息，从而加深对这一重要模式微生物的生物学理解。由于大肠埃希菌在科学研究中的广泛应用，EcoGene数据库为生物学、生物技术和医学研究提供了有价值的资源。

这些二级核酸数据库根据特定的科学目标和研究需求，提供了丰富的信息和功能工具，帮助科学家在特定领域开展深入的生物学研究。同时，这些数据库的数据通常与全球的一级核酸数据库共享和交换，确保数据的一致性和可访问性。

（三）一级蛋白质数据库

一级蛋白质数据库是指由全球生物信息学组织、研究机构或大学等创建和维护的主要蛋白质序列数据集合。这些数据库收集、存储和提供全球范围内的蛋白质序列数据，并提供丰富的注释和功能信息，帮助科学家们对蛋白质进行研究和分析。

1. UniProt（Universal Protein Resource）　是全球最重要的蛋白质数据库之一，由欧洲生物信息学研究所（European Bioinformatics Institute，EBI）、瑞士生物信息学研究所（Swiss Institute of Bioinformatics，SIB）和美国国家生物技术信息中心（National Center for Biotechnology Information，NCBI）合作创建和维护。UniProt为科学家们提供了一个综合性的平台，存储、整合和提供全球范围内已知的蛋白质序列和功能信息。

UniProt Knowledgebase（UniProtKB）是UniProt最重要的组成部分，它是一个包含已知和预测蛋白质序列的综合性知识库。UniProtKB收集和整理了来自各种来源的蛋白质序列数据，包括实验验证的蛋白质序列和计算预测的序列。每个蛋白质都有详细的注释信息，包括功能、结构域、亚细胞定位、通路参与等。

UniProt Reference Clusters（UniRef）是UniProt的蛋白质家族聚类数据库。UniRef根据序列相似性将相似的蛋白质聚类在一起，形成非冗余的蛋白质集合。这样的聚类有助于减少数据库中的冗余信息，提高数据的检索效率。

UniProt Archive（UniParc）是UniProt的蛋白质序列归档数据库。UniParc收集了全球范围内所有已知的蛋白质序列，确保数据的长期保存和可访问性。

UniProt数据库的数据对于生物学研究、药物开发、蛋白质工程等领域的科学家们具有极大的价值。其数据质量和丰富性使得UniProt成为全球最受欢迎的蛋白质资源之一，并在全球范围内被广泛应用于生命科学研究和生物信息学研究。

2. Ensembl　是一个综合性的基因组注释数据库和生物信息学工具集合，由欧洲生物信息学研究所（European Bioinformatics Institute，EBI）和英国赫尔大学的Ensembl项目团队共同创建和维护。Ensembl的主要目标是为全球范围内的各种物种提供高质量的基因组注释和相关生物学信息，帮助科学家们深入研究基因组和基因的功能与调控。

Ensembl提供包括人类、动物、植物等多种物种的基因组注释信息，包括基因位置、外显子结构、转录本、启动子、调控区域等。Ensembl将具有相似序列和功能的基因聚类成家族，有助于研究人员了解基因的进化和功能。Ensembl提供基因的调控信息，包括转录因子结合位点、甲基化位点等，帮助研究人员了解基因的调控机制。Ensembl整合了来自各种来源的基因表达数据，帮助科学家了解基因在不同组织和条件下的表达模式。Ensembl提供对基因功能的预测和注释，帮助研究人员了解基因的生物学功能。

除了数据库，Ensembl还提供一系列生物信息学工具，用于基因序列比对、基因家族分析、基因表达可视化等，为研究人员进行基因组学和生物信息学研究提供支持。Ensembl数据库对于生物学研究、基因组学研究和医学研究具有重要意义，为全球的生命科学研究者提供了一个重要的资源和工具平台。其持续更新和扩充，为科学家们提供了最新的基因组和基因功能信息，推动了生命科学的进步和创新。

3. PDB（Protein Data Bank）　是一个专门用于存储蛋白质三维结构的数据库。它由全球各地的研究机构和实验室共同创建和维护，是全球最重要的蛋白质结构数据库之一。PDB的主要功能是收集和存储由X线晶体学、核磁共振（NMR）和电子显微镜等实验技术测定的蛋白质的三维结构数据。这些结构数据通常包含原子级别的信息，揭示了蛋白质分子在空间中的立体构型和拓扑结构。

PDB中收录了大量蛋白质的三维结构数据，包括单个蛋白质、蛋白质复合物和蛋白质与配体的复合物等。PDB提供有关每个蛋白质结构的注释信息，如蛋白质名称、功能、生物学活性等。PDB提供在线结构可视化工具，允许用户查看和分析蛋白质的三维结构。PDB提供一系列分析工具，帮助科学家们对蛋白质结构进行比较、模拟和功能预测等。

蛋白质三维结构的解析对于生物学研究、药物设计和生物技术等领域具有重要意义。PDB为全球的生命科学研究者提供了一个重要的资源和平台，使他们能够访问和利用大量的蛋白质结构数据，从而推动生物学的深入理解和应用。研究人员可以通过PDB数据库查找和获取感兴趣的蛋白质结构数据，进行结构生物学研究，探索蛋白质的结构与功能之间的关系，并为药物研发和蛋白质工程提供重要的指导和参考。

4. Swiss-Prot　是由瑞士生物信息学研究所（Swiss Institute of Bioinformatics，SIB）创建和维护的一个高质量蛋白质数据库。它是全球最受欢迎和广泛使用的蛋白质序列和注释信息资源之一。

Swiss-Prot收集和存储全球范围内已知的蛋白质序列，包括实验验证的蛋白质序列和计算预测的序列。每个蛋白质在Swiss-Prot中都有详细的注释信息，包括功能、结构域、亚细胞定位、通路参与、酶活性等。这些注释信息是由专业的生物学家进行手工校验和添加的，保证了数据的高质量和准确性。Swiss-Prot将相似的蛋白质聚类成家族，有助于研究人员了解蛋白质的进化和功能。Swiss-Prot提供有关蛋白质变异和突变的信息，有助于研究人员了解蛋白质的功能变化和与疾病的关联。Swiss-Prot对蛋白质功能进行预测和注释，帮助研究人员了解蛋白质的生物学功能。

Swiss-Prot数据库的数据质量和丰富性使得它成为全球生物学研究者的重要资源之一。研究人员可以在Swiss-Prot中查找和获取有关蛋白质的最新信息，从而加深对蛋白质功能和生物学意义的理解。同时，Swiss-Prot的数据也广泛应用于生物医学研究、药物研发、蛋白质工程等领域，为推动生命科学的发展和创新作出了重要贡献。

（四）二级蛋白质数据库

二级蛋白质数据库是指由一级蛋白质数据库收集、整理和进一步处理的蛋白质数据的子数据库。一级蛋白质数据库（如UniProt、NCBI RefSeq、Swiss-Prot等）通常是综合性的数据库，涵盖了全球范围内已知的蛋白质序列和注释信息。而二级蛋白质数据库则在一级数据库的基础上，针对特定类型的蛋白质或特定物种进行了更为专门化的数据资源和功能工具的开发。二级蛋白质数据库的建立有助于更好地组织和管理庞大的蛋白质数据，使科学家们可以更方便地访问和利用这些数据，并加深对特定蛋白质类别或特定物种的研究和理解。

1. InterPro　是一个综合性的蛋白质功能分类数据库，由欧洲生物信息学研究所（European Bioinformatics Institute，EBI）和英国赫尔大学的Ensembl项目团队共同创建和维护。InterPro的主要目标是对蛋白质进行功能注释和分类，帮助科学家更好地理解蛋白质的功能和结构域，并加速蛋白质的功能预测和注释。

InterPro整合了多种蛋白质功能分类方法，包括蛋白质家族、结构域、反应模式和功能预测。通过对蛋白质序列的分析，InterPro将蛋白质分成多个功能类别，有助于研究人员了解蛋白质的功能和结构。InterPro提供蛋白质中存在的已知结构域和结构模式的注释信息，帮助研究人员了解蛋白质的结构特征和功能区域。InterPro根据蛋白质序列和结构域的信息，预测蛋白质的功能，为科学家们进行蛋白质功能研究提供重要线索。InterPro将相似的蛋白质序列聚类成家族，有助于研究人员了解蛋白质的进化和功能。InterPro与其他重要的蛋白质数据库（如UniProt、Pfam等）进行连接，确保数据的一致性和可访问性。

InterPro的数据来源包括多个蛋白质功能分类方法和模型，如Pfam、PRINTS、SMART、ProSite等。通过整合这些不同的功能分类方法，InterPro提供了更全面、准确和丰富的蛋白质功能注释和分类信息。InterPro数据库为生物学研究者提供了一个重要的资源和工具平台，使他们能够更全面地了解蛋白质的功能和结构，从而推动生命科学的进步和创新。

2. Pfam　是一个蛋白质家族数据库，由欧洲生物信息学研究所（European Bioinformatics Institute，EBI）创建和维护。Pfam的主要目标是将具有相似结构和功能的蛋白质序列聚类成家族，并为这些家族提供详细的注释和功能预测信息。

Pfam根据蛋白质序列的结构域和功能模式，将相似的蛋白质聚类成家族。每个家族由一组具有相似结构域的蛋白质序列组成，这些结构域在进化过程中被保留并具有类似的功能，Pfam提供蛋白质序列中存在的已知结构域的注释信息，帮助研究人员了解蛋白质的结构特征和功能区域。通过与已知蛋白质家族的匹配，Pfam可以预测新蛋白质的功能。这对于在实验中对大量新的蛋白质进行功能注释非常有用。Pfam的家族不仅涵盖了人类和其他常见生物物种的蛋白质，还包括了一些微生物和罕见物种的蛋白质家族，有助于对不同物种之间的蛋白质功能和进化进行比较研究。

Pfam数据库是一个非常重要的蛋白质资源，对于生物学研究、基因组学研究和生物信息学研究都具有重要意义。通过Pfam，研究人员可以了解蛋白质的结构和功能特征，探索蛋白质家族的进化历史，预测新蛋白质的功能，并进一步深入理解蛋白质在细胞过程中的作用和调控。

3. Ensembl Genomes　是Ensembl项目的一个分支，专门用于收集和注释各种生物物种的基因组和蛋白质数据。Ensembl项目最初是为人类基因组提供注释信息的，随着时间的推移，它逐渐扩展为涵盖多种生物物种的基因组学数据资源。Ensembl Genomes则专注于植物、动物、微生物等多种生物物种的基因组学研究。

Ensembl Genomes涵盖了广泛的生物物种，包括植物、动物、微生物、真菌等。每个物种都有详细的基因组注释信息，包括基因、转录本、蛋白质等。Ensembl Genomes提供各物种的基因组注释信息，包括基因的位置、结构、启动子、调控元件等。通过对不同物种的基因组进行比较，Ensembl Genomes可以揭示物种之间的进化关系、共享的基因家族和结构域等。Ensembl Genomes将相似的基因序列聚类成家族，有助于研究人员了解基因家族的功能和进化。Ensembl Genomes对蛋白质进行功能预测和注释，帮助研究人员了解基因的生物学功能。Ensembl Genomes整合了来自不同来源的基因表达数据，帮助科学家们了解基因在不同组织和条件下的表达模式。

Ensembl Genomes为研究人员提供了一个重要的资源和工具平台，使他们能够更全面地了解多种生物物种的基因组学特征和功能。这对于比较基因组学、进化生物学、农业科学、微生物学研究等领域都具有重要意义。由于涵盖了广泛的生物物种，Ensembl Genomes为全球范围内的生物学研究者提供了丰富的数据资源，促进了生命科学的发展和创新。

4. TAIR（The Arabidopsis Information Resource） 是一个专门用于拟南芥（Arabidopsis thaliana）研究的数据库和信息资源。拟南芥是一种常用的模式植物，被广泛用于植物生物学和分子生物学的研究。

TAIR收集和存储了拟南芥基因组的序列数据，并为每个基因提供详细的注释信息，包括基因结构、启动子、调控元件等。TAIR整合了来自不同实验和文献的拟南芥基因表达数据，帮助研究人员了解基因在不同组织、发育阶段和条件下的表达模式。TAIR对拟南芥基因的蛋白质进行功能预测和注释，帮助研究人员了解基因的生物学功能。TAIR提供拟南芥基因调控网络的信息，包括转录因子、miRNA等与基因调控相关的数据。TAIR收集了拟南芥基因突变体和遗传变异的信息，有助于研究人员了解基因的功能和调控机制。除了数据库本身，TAIR还提供了拟南芥研究所需的一系列实验工具、文献数据库和相关资源。

TAIR数据库为拟南芥研究者提供了一个重要的资源和平台，使他们能够更全面地了解这一模式植物的基因组学特征、基因功能和调控网络。拟南芥作为模式植物，在植物生物学和分子生物学领域扮演着重要的角色，研究人员可以通过TAIR数据库查找和获取与拟南芥相关的最新信息，推动植物科学的进展和创新。

5. FlyBase 是一个专门用于果蝇（Drosophila melanogaster）研究的数据库和信息资源。果蝇是生物学研究中常用的模式生物之一，因其生命周期短、生殖力强和基因组较小而广泛应用于遗传学、发育生物学、神经生物学等领域的研究。

FlyBase收集和存储了果蝇基因组的序列数据，并为每个基因提供详细的注释信息，包括基因结构、启动子、调控元件等。FlyBase整合了来自不同实验和文献的果蝇基因表达数据，帮助研究人员了解基因在不同组织、发育阶段和条件下的表达模式。FlyBase对果蝇基因的蛋白质进行功能预测和注释，帮助研究人员了解基因的生物学功能。FlyBase提供果蝇基因调控网络的信息，包括转录因子、miRNA等与基因调控相关的数据。FlyBase收集了果蝇基因突变体和遗传变异的信息，有助于研究人员了解基因的功能和调控机制。除了数据库本身，FlyBase还提供了果蝇研究所需的一系列实验工具、文献数据库和相关资源。

FlyBase数据库为果蝇研究者提供了一个重要的资源和平台，使他们能够更全面地了解这一模式生物的基因组学特征、基因功能和调控网络。果蝇作为模式生物，在生物学研究中扮演着重要的角色，研究人员可以通过FlyBase数据库查找和获取与果蝇相关的最新信息，推动生物学的进展和创新。

这些二级蛋白质数据库根据特定的科学目标和研究需求，提供了更为专门化的数据资源和功能工具，帮助科学家在特定领域开展深入的蛋白质研究。同时，这些数据库的数据通常与全球的一级蛋白质数据库共享和交换，确保数据的一致性和可访问性。

（五）专用数据库

除了核酸数据库和蛋白质数据库，还有一些专用数据库，涵盖了各种生物学研究领域。

1. STRING（Search Tool for the Retrieval of Interacting Genes/Proteins）　是一个用于分析蛋白质相互作用网络的在线数据库和工具。它提供了关于蛋白质相互作用、蛋白质-蛋白质相互作用、蛋白质-小分子相互作用和综合功能网络的信息。

STRING数据库整合了来自多个来源的蛋白质相互作用数据，包括实验验证、文献报道和计算预测，形成全球范围内的蛋白质相互作用网络。STRING提供了蛋白质-蛋白质相互作用信息，帮助研究人员了解蛋白质之间的物理相互作用。STRING还提供了蛋白质与小分子（如药物、代谢产物等）之间的相互作用信息，有助于了解蛋白质的功能和调控。STRING将蛋白质相互作用和综合功能信息组合在一起，形成复杂的功能网络，帮助研究人员了解生物学过程和信号传导通路。STRING数据库覆盖了多种生物物种，包括人类、小鼠、果蝇、拟南芥等常见模式生物，以及许多微生物和其他物种。

STRING数据库提供了一个强大的工具，用于分析和解释蛋白质相互作用网络，帮助研究人员理解蛋白质之间的功能和调控关系，探索细胞过程、信号通路和生物学的基本原理。研究人员可以通过STRING数据库搜索和可视化蛋白质相互作用网络，预测蛋白质功能和研究复杂疾病的分子机制。

2. KEGG（Kyoto Encyclopedia of Genes and Genomes）　是一个重要的生物信息学资源数据库，其提供了广泛的生物学信息，尤其是关于基因组学、生物化学反应、代谢途径和信号通路的数据。KEGG旨在帮助研究人员理解生物系统的功能和调控，并在基因和分子水平上揭示生物学过程的复杂性。

KEGG提供了全面的生物通路数据库，包括代谢通路、细胞信号通路、转录因子通路等，帮助研究人员了解生物学过程和细胞调控的分子机制。KEGG收集了多种生物物种的基因组数据，并对基因进行注释和功能分类，为研究人员提供了基因的信息和功能预测。KEGG提供了广泛的生物化学反应数据，包括酶催化的反应、代谢反应和信号转导反应等，有助于了解生物分子间的相互作用。KEGG还包含了药物和化合物的信息，包括药物的作用机制、代谢途径和药物相互作用等，用于药物研发和药物治疗相关研究。KEGG提供了多种疾病的信息，包括与基因和通路相关的疾病信息，有助于研究人员了解疾病的发病机制和治疗靶点。

此外，KEGG数据库是一个非常有用的资源，特别适用于生物学、医学和药物研发领域的研究者。通过利用KEGG数据库，研究人员可以深入挖掘生物学的细节和复杂性，从基因组、代谢途径和信号通路的角度来解析生物学过程和疾病的发病机制，为精准医学和个体化治疗的发展作出贡献。

3. GEO（Gene Expression Omnibus） 是一个公共数据库，由美国国家生物技术信息中心（National Center for Biotechnology Information，NCBI）创建和维护。GEO数据库是一个重要的基因表达数据存储库，收集和提供来自各种实验的高通量基因表达数据。

GEO收集和存储来自微阵列芯片、RNA测序和其他高通量技术的基因表达数据，涵盖了多种生物物种和不同生物学条件下的表达信息。每个数据集包含详细的实验信息，包括实验设计、样本来源、处理方法等，帮助研究人员了解数据的来源和质量。GEO提供数据可视化工具，让研究人员可以通过绘图和图表来展示和比较基因表达数据。用户可以通过GEO数据库下载感兴趣的基因表达数据，以便进行后续的分析和研究。GEO还与一些生物信息学工具和软件集成，帮助用户进行基因表达数据的分析和挖掘。

GEO数据库为全球范围内的研究人员提供了一个重要的资源，使他们能够访问和分享大量的基因表达数据。这对于研究基因调控、生物学过程、发育、疾病机制等具有重要意义。研究人员可以通过GEO数据库获取公开共享的数据集，也可以将自己的基因表达数据上传到数据库，为科学界贡献更多有关基因表达的信息。

4. OMIM（Online Mendelian Inheritance in Man） 是一个在线遗传疾病数据库，它收集和整理了与人类遗传疾病相关的遗传变异和相关基因的信息。OMIM数据库由约翰·霍普金斯大学的麦金蒂儿科学院创建和维护，是一个重要的资源，用于研究人员和医生了解遗传疾病的遗传学基础和临床特征。

OMIM收集了各种人类遗传疾病的详细信息，包括疾病的名称、表型特征、遗传模式和临床表现等，它还提供了与每种遗传疾病相关的基因和基因突变的信息，帮助研究人员了解疾病的分子遗传学基础。此外，OMIM描述了每种遗传疾病的遗传模式，包括常染色体显性OMIM提供了与遗传变异相关的临床影响信息，有助于医生和研究人员理解疾病的表现和预后。每个OMIM条目都提供了相关文献的引用，方便用户进一步深入阅读和了解疾病和基因的相关研究。

作为遗传学和医学研究领域的重要资源，OMIM数据库为研究人员和医学专业人士提供了关于遗传疾病的详细信息。研究人员可以通过OMIM数据库查找和获取关于特定遗传疾病的遗传学信息、基因突变信息和临床表现，这对于了解遗传疾病的发病机制和提供个性化医疗具有重要意义。

以上这些数据库覆盖了基因组学、转录组学、蛋白质学、生物通路、遗传学和药物研究等多个生物学领域，为研究人员提供了丰富的生物学数据资源和工具平台，推动了生命科学的研究和应用。

二、生物信息数据库数据的存储格式

随着生物医学技术的快速发展，生物医学数据呈爆炸式增长，且大量的医学信息被精确地记录下来，数据的搜集、存储和管理方式也日趋多样化。但是信息的多样化使得如此之多的生物医学数据库产生了"数据丰富，信息匮乏"的现象，针对这些"孤立"的数据库，如何将它们组织、整合到一起，实现数据共享对生物医学工程的进一步发展起到至关重要的作用。

（一）XML格式

XML（eXtensible Markup Language）是一种用于表示和传输结构化数据的标记语言。它被广泛用于生物信息学、Web开发和数据交换等领域。XML使用标签来标识数据元素，每个元素可以包含子元素和属性，从而形成层次化的数据结构。

XML的主要特点和优势如下。

1. **可扩展性** XML是可扩展的，用户可以定义自己的标签和数据结构，从而适应不同的数据表示需求。

2. **自描述性** XML文档是自描述的，每个元素都有标签和属性来标识其含义，使得数据的意义和结构对人和计算机都易于理解。

3. **平台无关性** XML文档可以在不同的计算机平台和操作系统之间进行传输和解析，使其成为数据交换的理想格式。

4. **数据和显示分离** XML与样式表（如XSLT）结合使用，可以将数据和显示样式分离，实现数据与呈现的分离，增加了灵活性和可维护性。

5. **支持多种编程语言** 由于XML是一种纯文本格式，它可以被几乎所有编程语言解析和处理，使得数据处理变得更加方便。

以下是一个简单的XML例子（图11-7），表示一个学生信息的XML文档。

```
<students>
 <student id="101">
  <name>John Doe</name>
  <age>20</age>
  <gender>Male</gender>
  <major>Biology</major>
 </student>
 <student id="102">
  <name>Jane Smith</name>
  <age>19</age>
  <gender>Female</gender>
  <major>Computer Science</major>
 </student>
 <student id="103">
  <name>Michael Johnson</name>
  <age>22</age>
  <gender>Male</gender>
  <major>Physics</major>
 </student>
</students>
```

图 11-7 XML 格式示例

在这个XML文档中，我们有一个根元素<students>，它包含了多个<student>元素，每个<student>元素代表一个学生的信息。每个<student>元素有一个id属性，用于唯一标识学生。在每个<student>元素内部，有<name> <age> <gender> <major>元素，分别表示学生的姓名、年龄、性别和专业。

在生物信息学领域，XML常被用于存储和交换生物学数据，如基因组注释信息、蛋白质结构数据、生物通路和基因表达数据等。许多生物信息数据库和工具都支持XML格式的数据导入和导出，以便研究人员能够方便地访问和共享生物学数据，并进行进一步的分析和研究。

（二）FASTA 格式

FASTA（FastA）格式是一种用于存储生物序列（如DNA、RNA、蛋白质序列）的简单文本格式。它是生物信息学领域中最常见的序列文件格式之一，广泛应用于序列数据库、序列比对、序列分析等方面。

在FASTA格式中，每个序列通常以一个标识行开始，标识行以 ">" 开头，后面跟着该序列的描述信息或标识符。之后的行包含序列数据，可以是DNA、RNA或蛋白质的字母序列。序列数据可以分为多行，但通常会在一行内显示，除非序列非常长。

以下是一个简单的FASTA格式示例（图11-8），包含两个DNA序列。

```
>Sequence_A
ATCGATCGATCGATCG
>Sequence_B
AGCTAGCTAGCTAGCTAGCT
```

图 11-8 FASTA格式示例

在这个例子中，两个序列分别以">"开头的标识行开始，后面分别跟着每个序列的

DNA序列数据。标识行提供了对序列的描述或标识，有助于人们理解序列的来源或含义。

FASTA格式的简单性和易读性使其成为生物学家常用的序列数据存储格式。它也被广泛支持于许多生物信息学工具和软件，方便用户导入、导出和分析生物序列数据。

（三）GenBank格式

GenBank格式是一种用于存储生物学序列数据（如DNA、RNA和蛋白质序列）和相关注释信息的标准格式。它是由美国国家生物技术信息中心（National Center for Biotechnology Information，NCBI）创建和维护的一种文本格式，是最常用的生物序列数据存储格式之一。

在GenBank格式中，以"LOCUS"开头的行包含序列的描述信息，如序列标识符、长度、类型、分子类型和生物物种信息等（图11-9）。"FEATURES"部分包含与序列相关的功能特征和注释信息，如基因、外显子、启动子、CDS（编码序列区）、蛋白质序列等。"ORIGIN"部分包含序列数据本身，通常以一行显示60个核苷酸（或氨基酸）。

以下是一个简单的GenBank格式示例。

```
LOCUS       NM_001011874    7636 bp    mRNA      mRNA      Homo sapiens
FEATURES              Location/Qualifiers
     source           1..7636
                      /organism="Homo sapiens"
                      /db_xref="taxon:9606"
                      /mol_type="mRNA"
                      /product="ankyrin repeat domain-containing protein 1B"
                      /transcript_id="NM_001011874.3"

ORIGIN
        1 atggagagga ggaggaggag aggaggagga ggaggaagga gggaggagga gg
       61 aggaagggag gaggaggagg aggaggagga ggaggaagga gggaggagga gg
          ...
//
```

图11-9　GenBank格式示例

在这个示例中，"LOCUS"行提供了序列的描述信息，包括序列标识符（NM_001011874）、长度（7636 bp）、类型（mRNA）、分子类型（mRNA）和生物物种（Homo sapiens）。"FEATURES"部分提供了与这个序列相关的功能特征和注释信息，其中包含"source"特征以及与"source"特征相关的注释信息。"ORIGIN"部分包含了序列数据本身，这里是mRNA序列。

GenBank格式的优势在于它提供了丰富的注释信息，可以存储和展示与序列相关的多种功能特征和实验数据，方便科学家查阅和使用生物学序列数据。

（四）GFF/GTF格式

GFF（General Feature Format）和GTF（Gene Transfer Format）是两种用于存储基因组注释信息的文本格式。它们都是表格形式的格式，用于表示基因和基因组特征的位置和注释信息。这些格式通常被用于存储转录组数据的注释信息，如基因的外显子、内含子、启动子、UTR（非翻译区域）等功能区域的位置和相关注释。

GFF格式的基本结构如图11-10所示。

seqname　　source　　feature　start　end　score　strand　frame　　attributes

图11-10　GFF格式示例

GTF格式的基本结构如图11-11所示。

seqname　　source　　feature　start　end　score　strand　frame　　attributes

图11-11　GTF格式示例

这两种格式的字段含义相同，其中各个字段表示的信息如下。

1. seqname　表示基因组序列的名称，通常是染色体或染色体片段的名称。

2. source　表示数据来源或注释来源，可以是数据库名称或实验名称。

3. feature　表示基因组特征类型，如gene（基因）、exon（外显子）、CDS（编码序列区）等。

4. start　表示基因组特征的起始位置，以1为起点。

5. end　表示基因组特征的结束位置。

6. score　表示特征的置信度或得分，可以为空或用点号表示缺失。

7. strand　表示特征的方向，可以是正向（"+"）或负向（"–"）。

8. frame　对于CDS等编码区域，表示起始密码子位置的偏移量，可以是0、1或2。

9. attributes　表示与特征相关的其他注释信息，通常以键值对的形式表示。

10. GFF/GTF　格式的灵活性和易读性使其成为存储和传输基因组注释信息的常用格式，广泛应用于转录组学研究、基因组学研究和生物信息学领域。

（五）BED 格式

BED（Browser Extensible Data）格式是一种用于存储基因组区域数据的文本格式。它通常用于表示基因组上的特征区域，如基因的外显子、内含子、启动子、结合位点等，以及与这些区域相关的注释信息。BED格式非常简单且易于理解，广泛应用于基因组学研究、转录组学研究和生物信息学领域。

BED格式的基本结构如图11-12所示。

chromosome　start end　name　score　strand　other_attributes

图11-12　BED结构示例

其中各字段的含义如下。

1. chromosome　表示基因组序列的名称，通常是染色体或染色体片段的名称。

2. start　表示区域的起始位置，以0为起点，即左闭右开区间。

3. end　表示区域的结束位置，不包含在区域内。

4. name　表示区域的名称或标识符，通常用于唯一标识该区域。

5. score　表示区域的得分或置信度，可以为空或用整数表示。

6. strand　表示区域的方向，可以是正向（"+"）或负向（"−"），或未知（"."）。

7. other_attributes　表示与区域相关的其他注释信息，可以为空或包含额外的信息。

以下是一个简单的BED格式示例（图11-13）。

```
Chr1  1000  2000  Exon1  1000  +
Chr1  3000  4000  Exon2  800   +
Chr1  5000  6000  Exon3  1200  -
```

图11-13　BED格式示例

在这个示例中，每行表示一个基因组区域（如外显子）的位置和相关注释。例如，第一行表示一个位于Chr1的区域，起始位置为1000，结束位置为2000，名称为Exon1，得分为1000，方向为正向（+）。后续行类似表示其他区域的信息。

BED格式的简洁性和易于解析使其成为存储和传输基因组区域数据的常用格式，它常与各种基因组学工具和软件一起使用，方便科学家对基因组特征进行可视化和分析。

（六）JSON格式

JSON（JavaScript Object Notation）是一种轻量级的数据交换格式，常用于在不同应用程序之间传输和存储数据。它是一种文本格式，易于阅读和编写，同时也易于解析和生成。JSON格式由键值对构成，其中的键和值之间用冒号"："分隔，不同的键值对之间用逗号"，"分隔。数据可以是数字、字符串、布尔值、数组、对象等类型。

以下是JSON格式的一个简单示例（图11-14）。

```
{
"name":"John Doe" ,
"age":30,
"gender":"Male",
"email":"john.doe@example.com",
"hobbies":["Reading","Traveling","Cooking"],
"address":{
  "street":"123 Main Street",
  "city":"New York",
  "country":"USA"
  }
}
```

图11-14　JSON格式示例

在这个示例中，JSON表示了一个人的信息。它包含了姓名（"name"）、年龄（"age"）、性别（"gender"）、电子邮件（"email"）、爱好（"hobbies"）和地址（"address"）。其中，"name"、"age"和"gender"是字符串和数值类型的简单键值对，"hobbies"是一个数组，包含了多个爱好，"address"是一个嵌套的对象，表示了地址的详细信息。

JSON格式的文本结构简洁明了，易于人阅读和理解。JSON可以被几乎所有编程语言解析和生成，因此在不同的平台和系统之间交换数据非常方便。JSON支持层次结构，可以表示复杂的数据关系，如嵌套的对象和数组。JSON解析和生成的操作简单高效，适用于各种规模的数据。

由于JSON是一种开放的数据交换格式，可以根据需要定义自己的键和值。JSON广泛用于Web开发、API接口、配置文件、数据交换等场景，它是现代应用程序中常见的数据格式之一。

（七）BAM/SAM格式

BAM（Binary Alignment/Map）和SAM（Sequence Alignment/Map）格式是用于存储DNA或RNA序列比对结果的文本和二进制格式。它们通常用于存储测序数据的比对结果，即将测序reads与参考基因组进行比对后的结果。SAM格式是文本格式，而BAM格式是对SAM格式进行二进制压缩后的版本，更加节省存储空间。

以下是SAM格式的一个简化示例（图11-15）。

QNAME FLAG RNAME POS MAPO CIGAR RNEXT PNEXT TLEN SEQ OUAL OPTIONAL_TAGS

图11-15　SAM简化示例

SAM格式中的字段含义如下。

1. QNAME　序列read的名称。

2. FLAG　一个整数值，表示比对标记。其中包含了比对的方向、是否匹配、是否是主对应等信息。

3. RNAME　参考序列的名称。

4. POS　序列read在参考序列上的起始位置。

5. MAPQ　比对质量得分，表示比对的可信度。

6. CIGAR　描述比对的CIGAR字符串，用于表示比对的操作（如匹配、插入、删除等）。

7. RNEXT　下一个比对的参考序列的名称。

8. PNEXT　下一个比对的参考序列上的起始位置。

9. TLEN　序列read和其配对序列之间的距离。

10. SEQ　序列read的碱基序列。

11. QUAL　序列read的测序质量值。

12. OPTIONAL_TAGS　可选的额外标签，用于存储其他相关信息。

BAM格式是对SAM格式的压缩版本，以二进制形式存储比对结果，相对于SAM格式，BAM格式更加节省存储空间。BAM文件通常用于存储大规模的测序数据，比如高通量测序数据，以便更高效地处理和存储测序比对结果。

综上，现代生物科技的迅速发展已经使生物生态数据呈现爆炸式增长，进入"大数据时代"。海量数据的整理整合和开放共享对于生物资源的研究、利用和保护至关重要。生物多样性大数据与生物资源本身一样，已成为国家战略资源，成为国际科技和产业竞争热点和战略制高点。近年来，大数据已经受到国内外的广泛关注。大数据为科学研究带来了新的方法论。作为科学研究的新范式，大数据正在催生人们用全新的思维追求科学发现。生命科学领域多层次大数据的汇聚、深度分析，以及通过学科交叉与生态、地理、遥感、环境等数据的融合所实现的知识发现，推动着生命科学研究向"数据密集型科学"的新范式转变，正在深刻改变着人类对生命本质的认知方式和生物多样性资源的利用能力。并且，独立自主的生物学数据库涉及国家生物多样性保护战略和国家大数据发展战略的重大需求，对于今后推动我国生物多样性科学创新和生物产业乃至社会经济的可持续发展具有重大的战略意义。

第四节　生物信息学在医药领域的应用

当前生物信息学的主要任务包括以下几个方面：①基因组相关信息的收集、存储、管理与提供；②新基因的发现与鉴定；③非编码区信息结构分析；④生物进化的研究；⑤完整基因组的比较研究；⑥基因组信息分析方法的研究；⑦大规模基因功能表达谱分析；⑧蛋白质末端序列、分子空间的预测、模拟和分子设计；⑨药物设计等。为此，生命科学家们在不断地生产和更新以数据库和软件为主的各种生物信息工具。本节就生物信息学在医药领域的应用状况和前景进行讨论，如图11-16所示。

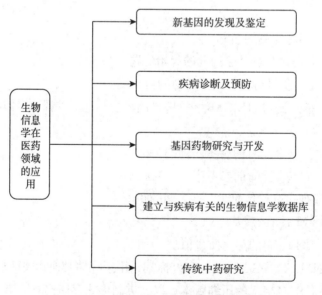

图11-16　生物信息学在医药领域的应用

一、新基因的发现及鉴定

发现新基因是生物信息学的重要任务之一，即从大量不连续的信息中发现其中隐藏着的重要信息。发现新基因也是当前国际上基因组研究的热点，使用生物信息学的方法是发现新基因的重要手段。最常用的方法就是通过多序列比对从基因组 DNA 序列中预测新基因。其本质上是把基因组中编码蛋白质的区域和非编码蛋白质的区域区分开来。同过去经典遗传学分析方法、功能克隆、定性克隆等方法相比，其效率大大提高。

新基因的发现不仅对于人类认识世界了解其他物种有着深远的影响，最重要的是可以为治疗某些疑难杂症带来新的契机。因此，发现新基因研究中一个热门方向就是发现与鉴定与疾病相关的基因，现在很多疾病的致病基因已经被发现，包括癌症、肥胖、哮喘、心脑血管病等，其中与癌症相关的原癌基因约有 1000 个，抑癌基因约有 100 个。通过各种方法获得了大量差异表达的序列片段之后，通常可以用 BLAST 工具或 FASTA 工具进行序列的相似性搜索，从而获得新的基因。还有在全基因组中寻找符合基因结构的新基因，可以应用预测新基因存在的软件，如 Genefinder、GeneScan 等。总之，发现新基因最终目的在于人类疾病的预防、诊断和治疗。

二、疾病诊断与预防

疾病发生和转归的本质是遗传信息在一定环境条件下的外在表达。诺贝尔生理学医学奖获得者利根川进指出：人类的一切疾病都与基因受损有关。因此，如果对疾病发生和转归追根寻源，即会最终追溯到与疾病相关的基因和基因群，因而利用生物信息学相关知识对基因异常即基因突变的明确诊断就显得尤为重要。

近年来，国际上已出现了与疾病相关的数据库。随着基因组信息学的深入研究，在掌握了全部人类基因在染色体上的位置和序列特征以及它们的表达规律和产物以后，通过比较序列库中的序列同源性，可以得到序列之间的进化关系，建立基因序列结构和功能的关系，各种分子疾患就可有效地加以判定。

通过基因诊断，例如能对有遗传病危险的胎儿在妊娠早期和中期甚至胚胎期进行产前诊断，为遗传病的防治和优生提供了有效的途径。基因诊断技术，还可广泛应用于感染性疾病和肿瘤的诊断以及法医学鉴定，应用于组织工程领域，如器官移植、组织、细胞移植的供受者检测领域。

因此，凭借生物信息学对人体基因密码的对比，可以预测相关疾病的风险性，做到早检测、早预防、早治疗，从而使人类更好地了解疾病的发病机制，找到更好的疾病诊断及分型手段，为探索人类疾病机制提供参考，进而发展相应的治疗手段。

三、基因药物研究与开发

目前生物信息学已经成为生物药物研究的重要工具和手段，以基因为基础的新药开发，已成为新药开发的关键方面。因此该领域的研究具有重要的经济和社会效益。基因治疗药物，据权威报道，在2008年，其销售额达48亿美元，目前在开发的这类产品主要目标是癌症、艾滋病、心血管病及传染性疾病等医学上疑难的病症。

人类基因组的研究为新药筛选提供了大量新的药物作用的靶分子，目前用于禽流感预防的疫苗有灭活疫苗、减毒活疫苗、重组疫苗、亚单位疫苗、核酸疫苗以及多肽疫苗等。生物信息学可以帮助筛选禽流感病毒基因组内主要的抗原位点，辅助设计基于禽流感病毒表面抗原和保守性蛋白的核酸疫苗和多肽疫苗。基于生物大分子结构及小分子结构的药物设计是生物信息学中的极为重要的研究领域。为了抑制某些酶或蛋白质的活性，在已知其蛋白质三级结构的基础上，可以利用分子对齐算法，在计算机上设计抑制剂分子，作为候选药物。

基因组信息学的发展同时也改变了新药研究和开发的模式。早期药物研究是基于临床的观察和应用的，现代药物研究是基于实验的，即通过大量生物学和化学的实验来研究、开发药物的，未来的药物研究将演变为基于信息的过程。新药的研究将从计算机开始，再通过实验和临床试验，这将节省大量人力、物力，加快新药研究、开发的速度。生物信息学的发展将不断完善新药分子设计的理论和方法，提高新药设计的效率和质量。

四、建立与疾病有关的生物信息学数据库

随着对人类疾病基因研究的深入，一些与疾病有关的生物信息学数据库相继建立，如蛋白质疾病数据库（PDD）、蛋白质突变数据库（PMD）、转基因/靶基因突变数据库（TBASE）、孟德尔人类遗传学数据库（OMIM）等。这些生物信息学数据库对疾病的预防、诊断和治疗可以提供有益的帮助。例如，孟德尔人类遗传学数据库提供了人类遗传病的临床及其表型等信息，描述各种遗传病的基因及其基因产物，基因的表达和定位OMIM在遗传病的鉴别诊断特别有用，通过检索词和词组能产生一系列含有该词和词组的条目，这是寻找某特定家系中一种令人困惑的遗传病的诊断的有益开端。准确诊断对遗传病的正确处理与咨询非常重要。此外，在OMIM中，这些遗传性状的条目有如照片的底片，从中可以制作人类遗传组成的正片，从而尽可能完整人类正常遗传组成，这对于今后人类遗传的发展非常有用。

五、传统中药研究

生物信息学的发展为建立中药信息数据库，阐述中药治疗机理和实现中药现代化提供了理论和技术平台。首先，中药材是中药科学发展的物质基础，是中药产业的基石，中药材的使用既重视资源品种，更关注产地质量，即中药材的"道地性"。关于如何保持道地性，生物信息学为揭示其科学内涵提供了新的途径。通过建立道地中药生物信息数据库、开发生物信息计算方法和分析软件、探索个体用药的生物信息学基

础，可望对传统中药理论以现代科学理论和国际通行语言解释，使"道地"属性具有明确的标准性和可控性。

其次，中药方剂现代化则是中药现代化的标志。方剂是一个复杂体系，人体也是一个复杂体系。生物信息学和化学生物学的发展使中药复方研究这个复杂问题迎刃而解，不仅能从中药复方研究的组分"信息海洋"中解放出来，而且还能从基因组学、蛋白质组学的层次发现亚细胞器水平的生物大分子有效组分，并且不会遗漏微量组分。

借助计算机、数学、物理、化学等多种技术研究中药的设想，是一条既快又省的科研思路，可避免不必要的低水平重复，从而可提高中药复方的研究水平。

生物信息学不仅能推动未来医药学的发展，对未来卫生、农业食品、环境、能源等产业也将产生深远的影响。而从生物信息学的研究结果来看，其不仅具有重要的理论价值，更重要的是具有实际的应用价值。我们有充分理由相信，生物信息学将在21世纪里继续得到迅速的发展，其对推动生物科学的发展、增进人类对自身的了解、增进人类对大自然的了解，所起的作用将是不可估量的。

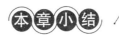

本章主要介绍生物信息学的起源与发展，生物信息学的研究范畴，主要的生物信息数据库和生物信息学在医药领域的应用。具体描述为：生物信息学是以核酸、蛋白质等生物大分子数据为主要研究对象；以数学、信息学、计算机科学为主要研究手段；以计算机硬件、软件和计算机网络为主要研究工具；对原始数据进行储存、管理、注释、加工，使之成为具有明确生物意义的生物信息。进而通过对生物信息的查询、搜索、比较、分析，从中获取基因编码、基因调控、核酸和蛋白质结构功能及其相互关系的理性知识。最终在大量信息和知识的基础上，探索生命起源、生物进化以及细胞、器官和个体的发生、发育、病变、衰亡等生命科学中的重大问题，揭示它们的基本规律和时空关系的一门新兴交叉学科。

思考题

1. 生物信息学数据库的存储格式有哪些特点？
2. 使用生物信息学方法鉴定新基因的优势有哪些？
3. 生物信息学在个体化医疗中的应用前景如何？
4. 网络生物学与传统生物信息学研究的不同之处是什么？
5. 大数据时代对生物信息学方法和算法提出了哪些新要求？

第十二章 医学信息学新技术应用

学习目标

1. 掌握生物信息学相关的数据库和软件工具。

2. 熟悉生物信息学在传统中药研究中的作用和应用价值。

3. 了解生物信息学的主要研究任务。

情感目标

1. 通过阐述生物信息学研究中应明确的伦理规范，培养遵循科学原则工作的习惯。

2. 通过介绍多种生物信息学数据库和软件工具的使用，培养独立解决问题的能力。

3. 通过案例学习不同学科之间的交叉融合，培养开阔胸怀、重视互助合作的品质。

第一节　医疗物联网

一、物联网技术的定义

物联网（internet of things，IoT）即"万物相连的互联网"，是继计算机、互联网之后又一新的信息科学技术。物联网按照约定的协议，通过使用RFID、红外传感器、激光扫描器等设备将物体之间的信息进行互联。物联网能够对物与物间各自的信息进行交换和分析处理，人们可以对物品进行快速识别、全面定位、跟踪以及管理。

医疗物联网是指以智能的物联网和通信技术连接居民、患者、医护人员、药品以及各种医疗设备和设施，支持医疗数据的自动识别、定位、采集、跟踪、管理、共享，从而实现对人的智能化医疗和对物的智能化管理。医疗物联网各个网络模型包含的内容和功能如表12-1所示。

表 12-1 医疗物联网网络模型和功能

网络层次	包含内容	功能
感知层	RFID、一维码、二维码、传感器、红外感应、可穿戴设备、监护终端等	数据采集
网络层	ZigBee、蓝牙、无线网络、3G/4G/5G、蜂窝网络、NB-IoT等	数据传输
平台层	医院内各种监护设备、云计算平台、HIS系统等	数据存储、处理
应用层	医疗设备管理、医疗设备定位、远程诊断手术等	数据应用、交互

物联网技术在医疗领域中的应用几乎遍及该领域的各个环节，涉及从医疗信息化、身份识别、医院急救、远程监护和家庭护理、药品与耗材领域，以及医疗设备和医疗垃圾的监控、血液管理、传染控制等多个方面。目前国内大多数医院都采用了医院管理信息系统HIS，HIS的普及使用已使医院医疗实现了一定程度的信息化，但这种传统HIS也有很多不足的地方，如医疗信息需人工录入、信息点固定、组网方式固定、功能单一、各科室之间相对独立等，使HIS的作用发挥受到了制约。物联网技术以其终端可移动性、接入灵活方便等特点彻底突破了这些局限性，使医院能够更有效地提高整体信息化水平和服务能力。在为医院信息化建设提供方便的同时，医疗领域物联网中数据安全及隐私保护与网络安全等问题也日趋明显。

医疗物联网有三个基本要素：①"物"，包括对象，指医护人员、患者、医疗器械、医疗用品等；②"网"，就是标准化的医疗流程；③"联"，指的是信息交互。

使用移动物联网技术实现业务流程标准化，运营管理的精细化，实现对医疗对象的全生命周期、全流程的闭环管理。使医院能够更有效地提高整体信息化水平和服务能力，可以明显改变传统的就医流程。

在医疗行业中物联网除了具有传统网络的安全问题外，还产生了新的安全和隐私问题，如对物体进行感知交互的数据保密性、可靠性、完整性，以及未经授权不能进行身份识别和跟踪等。例如，非法用户可利用干扰信号使物联网中RFID标签与阅读器之间的无线通信链路发生阻塞，甚至可能伪造RFID标签向阅读器发送信息，致使医院信息系统处理混乱，对患者的安全造成严重影响；再如前面所讲的电子病历记录了患者的基本信息和诊疗信息，这都属于患者的隐私，必须严格保证其数据安全，否则将会威胁患者的合法权益，对医院和患者造成不利影响。

物联网这一种新兴的技术，它通过互联网连接物理设备，使得这些设备能够收集和分享数据。在医疗领域，物联网技术的应用正在逐步深入。物联网技术在医疗领域的一个重要应用就是远程医疗。通过物联网设备，医生可以远程监控患者的健康状况，甚至进行远程诊断和治疗。这种技术的应用，对于提高医疗服务的效率和质量，以及扩大医疗服务的覆盖范围，都具有重要的意义。

二、物联网技术在远程医疗系统中的应用现状

物联网在远程医疗系统中的应用可以根据不同的应用服务场景分为院前急救系统、院内医疗系统两个大方向，不同方向的数据也要进行相互传输，提高数据的利用率。物联网可在临床护理中实现，物联网设备可用于监测寻求密切医疗关注的住院患者。传感器从患者身上收集全面的生理信息，经云存储和分析后，通过无线方式发送到服务提供商进行检查。同样，它也可以用于远程监测个人的健康状况。

医疗物联网的感知层使用包含RFID、一维码、二维码、传感器等在内的感知设备进行数据采集；网络层使用ZigBee、蓝牙、无线网络等短距离网络作为感知层的数据接入网络，通过蜂窝网络、有线网络等用于远距离的数据传输、通信；平台层将感知层采集到数据存储、分析，并结合大数据和人工智能对采集到的数据进一步处理，并在中央监护系统中展示；应用层则是根据用户的需求将处理后的数据提供给用户交互，用于设备管理等。

（1）院前急救系统　医院急诊工作具有随机性强、不确定因素多、病种多样且复杂等特点，并且院前急救系统还存在信息交互不通、数据共享不全等缺点；而物联网具有采集可靠数据并能对各种形式的数据进行传输的优势，通过在院前急救平台中应用这一技术可以将患者的信息及时传输至院内，从而通过网络平台对现场急救人员进行指导，提高院前急救质量，为急救信息系统建设提供技术支持。目前，已有"物联网＋院前急救"模式应用于急救中心，例如京东方与北京急救中心将物联网技术与院前急救系统深度融合，有效提升了医护工作者的工作效率以及信息采集的准确性。基于物联网技术的院前急救系统可以实现全球定位、物资合理调度分配、实时病情检查，保障一线急救的即时性和高效率。在急救过程中物联网设备会全程实时记录患者体征数据并传递给医院内部，让急救中心的专家可以利用语音或视频的方式提供指导。

（2）院内医疗系统　与医院的医疗救治业务息息相关，无论是院内的基础医疗业务，还是急救中心的抢救业务，都离不开院内医疗系统的支撑，而打造将物联网技术与医院内部医护工作相结合的院内医疗系统，则可以使医院内部的医护工作与患者服务高效结合。无锡市某医院作为中国首家医疗物联网整体应用示范医院，实施成功的物联网项目包括婴儿防盗系统、无线输液过程管理、移动护理条码扫描系统、移动门诊输液管理系统等，其将物联网技术与院内医疗系统相结合，创建了高效率、高质量的新型服务模式。

1）医疗物资管理　院内医疗物资是医疗活动得以正常开展的基础，将医疗物资管理与物联网相结合，跟踪、整理医疗物资的出入库情况，以便工作人员及时清理过期或无法使用的医疗耗材并补充高频耗材，提高医疗物资管理的效率，降低物资浪费率。通过RFID技术，所有医疗物资都可以实现入库、出库、废弃、销毁全过程监督，更好

地保证了医疗工作的正常进行。物联网技术应用在医疗物资管理领域可以提高精细化管理的水平与工作效率。

2）远程医疗监护　包括远程医疗护理、医疗健康监测等；它可以远程实时监测患者的健康状况，并且能够将采集的数据传输到检测终端或医院监控系统，供医务工作者随时查看。若发现数据异常，可及时进行诊断和治疗，提高诊断和治疗水平。医院和健康中心需将物联网技术更快、更好地应用于远程医疗监护系统中，实现普遍的实时健康监测和护理。

三、物联网在医疗设备管理领域的应用与发展

随着科技的进步和探索，越来越多的新技术被应用到医疗设备中，使得医疗设备的技术水平和复杂程度逐渐提高，医疗设备的更新和换代速度也越来越快。同时，随着现代大型综合医院的规模不断扩大，医院中使用的医疗设备种类和型号越来越多。医疗设备的更新换代给临床诊断治疗提供便利的同时也给医疗设备的管理带来了挑战。大部分医疗机构借助医疗设备信息系统进行全生命周期管理，然而医疗设备管理中仍存在一些亟待解决的突出问题。

（1）医疗设备采购论证时，关于经济效益、使用率、故障率等方面的数据只能依靠估算，缺少真实数据的支撑。

（2）医疗设备日常使用时，手术室和ICU等临床科室的急救、生命支持类医疗设备较多且分布较为分散，医疗设备定位系统尚未普及，不利于相关医疗设备的巡检、定期维护等日常管理。

（3）在设备开机率方面，由于缺少医疗设备实时监控系统，导致部分医疗设备闲置或过度使用，全院规模或多院区的调配协调也较为困难。

（4）在设备故障响应方面，由于缺少对故障的预测，只能在出现故障后被动地进行维修，影响大型医疗设备的开机率。

而物联网作为一种有效的解决方案，在解决上述问题上可以发挥重要作用。医疗设备的逐渐引进，带来了医疗设备闲置和科室重复购置等问题。虽然已经有不少医院成立了备机中心，用于解决临床科室的临时设备使用需求，但这也加大了医疗设备的管理难度。医疗设备物联网作为医疗物联网的细分领域，可以用于日常的医疗设备管理、巡检、预防性维护和设备的故障预测，提高医疗设备的管理效率。目前，已经有不少关于医疗设备物联网的相关研究和应用，但是缺少系统性的综述研究。因此，本部分聚焦医疗设备物联网，从采购论证、设备定位、提高开机率、故障报警和故障预测等方面，综述医疗设备物联网在医疗设备管理领域的应用和进展。

（1）医疗设备采购论证　医疗设备采购流程包括科室上报、临床医学工程部汇总整理、医学装备管理委员会讨论论证等环节，论证内容包括需求的合理性、经济效益

评估等。但是，当前医疗设备采购论证考虑更多的是设备的价格和功能，对于成本核算等方面缺少足够的重视，同时也缺少相关数据用于成本分析。陈捷茹等提出了一种基于物联网的医疗设备经济成本管理方法，该方法将设备的单次使用价格等信息集成到二维码中，在手术前通过扫描设备和患者腕带的二维码实现账务关联，结合账务数据用于医疗设备的使用成本核算，实现了每台设备经济效益的准确计算，为设备采购论证提供了可靠的数据支撑。

（2）医疗设备定位　是医疗设备物联网应用最普遍的功能之一。通过物联网解决了医疗设备的定位问题，方便了设备查找。黄捷和潘愈嘉提出了一种基于物联网和无线网络的定位管理方式，该方式可以实时追踪设备的位置和查询历史移动轨迹，同时还增加了电子围栏用于设备离开规定区域的报警；在定位精度上，黄载全等使用RFID标签，利用分块检测技术构建高值医疗设备全局定位的物联网节点部署模型，通过聚类融合处理提高了医疗设备物联网定位的准确率。目前，基于RFID等方式的室内设备定位只能保障在同一楼层等小范围内使用，一旦医疗设备出现跨楼或跨院区的流动，则无法实现定位作用。因此有人提出了在物联网中使用5G网络用于医疗设备的定位和管理，但这种方法也存在定位不够精确的问题。根据相关技术的发展趋势，设想未来在医疗设备定位方式上更优秀的方案应是采用复合的定位和传输方式，即在室内通过RFID等方式实现对设备的精确定位，通过5G网络或其他远程网络用于远程定位信息的传输。

（3）提高医疗设备开机率　针对医疗设备使用率不高的问题，焦洋等构建了基于物联网技术的医疗设备临床业务评估模型，通过对比的方式证明该模型在提高使用频次、开机率等方面均有一定效果；苏晓舟等将物联网引入腔镜设备管理中，通过对多台腔镜设备开机时间的监测，优化腔镜设备的资源调配，有效提高了设备使用率。通过物联网监测医疗设备，可获取设备的使用状态、开机时间和闲置情况，进一步分析这些参数能够得出设备的使用强度，帮助临床科室和备机中心做出适当的资源调整，使医疗设备使用频率达到动态平衡。多院区医院可以根据各个院区医疗设备的实际使用情况，合理部署院区内的医疗设备，提高医疗设备使用率。

（4）医疗设备故障报警和故障预测　通过物联网监测医疗设备的运行状态和预测故障，可以有效解决故障对使用率的影响。物联网可以获取医疗设备的运行日志、参数、环境和报警信息等，实现预防性维护，防止设备出现问题。监测设备的运行环境有助于减少故障发生，并统计分析医疗设备故障的季节性变化，为制定预防性维护计划提供参考。一些研究提出了基于物联网的设备状态监测方案，可以远程监测设备的开关机状态、运行声音和环境数据，但功能较单一，无法提供异常报警。为实现故障报警和预测，一些研究设计了基于物联网的设备监测系统，通过存储和分析采集的数据，实现异常报警和简单故障预测，如Maktoubian和Ansari提出的一种基于物联网的医疗设备预防性维护方法，该方法可以用于大规模生成实时数据的医疗设备，通过对设备数据的存储和分析生成实时的监控数据，结合大数据在设备发生故障之前给出预防性维护建议。预防性维护策略结合物联网采集的实时数据与建立的模型进行比较，实现故障预测。未来的发展方向是综合设备运行参数、环境等数据，结合物联网和人工智能，实现医疗设备故障预测的进一步发展。

医疗物联网在设备管理中有着巨大的发展潜力，但也面临挑战。首先，医疗机构规模较小且传统管理方式仍能满足需求，阻碍了医疗物联网的推广。其次，不同厂商和服务商间协议不统一，兼容性差，导致推广和复制困难。再次，医疗物联网产生大量数据，如何提取有用信息变得重要。平台功能需要进一步完善，通过大数据实现信息梳理、设备管理员和医疗人员的交互。医疗物联网将推动医学领域人工智能发展，结合实际数据实现自学习，提高辅助决策全面性。安全问题是重要挑战，涉及患者隐私和设备漏洞，需要法律法规和安全方案的支持。资源限制下的安全与效率取舍也是重要研究方向。

第二节　云计算与健康

一、云计算技术的定义

云计算（cloud computing）是分布式计算的一种，指的是通过网络"云"将巨大的数据计算处理程序分解成无数个小程序，然后，通过多部服务器组成的系统进行处理和分析这些小程序得到结果并返回给用户。云计算早期，简单地说，就是简单的分布式计算，解决任务分发，并进行计算结果的合并。因而，云计算又称为网格计算。通过这项技术，可以在很短的时间内（几秒钟）完成对数以万计的数据的处理，从而达到强大的网络服务。

现阶段所说的云服务已经不单单是一种分布式计算，而是分布式计算、效用计算、负载均衡、并行计算、网络存储、热备份冗杂和虚拟化等计算机技术混合演进并跃升的结果。

云计算指通过计算机网络（多指因特网）形成的计算能力极强的系统，可存储、集合相关资源并可按需配置，向用户提供个性化服务。云计算概念图如图12-1所示。

"云"实质上就是一个网络，狭义上讲，云计算就是一种提供资源的网络，使用者可以随时获取"云"上的资源，按需求量使用，并且可以看成是无限扩展的，只要按使用量付费就可以，"云"就像自来水厂一样，用户可以随时接水，并且不限量，只需按照自己家的用水量，付费给自来水厂就可以。

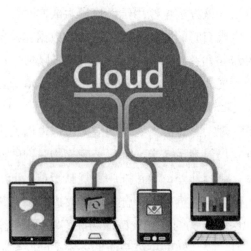

图 12-1　云计算概念图

从广义上说，云计算是与信息技术、软件、互联网相关的一种服务，这种计算资源共享池叫作"云"，云计算把许多计算资源集合起来，通过软件实现自动化管理，只需要很少的人参与，就能让资源被快速提供。也就是说，计算能力作为一种商品，可以在互联网上流通，就像水、电、煤气一样，可以方便地取用，且价格较为低廉。

总之，云计算不是一种全新的网络技术，而是一种全新的网络应用概念，云计算的核心概念就是以互联网为中心，在网站上提供快速且安全的云计算服务与数据存储，让每一个使用互联网的人都可以使用网络上的庞大计算资源与数据中心。

云计算是继互联网、计算机后在信息时代又一种新的革新，云计算是信息时代的一个大飞跃，未来的时代可能是云计算的时代，虽然目前有关云计算的定义有很多，但总体上来说，云计算虽然有许多得含义，但概括来说，云计算的基本含义是一致的，即云计算具有很强的扩展性和需要性，可以为用户提供一种全新的体验，云计算的核心是可以将很多的计算机资源协调在一起，因此，使用户通过网络就可以获取到无限的资源，同时获取的资源不受时间和空间的限制。

云计算指通过计算机网络（多指因特网）形成的计算能力极强的系统，可存储、集合相关资源并可按需配置，向用户提供个性化服务。

现如今，云计算被视为计算机网络领域的一次革命，因为它的出现，社会的工作方式和商业模式也在发生巨大的改变。

追溯云计算的根源，它的产生和发展与之前所提及的并行计算、分布式计算等计算机技术密切相关，都促进着云计算的成长。但追溯云计算的历史，可以追溯到1956年，Christopher Strachey发表了一篇有关虚拟化的论文，正式提出了虚拟化的概念。虚拟化是今天云计算基础架构的核心，是云计算发展的基础。而后随着网络技术的发展，逐渐孕育了云计算。

在20世纪90年代，计算机网络出现了大爆炸，出现了一系列公司（以思科为代表），随即网络出现了泡沫时代。

在2004年，Web2.0会议举行，Web2.0成为当时的热点，这也标志着互联网泡沫破灭，计算机网络发展进入了一个新的阶段。在这一阶段，让更多的用户方便快捷地使用网络服务成为亟待解决的问题，与此同时，一些大型公司也开始致力于开发大型计算能力的技术，为用户提供了更加强大的计算处理服务。

在2006年8月9日，Google首席执行官埃里克·施密特（Eric Schmidt）在搜索引擎大会（SES San Jose 2006）首次提出了"云计算"的概念。这是云计算发展史上第一次被正式地提出这一概念，具有巨大的历史意义。

2007年以来，"云计算"成为了计算机领域最令人关注的话题之一，也成为大型企业和互联网建设着力研究的重要方向。云计算的提出引发了一场变革，改变了互联网技术和IT服务的模式。

2008年，微软发布了其公共云计算平台（Windows Azure Platform），拉开了微软的云计算大幕。同时，在国内，云计算也掀起了一场风波，许多大型网络公司纷纷加入了云计算的阵营。

2009年1月，阿里软件在江苏南京建立了首个"电子商务云计算中心"。同年11月，中国移动启动了名为"大云"的云计算平台计划。到目前为止，云计算已经发展到较为成熟的阶段。

2019年8月17日，北京互联网法院发布了《互联网技术司法应用白皮书》。在发布会上，北京互联网法院互联网技术司法应用中心正式揭牌成立。

2020年，我国云计算市场规模达到了1781亿元，增速为33.6%。其中，公有云市场规模达到990.6亿元，同比增长43.7%；私有云市场规模达到791.2亿元，同比增长22.6%。

云计算是建立在先进互联网技术基础之上的，其实现形式众多，主要通过以下形式完成。

（1）软件即服务　用户通过浏览器获取资源和程序等服务，无需额外费用。

（2）网络服务　开发者基于API不断改进和开发新的应用产品，提高操作性能。

（3）平台服务　协助中间商进行升级和研发，完善用户下载功能，具有快捷高效的特点。

（4）互联网整合　根据终端用户需求匹配适应的服务，实现多样化的服务选择。

（5）商业服务平台　为用户和提供商提供沟通平台，管理服务和软件即服务的应用。

（6）管理服务提供商　常见于IT行业，提供邮件病毒扫描和应用程序环境监控等服务。

云健康（健康云）是通过云计算、云存储、云服务、物联网和移动互联网等技术手段，将医疗机构、专家、医疗研究机构和医疗厂商等相关部门联合、互动、交流和合作，为医疗患者和健康需求人士提供在线、实时、最新的健康管理、疾病治疗、疾病诊断、人体功能数据采集等服务和衍生产品开发。

二、云计算技术在医疗领域的应用

信息技术和物联网技术的快速发展为现代医疗提供了突破口。可穿戴设备作为新兴热门产物，为人们带来便捷。可穿戴的生命体征监测系统，可实时监控老年人或愈后患者的生命体征。当心率、血压等异常信号出现时，系统会通过智能终端及时通知家人和医院。这些有用的数据将保存在云端，并可输入到电子病历中，用于慢性疾病的发现和治疗。

系统分为可穿戴设备、监测终端、云端和移动用户终端四部分。可穿戴设备采集佩戴者的生命体征信号并经过初步处理，然后将信号发送给监测终端。可穿戴设备由传感器、控制器和数据传输单元组成。监测终端包括数据传输单元、控制器单元和定位单元，主要对可穿戴设备发送的数据进行进一步处理，并在出现异常状态时向移动用户终端发送位置信息。云端作为核心处理单元，具有三个主要功能：接收监测终端的数据并进行分类存储和可视化处理，对生命体征信号进行分析并预警异常信号，根据长期体征数据和海量用户数据对老年人的健康状况进行预测并生成健康报告。移动用户终端是系统的输出层，使家属或医生可以直接获取老年人的直观信息，包括接收预警信号、唤醒用户终端、读取云端处理信号、显示可视化数据和接收云端传来的健康报告等。系统的硬件电路框图如图12-2所示。该系统采用两个控制器，一个是可穿戴设备上的MSP430F149单片机，具有16位超低功耗和精简指令集；另一个是监测终端上的MK60DN512VLQ10控制器，拥有32位ARMCortex-M4内核。

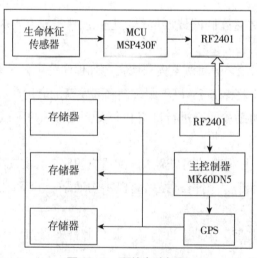

图12-2　硬件电路框图

在长距离无线数据传输方面，选择QWi-Fi作为Wi-Fi模块，可实现个人电脑、PAD、手机等终端之间的无线连接。对于短距离数据传输，采用了RF2401接口方式，它简单易用、通信速率高、距离远且价格适宜。传感器模块设计方面，心率采用皮肤反射式测量，呼吸采集腹部压力起伏信号进行测量，体温采用负湿度系数热敏电阻为感温元件，具有高精度和快速响应的优势。

通过MSP430的12位AD转换对传感器数据进行采集和简单处理，将生命体征信号通过RF2401发送给监测终端。主控制器程序流程如图12-3所示，对可穿戴设备的数据进行分析并判断是否异常。异常时，通过网络将佩戴者的地理位置信息发送给预先设定的号码进行短信报警。在网络状况良好时，监测终端接收数据并经过处理，按照既定格式上传到云端。当网络状况不佳时，数据将存储在内存卡中。

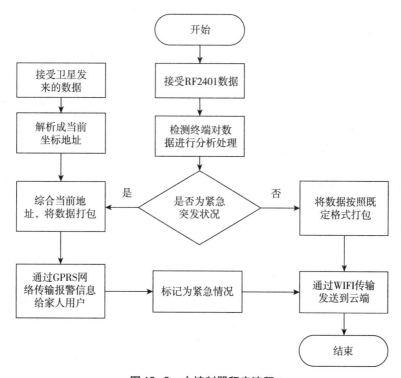

图12-3　主控制器程序流程

这一基于云计算的可穿戴式老年人生命体征检测系统的设计，可以对佩戴者的生命体征做出实时监控并加以分析，一旦发生异常能够及时通知家属，既能预防意外，也能在意外发生时使佩戴者得到及时救助。此系统功能可裁剪、可进行个性化定制、不限制佩戴者自由、节约医疗资源、节省医疗费用。通过这种技术应用，老年人能够更好地掌握自身健康状况，医护人员也能更及时地采取措施，为老年人的健康保驾护航。

第三节　医疗健康大数据

一、医疗健康大数据的定义

在大数据与众多领域的结合中，健康医疗大数据以其数据增长快、应用范围广、价值贡献大等特点尤其受人关注。目前，健康医疗大数据在临床医疗、医保控费、药物研发、慢病管理等诸多领域的应用前景十分明朗，已经具备了切实可行的应用方案，能够创造巨大的价值和收益。

医疗健康大数据涵盖人的全生命周期，既包括个人健康数据，又涉及医药服务、疾病防控、健康保障和食品安全、养生保健等多方面数据的汇聚和聚合。目前，从数据产生的来源上看，健康医疗大数据主要包含以下4个分类：医疗大数据、健康大数据、生物大数据和经营运营大数数据，如表12-2所示。

表12-2　健康医疗大数据的分类

类别	描述	数据来源
医疗大数据	电子病历数据和医学影像数据，患者终生就医、住院、用药记录、标准化临床路径数据等	医院、基层医疗机构、第三方医学诊断中心、药企、药店
健康大数据	个人健康档案、监测个人体征数据、个人偏好数据、康复医疗数据、健康知识数据等	基层医疗机构、体检机构
生物大数据	不同组学的数据，例如：基因组学、转录组学、蛋白组学、代谢组学等	医院、第三方检测机构
经营运营大数据	成本核算数据、医药、耗材、器械采购与管理数据、不同病种治疗成本与报销、药物研发数据、消费者购买行为数据、产品流通数据、第三方支付数据等	医院、基层医疗机构、社保中心、商业保险机构、药企、药店、物流配送公司、第三方支付机构

健康医疗大数据完全符合大数据的4V特征，具体如图12-4所示。同时，健康医疗大数据根据其自身特点，还包括不完整性、长期保存性、时间性等医疗领域特有的一些特征。

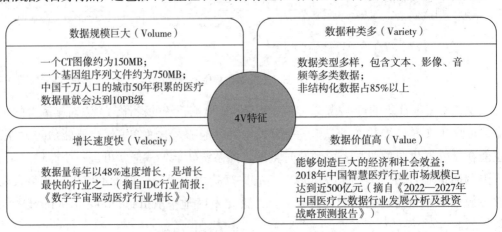

图12-4　健康医疗大数据的4V特征

近年来，我国医学信息学领域迅猛发展，特别是医疗大数据的应用价值受到政府、医院和企业的广泛关注。自2015年起，政府相继发布了一系列政策文件，积极推动"互联网+医疗"行动。这些政策文件明确了推广医疗卫生在线新模式的目标，并提出了具体指导意见，涵盖了移动医疗、远程医疗、互联网健康服务、医疗数据共享和医疗大数据平台等方面。其中，2016年10月发布的《健康中国2030规划》也为数字医疗行业的发展提供了全面布局。

随后，国家继续推动"互联网+医疗健康"发展，于2018年4月发布《国务院办公厅关于促进"互联网+医疗健康"发展的意见》，进一步健全"互联网+医疗健康"服务体系和支撑体系，并加强行业监管和安全保障。为加强健康医疗大数据服务管理，促进"互联网+医疗健康"发展，国家于2018年9月制定了《国家健康医疗大数据标准、安全和服务管理办法》。

尤其在2020年2月，面对新冠肺炎疫情，国家卫生健康委办公厅发布《加强信息化支撑新型冠状病毒感染的肺炎疫情防控工作的通知》，充分发挥信息化在疫情防控方面的作用，包括辅助疫情研判、创新诊疗模式、提升服务效率等。

此外，各地方政府也纷纷出台政策，进一步促进数字经济与医疗产业的融合发展。各地围绕数字医疗的发展，提出了多项措施，推动数据采集标准化试点，提高数字技术供给能力，构建数字技术创新生态，加快数字医疗产业的发展。这些政策和措施为医疗信息学领域的蓬勃发展提供了坚实的基础，为实现健康中国的目标带来新的前景。

这些政策和措施为医学信息学领域的蓬勃发展提供了坚实的基础，为实现健康中国的目标带来新的前景。在医院方面，各个医院也在积极探索健康大数据的落地实践。北京首都医科大学附属北京安贞医院通过与辉瑞投资合作，启动国内首个心血管大数据中心的战略合作项目，建立新型科研合作和交流平台，探索并逐步完善中国心血管疾病领域的大数据应用模式。郑州大学第一附属医院、华为技术有限公司、东华软件共同设立互联网医疗及医疗大数据协同创新中心，在互联网医疗、大数据、远程医学监测设备等领域的技术开发与应用等方面开展合作。中南大学湘雅医院通过建立大数据电子平台，实现医生诊疗全过程的电子化、数据化，强化临床数据与教学、科研的有机结合，深度挖掘医疗大数据价值。

除了政府和医院外，国内的IT公司对健康医疗大数据领域也表现出了极大兴趣。东软通过建立O2O云医院医疗协同服务平台，打造上下协同的医疗生态系统和产业链闭环。通过积累的数据为重构医疗健康服务体系提供支撑，提供健康管理、慢病管理、院后康复、远程会诊、双向转诊、科学决策等服务。万达信息通过与上海市卫计委合作，共同推出上海健康云，通过整合现有系统，实现健康档案、电子病历等数据的互联互通互认，使得医疗资源可以得到更加有效的配置，并能够获得实时可视化数据等服务。

二、医疗健康大数据的数据来源与特点

大量的数据可以分析出疾病、症状及实验室数据的相关性，从而帮助临床研究人员建立针对某一些典型疾病的预测模型。在医院的诊疗过程中，针对各个科室的特定应用，积累了长期的与特定疾病相关的临床监测参数，并随着医院的运营得到了大量的数据积累。

同时，随着移动互联网技术和穿戴式医疗设备及技术的发展，通过各种穿戴式设备所获取的用户生命体征，为用户健康数据的获取提供了极大的便利。一方面，可以通过对这些健康数据进行分析获取用户的健康信息以指导运动、饮食等；另一方面，与医疗数据的结合可以提高用户疾病诊断的科学性和诊断精度。

（一）医院信息系统

医院信息系统（hospital information system），公认的定义为Collen提出的：医院信息系统是利用电子计算机和通信设备，为医院所属各个部门提供患者诊疗信息和行政管理信息的采集、存储、处理、提取和数据交换的能力并满足授权用户的功能需求的平台。医院信息系统包括医学影像信息系统、临床信息系统、放射学信息系统RIS、实验室信息系统LIS等，除此之外，医院信息系统的主要部分为门诊数据和病房数据，也是医疗大数据分析的重要组成部分。

医学影像存档与通信系统（PACS）包含了医院影像科室的核磁检查数据、CT图像数据、超声图像数据、X光检测数据的海量存储，包括设备本身具有的辅助诊断和管理数据。

临床信息系统（CIS）的主要目标是支持医院医护人员的临床活动，采集和处理患者的临床医疗信息，丰富和积累临床医学知识，并提供临床咨询、辅助。比如医嘱处理系统、患者床边系统、重症监护系统、移动输液系统、合理用药监测系统、医生工作站系统、实验室检验信息系统、药物咨询系统等均属于临床信息系统范围。实验室信息系统（LIS），其主要功能是讲实验仪器的检验数据经过分析后，生成检验报告，存储在网络数据库中，医生可以通过数据库查看检验标本的检验结果辅助临床治疗。

电子病历系统，与上述系统不同，电子病历以患者为中心，将患者诊断过程中产生的诊疗数据和检查数据集合为具有统一形式的记录，是最具有价值的数据来源，也是真正可以与长期健康监测整合为统一数据样本的医疗数据信息。以计算机化的病历系统或者基于计算机的患者记录用以集成患者医疗信息，可以为教学、科研和决策提供资料来源。电子病历的发展目标主要是加速患者医疗信息流通，使患者信息在医疗系统内随时随处可以得到，提供纸张病历无法提供的服务，从信息化的角度来讲，方便了大数据挖掘中的信息提取，标准化的电子病历有效地提高了决策效率和医疗服务质量。

（二）医疗大数据的数据特点

传统医疗行业中，医院信息系统完成了医院内部的流程控制、数据积累等工作。医疗行业早就遇到了海量数据和非结构化数据的挑战，而近年来很多国家都在积极推进医疗信息化发展，这使得很多医疗机构有资金来做大数据分析。医疗数据是医疗人员对患者诊疗过程中产生的数据，包括患者的基本情况、行为数据、诊疗数据、管理数据、检查数据、电子病历等。现代医院将上述数据存储于医院的各个信息系统之中，其为医疗大数据分析的基础。

从大数据的概念来看，医疗数据的Volume、Variety、Value、Velocity 四个特征都是显而易见的，除此之外，医疗大数据具有多态性、不完整性、时效性、冗余性、隐私性等特点。

（1）多态性　医疗数据的表达格式包括文本型、数字型和图像型。文本型数据包括人口特征、医嘱、药物使用、临床症状描述等数据；数字型数据包括检验科的生理数据、生化数据、生命体征数据等；图像型数据包括医院中的各种影像学检查如B超、CT、MRI、X光等图像资料。在文本型数据中，数据的表达很难标准化，对病例状态的描述具有主观性，没有统一的标准和要求，甚至对临床数据的解释都是使用非结构化的语言。多态性是医学数据区别于其他领域数据的最根本和最显著的特性。这种特性也在一定程度上加大了医疗数据的分析难度和速度。

（2）不完整性　医疗数据的搜集和处理过程存在脱节，医疗数据库对疾病信息的反映有限。同时，人工记录的数据会存在数据的偏差与残缺，数据的表达、记录有主观上的不确定性。同一种疾病并不可能全面由医学数据反映出来，因此疾病的临床治疗方案并不能通过对数据的分析和挖掘而得出。另外，从长期来看，随着治疗手段和技术手段的发展，新类型的医疗数据被创造出来，数据挖掘对象的维度也在不停地增长。

（3）时效性　患者的就诊、疾病的发病过程在时间上有一个进度，医学检测的波形信号（心电、脑电等）和图像信号（MRI、CT等）属于时间函数，具有时效性。例如心电信号检测中，短时的心电无法检出某些阵发性信号，而只能通过长期监测的方式实现心脏状态的监测。

（4）冗余性　医疗数据中存在大量的相同或类似信息被记录下来。比如常见疾病的描述信息，与病理特征无关的检查信息。

（5）隐私性　在对医疗数据的数据挖掘中，不可避免地会涉及患者的隐私信息，这些隐私信息的泄露会对患者的生活造成不良的影响。特别是在移动健康和医疗服务的体系中，将医疗数据和移动健康监测甚至一些网络行为、社交信息整合到一起时，医疗数据的隐私泄露带来的危害将更加严重。大数据分析中隐私保护要注意两个方面：其一，用户身份、姓名、地址和疾病等敏感信息的保密；其二，经分析后所得的私人信息的保密。

（三）移动健康大数据的采集终端

移动终端采集到的数据与医疗机构通过专业设备采集到的数据具有不同之处。由于移动终端设备的功能和技术限制，获取的健康数据无法达到专用的医疗设备所能采集到的设备的水准，在专业性和全面性上都无法与医疗机构的检测相比。移动互联网中的一些新的非结构化数据，比如说社交文本信息、非医学图像信息、语音信息等，在新的信号分析和数据分析技术下，也可以为传统的医疗诊断带来新的思路。现有的穿戴式传感器和移动终端可获得的数据和相关技术如下。

1. 心电数据　心电图是反映心脏兴奋的电活动过程，它对心脏基本功能及其病理研究方面，具有重要的参考价值。心电图可以分析与鉴别各种心律失常；也可以反映心肌受损的程度和发展过程，心房、心室的功能结构情况。在日常生活中对患者进行心电监护可以为医生临床诊断提供参考，对普通人而言，心电图有助于用户监测身体健康状态。在实现移动健康的心电信号监测中，与Holter系统、TTM心电监护系统有所区别，其具有的移动通信功能可以为用户提供更大活动范围、更为灵活的通信方式。传统的心电图机的心电测试可以以居家的方式在用户端实现，用户只需经过简单的操作就可以完成心电信号的采集。心电信号的长期监测也在传统Holter之上实现了终端智能设备上的应用，更低功耗和更长续航时间的心电监测设备也得到了相应的应用。心电参数的监测被广泛应用到患者疾病跟踪、运动员生理状态监测中。心率参数的监测被广泛地应用到一些运动相关的移动应用之中。

2. 生命体征参数　包括呼吸、体温、脉搏、血压，医学上称为四大体征。它们是维持机体正常活动的支柱，缺一不可，不论哪项异常也会导致严重或致命的疾病，同时某些疾病也可导致这四大体征的变化或恶化，用户生命体征数据的采集对用户疾病预防及治疗跟踪具有重要的意义。穿戴式设备以及智能终端可以通过集成的生物传感器实现对生命体征参数的采集。

3. 运动健康　伴随移动互联网快速发展，运动健康类的移动应用以其关注程度和实现便利性得到了最为广泛的推广。利用移动终端的定位、记录和交互式的引导功能，用户的健康数据、个人信息得到了有效的积累。

4. 其他　实际上，现有的健康监测技术往往是多参数的同步提取，比如在基于图像信息的生理参数提取技术中，可以通过PPG图像完成脉率、呼吸率的提取。又如在基于织物的生理参数采集系统中，可以完成心电、体温、呼吸、运动等多参数的采集。基于多参数的传感系统传感器技术的发展，带来的是对人体参数的检测和记录更加全面，对个人的健康和状态的分析与认识也更加的清楚，但是所带来的数据类型也越来越多，数据的结构趋于更加复杂。

三、医疗健康大数据的应用

医疗行业的传统数据应用具有重要的参考价值，必须明确的是大数据的发展是建立在已有的技术基础、数据积累之上的拓展。新的信息分析技术和通信技术为传统的医疗网络应用和数据分析带来了新的思路。

在对用户的诊疗数据、健康监测数据的采集和分析的基础之上，可以实现用户身体状况的预测、监控，甚至可以确定用户是哪一类疾病的易感人群，提高用户的健康状况水平，降低用户的患病风险。精准分析包括患者体征数据、费用数据和疗效数据在内的大型数据集，可以帮助医生确定临床上最有效和最具有成本效益的治疗方法。医疗护理系统将有可能减少过度治疗，比如避免副作用大于疗效的治疗方式。

（一）临床决策支持系统

临床决策支持是指医生在诊疗过程中，能对医生的实时诊疗决策制定作出帮助的各种资源。常见的有科研文献、在线期刊、专家会诊意见、循证医学证据、临床决策支持系统（CDSS）等。临床决策支持系统是通过数据、模型等，以人机交互辅助临床工作人员决策的计算机应用系统。

得益于对非结构化数据的分析能力的日益加强，临床决策支持系统在大数据分析技术的帮助下变得更加智能。比如可以使用图像分析和识别技术，识别医疗影像数据，或者挖掘医疗文献数据建立医疗专家数据库，从而为医生提出诊疗建议。

（二）远程医疗及远程患者监控

从对慢性患者的远程监控系统采集数据，并将分析结果反馈给监控设备（查看患者是否正在遵从医嘱），从而确定今后的用药和治疗方案。利用移动智能终端及穿戴式设备实现对患者的远程监控，将患者的状态、参数纳入到患者的病历之中。特别是在慢性病患者的治疗过程中，远程监护可以有效地监测用户的健康状况。

（三）电子档案分析与公共健康

在患者档案方面应用高级分析可以确定哪些人是某类疾病的易感人群，进行药物使用的安全性分析。通过全面分析患者特征数据和疗效数据，然后比较多种干预措施的有效性，可以找到针对特定患者的最佳治疗途径。

此外，近年来我国的一些公司也陆续推出了医疗健康大数据的相关应用，为医学信息学领域带来了新的技术创新与应用。

（1）阿里健康大数据为用户提供了全面的医疗服务。用户可以在"医蝶谷"里找到涵盖所有科室的专家名医，实现线上线下结合的医疗体验。阿里健康APP专为手机用户开发，用户只需随手拍下处方并上传，即可咨询药品信息，并可获得来自附近多家正规大型连锁药店的响应，为用户提供安全便捷的药品服务。该平台已有多家药店进驻，用户可查询药店地址、电话、营业时间等信息，还可以查看是否支持医保报销，以便用户根据实际情况选择便宜、快捷的药店。

（2）百度健康大数据通过终端智能设备如手环、手表、血压计等，将用户的健康数据传输到健康云平台上，由社区医生、健康教练等对用户提出健康指导。这个平台将各种品牌的终端设备（如BoomBand手环、Latin智能体脂检测仪等）以及手机APP整合在一起，形成了一个综合的健康应用和管理平台。用户可以借助这些智能设备和手机APP，实时监测自己的健康数据，并得到专业人士的指导，从而更好地管理个人健康。

（3）恩福健康大数据利用大数据的优势，打造了恩福健康管理云平台。该平台拥有大型的健康知识数据库，用户终端监测的健康数据都会传送到云平台上，形成更大规模的健康大数据。专业医生会对这些数据进行分析总结，并给出用户专业的健康分析报告和健康生活指导方案。恩福健康管理云平台真正将"健康+大数据"应用起来，通过终端监测设备，让每一个数据都能鲜活地反映用户的健康状况，实现实时且随时随地的应用。家人之间可以通过该平台互相监督，使大数据的应用渗透到每一个使用该平台的用户生活中，指导更健康的生活方式。

这些医疗健康大数据应用的推出，为医学信息学领域带来了新的希望和机遇。通过结合大数据分析和云计算技术，这些平台能够为用户提供个性化的医疗与健康管理服务，促进医疗资源的合理配置，提高医疗效率，进而推动整个医疗行业的发展。这些创新性应用在医学信息学领域发挥着越来越重要的作用，为人们的健康带来了更多可能性。

第四节　人工智能与智慧医疗

人工智能发展迅速，越来越多地应用于各个领域，影响着各行各业的发展，并带来了很多机遇和挑战。

一、人工智能与智慧医疗的定义

人工智能是指计算机像人一样拥有智能，其融合了计算机科学、统计学、脑神经学和社会科学等前沿科学的成果，可代替人进行识别、认知、分析和决策等。人工智能是应用数字计算机或数字计算机控制的机器模拟、延伸和扩展人的智能，感知环境、学习知识，并进而应用知识获得最佳结果的理论、方法、技术以及应用系统。人工智能作为计算机科学领域的重要分支，它是模拟人类智能相似的方式针对特定行为做出反应的行为载体。人工智能自出现以来，相关技术和理论逐渐成熟，与其他应用领域不断融合，未来人工智能可以带动科技产品种类的飞速增加。

人工智能发展到至今，产生了很多关键技术：①机器学习与深度学习；②知识图谱；③自然语言处理；④人机交互；⑤计算机视觉；⑥生物特征识别；⑦虚拟现实与增强现实等。

智慧医疗的广义概念：一般来说，智慧医疗是指扩展了的医疗健康理念，以人的健康状况为核心，以人的健康生活为目标，在技术产品创新、商业模式创新和制度、机制创新的带动下，在激发和整合社会医疗健康服务资源的基础上，提供便捷化、个性化、经济化和可持续的医疗健康服务。

智慧医疗的狭义概念：智慧医疗就是指顶层设计下的区域性医疗信息平台，是以互联网为载体，以移动通信、云计算和大数据等新技术为手段，在物联网框架下，实现医生与患者、患者与医疗机构、患者与医疗设备间的信息联通，构建起人–人、物–物、人与物理社会间的实时的诊疗信息互联互通，即将物联网、人工智能等先进技术融入医疗领域，为人们提供智能化的医疗健康服务。而基于人工智能的智慧医疗目前主要有四个发展方向：①基因测序；②辅助诊断；③医学影像；④药物研发，如图12-5所示。

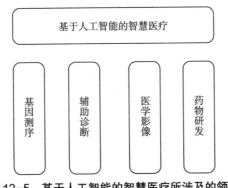

图12-5 基于人工智能的智慧医疗所涉及的领域

（1）基因测序 通过搭建基因数据库、处理基因数据、可视化表达基因，基因测序可实现基因组与表型组/疾病组有机关联。碳云智能公司发布了觅我平台，可以将人体各器官、生命体征和社会行为数据全局数字化，进而建立起人体基因数据与身体运转数据的量化关联。金准基因公司打造了遗传病智能化解读系统——明鉴系统，首先提取和处理DNA数据，然后进行测序分析，最后根据数据分析的结果完成对疾病的关联分析。

（2）辅助诊断 底层核心是知识图谱，通过把病症描述置于知识图谱中，机器智能通过知识关联的映射进行病情的推理和确诊。由于知识图谱构建的工程量和难度，辅助诊断现在发展较为缓慢。百度公司发布了其"百度医疗大脑"产品，通过让机器学习海量医疗数据、专业文献、医学教材，模拟医生问诊流程，采集、汇总和整理患者症状描述，与用户进行反复交流和多重验证，最终给出治疗建议。

（3）医学影像 机器可根据患者拍摄的医学影像资料，对患者病情进行确认诊断。医学影像领域发展较早，已涌现出以汇医慧影、医众影像、医渡云等为代表的影像云服务公司，同时还出现了DeepCare、推想科技、图玛深维、雅森科技等提供智能影像分析与诊断服务的公司。医学影像发展相对其他领域较为超前，但存在大批量数据标注困难和标注质量控制的问题。DeepCare公司专注于研发影像识别技术，通过对医疗影像进行检测、识别、筛查和分析，寻找新录入病例与已确诊病症的匹配性，为医生诊疗提供辅助支持；雅森科技则利用数学模型和人工智能技术定量分析医疗影像，提高了诊断的精确性。智能影像识别是医学人工智能应用的一个极其重要的方面，技术难度也较大，涉及以下业务维度：①疾病维度，如炎症、癌症、发育状况等；②器官维度，如肺、脑、心脏等；③设备维度，如CT、磁共振成像、正电子发射型计算机断层显像、数字化X线摄影、可穿戴设备、超声等；④工作流维度，如检查、诊断、治疗等。总业务维度量级达100万以上。智能影像识别系统应用人工智能的深度学习技术，利用大量的影像学及其诊断数据，借助神经元网络进行深度学习和训练，掌握了影像学"诊断"能力，并具有图像分割、目标检测、图像分类、图像配准、图像映射等多种功能。

（4）药物研发　人工智能技术可以帮助医药企业更加快速准确地开展药物临床筛选和分析，提升了新药研发迭代效率。Atomwise公司依托智能分析技术，可以在分子结构数据库中评估出820万种候选化合物，减少了研发成本，并缩短了研发周期。

二、人工智能在智慧医疗领域的应用

在医学信息学新技术应用的领域，人工智能技术的应用正在不断演进，为医学影像学带来了革命性的变化。其中，基于Faster-RCNN（Region-based Convolutional Neural Networks）的肝细胞癌与肝内胆管细胞癌多模态MR影像智能肿瘤识别与分类诊断模型构建是一个令人瞩目的创新实例。

在该研究中，研究团队针对肝癌这个世界范围内病死率最高的恶性肿瘤，尤其是肝细胞肝癌（HCC）和肝内胆管细胞癌（ICC），进行了基于Faster-RCNN的多模态MR影像智能肿瘤识别与分类诊断模型构建。

肝癌每年造成数十万人死亡，对于HCC和ICC的区分对治疗策略有着重要的指导意义。MR增强扫描由于其高软组织分辨率、对比度高以及成像参数多的优势，在HCC/ICC的鉴别诊断中起到关键作用。然而，传统的人工影像鉴别方法存在准确率有待进一步提高的问题，并且由于多模态图像和时相多，增加了判读的复杂性。

为了解决这些问题，研究团队选择了区域卷积神经网络（RCNN）作为基础，并将其改进为Faster-RCNN模型。该模型将特征提取、边框回归和分类任务整合到同一个网络中，极大地提高了网络的综合性能。为了训练这一模型，他们选择了156例于2017年1月至2020年1月在空军军医大学西京医院接受肝脏切除手术治疗的患者，并进行了腹部MR增强扫描。

图像采集和处理过程中，排除了合并其他良性病变、图像质量不佳等条件不符合的患者。然后，使用深度学习方法训练了Faster-RCNN模型，并使用Z轴连续性筛选法进行后处理，以减少假阳性结果。最终，他们对患者临床资料和图像进行统计学分析，通过加权投票法对患者层面的分类结果进行综合判断。

研究结果表明，经过Z轴连续性筛选和融合图像处理后，目标识别准确性和分类诊断准确性得到显著提高。对于单一序列图像，延迟期图像在经过处理后获得了最高的精确率和召回率。而在融合图像中，整体准确率达到了93.5%，HCC分类准确率达到了96.0%，ICC分类准确率达到了83.3%。

基于Faster-RCNN的多模态MR影像智能肿瘤识别与分类诊断模型是一种高效、准确的方法，可以为临床转化、协助诊疗工作提供帮助。尽管该研究仍面临一些局限性，如样本量不平衡和需要进一步扩大样本量以提升模型稳定性，但这一方法为未来医学影像诊断领域的发展带来了新的可能性。

人工智能在智慧医疗领域的应用正在推动医疗健康产业向数字化、个性化、精准化方向发展。然而，同时也面临一些挑战，如数据隐私保护、技术可信度和伦理道德等问题，需要社会各界共同努力来推动人工智能在医疗领域的健康发展。只有合理应用和充分发挥人工智能技术的优势，才能让智慧医疗更好地造福人类健康。

📑 案例

智慧中药园物联网+溯源系统

（一）项目介绍

中草药栽培历史悠久，使用方便，疗效可靠，种植于大江南北的各个角落。中草药除了可以防病治病、滋补强壮、延年益寿外，其经济价值很高，发展药材种植同时可以发展地区经济，扶贫致富。

传统中药材经验种植存在靠天收、产量质量不稳定、劳动力投入密集、农资成本高等问题，中药园物联网示范系统使用传感网络对中药材生长的气候、土壤、环境、过程进行立体监测，以监测数据为依据进行远程化或自动化灌溉，利用技术支撑改进药材生长环境，提高中药材质量产量，减少田间地头的劳动力投入，辅助种植人员进行种植管理决策、帮助种植管理者逐步实现规范化，进一步实现中药材种植现代化。

中药材溯源系统以自动化生长过程图片和自动化采集数据为主线，以可视化的方式体现药材生长、流程的全过程，保证中药的品质和安全性，提高中药的知名度和信誉度，增加消费者对中药的信任和接受度，推动中药产业的可持续发展。

系统主要建设内容包括药材冠层环境监测系统、土壤环境监测系统、无线灌溉控制系统、药材生长高清影像系统、溯源标签系统以及服务器、太阳能等相关辅助系统。

（二）物联网系统结构

系统的主体架构为分层式可扩展架构，包括感知控制层、数据传输层、存储层、业务层、应用层等五个层次。

（1）感知控制层　由感知终端、控制终端、视频终端以及相关的辅助系统组成，感知终端实现各种环境、土壤数据的实时感知，控制终端完成各种执行电气的驱动工作，视频终端实现实时影像的可视化采集。

（2）数据传输层　由EtherNet、LoRa、4G、Modbus等协议等进行数据衔接、分发，具体由光电转换设备、无线传输设备、交换机以及数据转化集成模块完成数据从田间到服务器的信号传输交互工作。

（3）存储层　利用软件系统驱动数据的接收、转换，通过数据库系统、文件存储系统等实现数据、图片、视频的永续存储。

（4）业务层　主要工作分为两个方面，一方面是完成人机指令向机器执行的规则检查和转换执行，实现智能化处理；另一方面，将物联网边缘计算处理的初步结果进行组合处理，按规则要求提供数据。

（5）应用层　该层直接面向用户，提供人机交互界面，实现指令下发、反馈呈现，通过屏幕化操作完成系统各项功能。

（三）中药材可信溯源流程

构建从品种、生产种植管理、采收、包装、运输、销售的全程追溯体系，实现中草药的"来源可知、过程可查、质量可保、责任可究"。

溯源系统在药材的全生命周期采用以图片为主的记录模式，结合同步的物联网数字信息，系统比传统溯源向消费者传递更多的过程信息，让消费者更加全面真实地看到药材的"前世今生"。

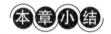

本章介绍了医学信息学中的新技术及其在医疗领域的应用。主要涵盖了医疗物联网、云计算与健康、医疗健康大数据以及人工智能与智慧医疗四个方面。

首先，讨论了医疗物联网的定义和应用。医疗物联网是指通过智能的物联网和通信技术连接居民、患者、医护人员、药品以及各种医疗设备和设施，实现对人的智能化医疗和对物的智能化管理。物联网技术在医疗领域的应用几乎遍及各个环节，包括医疗信息化、身份识别、远程监护和家庭护理、药品管理、医疗设备监控等。物联网技术也带来了安全和隐私问题，需要重视数据保密性和网络安全。

其次，介绍了云计算与健康的应用。云计算技术为医疗健康领域提供了大规模数据存储和处理能力，实现了医疗信息的共享和交流。通过云计算平台，医疗机构可以更好地管理和利用医疗数据，提高服务质量和效率。

第三，探讨了医疗健康大数据的应用。医疗健康大数据的收集和分析可以揭示疾病的发展趋势和规律，为临床决策和疾病预防提供支持。大数据分析技术可以帮助医疗机构进行风险评估、个性化医疗、疾病监测等工作，为患者提供更精准和有效的医疗服务。

最后，讨论了人工智能与智慧医疗的应用。人工智能技术在医疗领域具有广泛的应用，包括图像识别、自然语言处理、机器学习等。通过人工智能技术，可以实现医学影像的自动分析和诊断、辅助临床决策、个性化治疗等。

本章的内容旨在介绍医学信息学中的新技术及其应用，以及对现代医疗健康事业的影响和发展趋势。读者通过学习本章内容，可以对医学信息学的发展方向和应用前景有整体性的认识，为未来的医学信息学研究和实践提供指导。

思考题

1. 请列举几个医疗物联网在医疗领域中的具体应用，并分析其对医疗服务效率和质量的影响。

2. 云计算在健康领域的应用有哪些优势？请举例说明云计算如何促进医疗数据的存储、处理和分享。

3. 医疗健康大数据的概念是什么？它在医疗领域中有哪些潜在的应用价值和挑战？

4. 人工智能在智慧医疗方面的应用有哪些？请列举几个例子，并讨论其在改善医疗决策和诊断准确性方面的作用。

5. 医疗物联网和人工智能在远程医疗系统中的结合具有哪些优势？请分析其对患者和医疗服务的影响。

参考文献

［1］明文龙，李晟，罗幸，等.生物信息学本科人才培养的调研与思考［J］.生物信息学，2018，16（2）：65-71.

［2］沈百荣.医学信息安全［M］.北京：人民卫生出版社，2023.

［3］黄鹂，曹东维.国际医学信息学领域大数据研究热点分析［J］.医学信息学杂志，2018，39（4）：2-7.

［4］阚峻岭，谷宗运，束建华.大学计算机基础［M］.2版.上海交通大学出版社，2023.

［5］李凤霞.大学计算机［M］.2版.北京：高等教育出版社，2020.10

［6］肖阳春，张伟利.大学计算机基础［M］.北京：高等教育出版社，2021.

［7］刘曼玲，姚文柱，冯巩.建国70年以来我国社区卫生服务的发展［J］.中华全科医学，2019，7（08）：1251-1254+1311.

［8］姚克勤，赵菲，邱五七.我国公共卫生信息化建设发展历程、问题与建议［J］.医学信息学杂志，2021，42（11）：42-45.

［9］蒋俊.基于健康档案的区域医疗信息平台建设方案［J］.中国管理信息化，2018，21（01）：116-119.

［10］郭晓伟，王旭，黄先涛，等.基于云计算的省级区域卫生信息平台的功能结构设计［J］.信息系统工程，2019（02）：19-20.

［11］赵自雄，赵嘉，马家奇.我国传染病监测信息系统发展与整合建设构想［J］.疾病监测，2018，33（05）：423-427.

［12］景慎旗，凡豪志，熊颖，等.区域卫生信息平台应用实践［J］.医疗卫生装备，2021，42（01）：85-90.

［13］赵越，王志琼.医学信息学［M］.2版.北京：清华大学出版社，2022.

［14］代涛.医学信息学概论［M］.3版.北京：人民卫生出版社，2022.

［15］叶明全.医学信息学概论［M］.北京：科学出版社，2021.

［16］林华伟，张婷，罗墾，等.远程医学服务体系建设的探索和实践［J］.现代医院，2020，20（11）：1652-1655.

［17］毛国华，第继周，李纪彤，等.基于跨区域新型医联体的远程医疗平台助医疗援疆实践研究［J］.中国医药导报，2023，20（03）：192-196.

［18］宋海贝，温川飙，程小恩.基于AI的中医舌象面象辅助诊疗系统构建［J］.时珍国医国药，2020，31（2）：502-505.

［19］林怡，王斌，许家佗，等.基于面部图像特征融合的中医望诊面色分类研究［J］.实用临床医药杂志，2020，24（14）：1-5.

［20］宋尚桥，马围围，张超龙，等.基于转录组测序生物信息学分析的研究进展［J］.中国畜牧兽医，2020，47（2）：392‐398.

［21］陈铭.大数据时代的整合生物信息学［J］.生物信息学，2022，20（02）：75-83.

［22］卞庆来，李琳.生物信息学在中药及复方研究中的应用概况［J］.光明中医，2022，37（18）：3448-3451.

［23］刘冲，马晓昆，郑宇，等.基于5G技术的无人机在输电线路巡检的应用［J］.电力信息与通信技术，2021，19（4）：44-49

［24］焦洋，谢军慧，郑静，等.基于物联网技术的医疗设备临床业务评估模型构建与应用［J］.中国医学装备，2021，18（8）：158-161.

［25］缪吉昌，纪晓宏，陈宏文，等.基于物联网的医疗设备状态监测系统［J］.现代医院，2021，21（10）：1580-1585.

［26］张杰，张鞠成，徐洪良，等.物联网在医疗设备管理领域的应用与发展［J］.医疗装备，2022，35（7）：186-189

［27］乔幸潮，陈超，李宗友等.RxNorm、WHODrug、SNOMED CT三大药物术语集简介及比较研究［J］.中国药房，2019，30（10）：1297-1301.

［28］张梦蝶，刘辰雨，孟洁，等.脑梗死的ICD-10与ICD-11编码比较［J］.中国病案，2022，23（9）：4.

［29］任慧玲，李晓瑛，邓盼盼，等.国际医学术语体系进展及特色优势分析［J］.中国科技术语，2021，23（3）：8.